伤寒一元解

——李可古中医学派“病机统万病”

吕 英 著

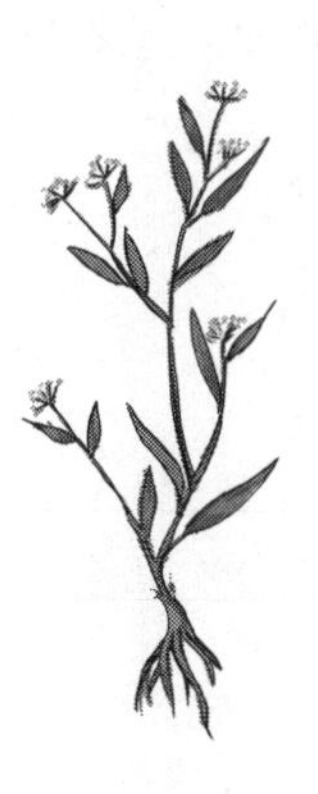

全国百佳图书出版单位
中国中医药出版社
·北 京·

图书在版编目（CIP）数据

伤寒一元解：李可古中医学派“病机统万病”/
吕英著 .—北京：中国中医药出版社，2022.9 (2023.2重印)
ISBN 978-7-5132-7593-4

Ⅰ . ①伤… Ⅱ . ①吕… Ⅲ . ①《伤寒论》—研究
Ⅳ . ① R222.29

中国版本图书馆 CIP 数据核字（2022）第 076818 号

中国中医药出版社出版
北京经济技术开发区科创十三街 31 号院二区 8 号楼
邮政编码　100176
传真　010-64405721
山东润声印务有限公司印刷
各地新华书店经销

开本 710 × 1000　1/16　印张 16　字数 257 千字
2022 年 9 月第 1 版　2023 年 2 月第 2 次印刷
书号　ISBN 978 – 7 – 5132 – 7593 – 4

定价　68.00 元
网址　www.cptcm.com

服务热线　010-64405510
购书热线　010-89535836
维权打假　010-64405753

微信服务号　zgzyycbs
微商城网址　https://kdt.im/LIdUGr
官方微博　http://e.weibo.com/cptcm
天猫旗舰店网址　https://zgzyycbs.tmall.com

如有印装质量问题请与本社出版部联系（010-64405510）

内容提要

本书是李可中医药学术流派国家传承基地主任吕英（南方医科大学南方医院主任医师）融《易经》《黄帝内经》《神农本草经》《难经》等经典理论于一体，运用李可古中医学派“气一元论”的核心学术思想，结合30余年的临床实践，将理法方药与药方法理相互贯通，采用逐条及类方分析两种方式对《伤寒论》398条进行了阐释。本书始终贯穿“逐症分析，由博返约，用病机统万病”的原则，说明了《伤寒论》之所以历千年而不衰，药简效宏，是源于仲景之论遵循的是天地自然之道。本书充分体现了吕英主任“一元二仪三观四律五道六径”的中医思维，也是李可传承基地学术精髓凝练的重要体现。

禤国维序

吕英主任医师的《伤寒一元解》采用“先天肾气与后天胃气实是混元一气”理论，阐释了六经病的形成、病机规律及方药配伍之缘由，并结合30余年的临床体悟，采用逐症分析、由博返约的方式对条文进行阐释，突出了“用病机统万病，执万病之牛耳”的中医整体观和辨证论治的特色，理论和临床中的许多疑惑在书中某一点参悟中豁然明朗，这是此书给我的最大感受。最后类方汇参，纲举目张。

经典是基础，疗效是根本。《伤寒论》历来是中医学子入门的根基著作，读经典、跟名师、勤临床是中医人才成长的基本道路，希望更多的人能从本书中找到学习《伤寒论》的门径，守正创新，不断前进。

特为之序。

禤国维

2021.12.30.

自 序

作为一名在临床一线摸爬滚打 30 余年的中医医生，《伤寒论》在我心中是神圣的，是无上的。其药简效宏的实证犹如一盏明灯，降伏病魔，启迪悟者，为医者指明了一条学习中医的道路和提高医术的捷径。《伤寒论》既体现了中医学的理法方药，也贯穿了药方法理，是一圆融之论、圆通之论。因其“病脉证并治”遵循的是天地自然之道，故其药效发挥的必是天地自然之力，此乃其历千年而不衰之根本。

2003 年“非典”疫情期间，一典型肺炎女性患者遗留咳嗽数月，当时自己也没把握，只是想到应改变患者之前服药的思路，便用了小剂量《伤寒论》的真武汤，3 剂后，患者咳嗽消失。疗效触动我苦钻四部经典，并且自己试药。2006 年，我幸遇迈入经典之门的领路人——师父李可老中医。《伤寒论》一书的学习参悟要读、抄、背，从前往后整本书的逐条学习，有其变化规律；从太阳病到厥阴病排序六个界面前后参悟，有其变化规律；从太阳病到厥阴病以类方入手参悟，有其变化规律。可见的文字有其意，须明白；字后面的义理才是体现《伤寒论》内涵的关键，须明了。

因此，我个人的体会是需将 398 条原文和 115 首方剂揉碎再整合来参悟学习。每一条既有其独立的病机，又有与其他条相关联的病机。但万变不离其宗，不离气一元论。一本摄万殊，一本散万殊。六气是一气的变现，六经对应六个界面，对应六个时空天地一气周流变现之象。气一元，象万千。病之人必是万千象之千万象，虽至繁至杂，却可由博返约为一阴一阳，此之谓道。

本书立足于气一元论，结合《周易》的先后天八卦，《河图》以土为中心论，《黄帝内经》标本中、开阖枢等知识，总结天地规律、生命规律，提出了“六气是一气的变现、本气自病、邪正一家”的观点，详述了条文对应的本气自病之理，三阴三阳相互间的多种规律，及每一界面均包含其他五个界面。六气是用，元气是体。分则为六，合则为一，在外显现出升浮降沉如东升西降或左升右降的圆运动，在内蕴含着阴阳二气变化的不同规律。同一名称有不同的内涵，同一内涵可表达不同的界面，遵循的是天地规律。

因此，《伤寒论》的六经辨证是一圆融之法。书中通过对 398 条原文病机、方药的参悟，阐释了人身两本互为其根，先天肾气与后天胃气实是混元一气。

书稿完成后，非常荣幸地得到了国医大师禤国维教授的指导，并为之作序，不禁感激涕零，此生唯有不断精进，提高医技，以回报之。

在此书出版之际，感谢明医堂的弟子们利用业余时间反复地修改。感谢十年师承班的学员和老师们，是你们对中医的坚持和坚信，促使我不断向前，复兴中医，舍我其谁。慧眼尚且不究竟，何况吾乃凡夫肉眼。书中不足和错误之处，诚挚希望海内外前辈、专家、学者和同道们不吝赐教！

吕　英

壬寅年春

一部伤寒论，一个河图尽之矣！

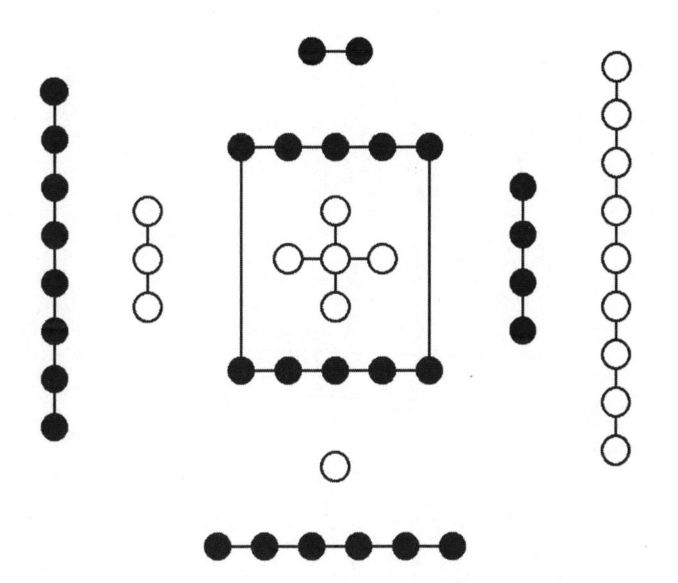

目录

第一章

总　论

第一节 概 论

1. 立足气一元论，凡病皆为本气自病，《伤寒论》所论述的是坎卦元气即太阳寒水之气的太阳、寒、水三个为一气的运行失常。

2. 坎卦参悟。

（1）先天乾坤两卦天地氤氲化合成后天坎离两卦，是利用“中”“和”的方式，即《道德经》“万物负阴而抱阳，冲气以为和”，由先天八卦到后天八卦，乾坤退位，坎离当家，其中对生命的认识以坎卦元气为主，又名先天肾气。坎卦体现的是先天乾坤两卦火生土土伏火的阴阳和合一气，但其中的阴阳不是半斤对八两，而是以坎中一点真阳为人身立命之本，为先天起点，为生命的原动力。万物阴阳之祖，一为“大哉乾元，万物资始，乃统天”；一为“至哉坤元，万物资生，乃顺承天”，二者运行方式体现为“天行健，君子以自强不息；地势坤，君子以厚德载物”，人身小宇宙，天地大宇宙，故天地万物运行均遵循阳主阴从的规律。

（2）立足人身先后天两本，坎中一点真阳与后天之本中土（即脾胃中气的相互作用）体现的也是火生土土伏火的天地规律，人与天地遵循的是同一个规律。人法地，地法天，天法道，道法自然。

（3）师父李可老中医揉合了钦安与彭子的学术思想，提出了人身先后天两本，即先天肾气（后天坎卦）与后天胃气（脾胃中气），二者实是混元一气，遵循火生土土伏火的天地规律，且二者互为其根。

（4）“火生土”中的“火”指坎中一点真阳，即生命的先天起点，乃原动力。此火一动，四维升降各循其道，生命欣欣向荣；此火一熄，阳根被拔，生命终结。因此一首四逆汤可通治百病，此论先天肾气。

（5）河图运行以土为中心论，土能生万物，无土不成世界。彭子提出中气如轴，四维十二经（五脏六腑经气如轮），轴运轮转，轴停轮止，生命终结。此论后天胃气。先后天两本互为其根，釜底火是釜中火之根。而人以水谷为本，故先天肾气全赖后天胃气的滋养灌溉。

（6）“土伏火”是说后天胃气（中气）乃先天肾气之根，生命之延续全赖中气之滋养灌溉。人身中土即脾胃中气，脾升胃降，中气斡旋运转不停，五脏得养，生生不息，此即运中土、溉四旁、保肾气法，也是治太阴、保少阴也。

（7）后天八卦坎离独得中正，乃人身水火立极之卦也。坎中一阳爻为元阳，离中一阴爻为元阴。坎卦外阴内阳，动用在阳，此中阴阳受损，救此元气者如李可破格救心汤、四逆汤、引火汤。依据张锡纯氏之“凡人元气之脱，皆脱在肝”，来复汤是第四个救元气之方也。此为救元气之最根本的四法四方。离卦外阳内阴，动用在阴，周身阴血俱从火化。离中阴（源于先天坤卦土）虚导致元气大虚，血津失于固摄，阳气欲脱。救此元气、补阴回阳者，人参也。参附针剂用以急救，正是立足此坎离水火为立极之本。

故《伤寒论》尤重视先后天两本及先天起点阳气的呵护，包括了回阳、温阳、养阳、益阳、通阳之法。

3. 太阳病的表达为人之生机初之气厥阴风木和缓有序升发的失常，因厥阴之上、风气治之，故太阳病无论伤寒还是中风，病机均涉及风、寒、水、太阳四个要素组合的变化。因每个人禀赋的元气不同，上述因素存在无法度量的差异。但万千变化均遵循天地规律，这是永恒的。

4. 太阳病为初之气厥阴风木和缓有序升发的失常，依据天地规律，治此异常风木之法为“益土载木”大法。

5.《伤寒论》115 方中，麻黄汤为对治本气最多，邪气相对最浅、最外、最表的方剂。方中对治风寒之邪的药为麻黄、桂枝，对治不足的本气药物为炙甘草。为什么用炙甘草而不用生甘草？其理如下：一部《伤寒论》，一个河图尽之矣。河图运行以土为中心论，河图五方对应的五脏是“肝、心、脾、肺、肾”，五行是“木、火、土、金、水”，说明这一天地规律、生命规律在人身上是以五脏为核心的。中土之脾又主为胃行其津液，土气不足应首治土中之太阴。另根据标本中理论，阳明的变化规律为从中化，燥从湿化便是太阴，故用炙甘草温益中土。此乃《伤寒论》中用甘草者共 70 方，只有少阴病篇第 311 条用的是生甘草，余 68 方皆用炙甘草之理。

6. 因“阳明从中”，则易发生太阴的虚化、寒化、湿化，依据《伤寒论》排序，患病后阳明为人身的第二道防线，故炙甘草的使用，不但能够增强不足的太阴己土之气，而且能够增强阳明第二道防线的防御功能，从而截断太阳表病向三阴之里传变。

7. 每年天地一气阴阳化合生成的坎卦元气是不同的，此名客气。这个气对人体的影响即指年之所加。如果这一年天地元气的阳与阴二者或太过、或不及，与人体禀赋的元气中阳与阴二者或太过、或不及刚好契合，并且发生了同气相求，此种阴阳之气的太过或不及超出了人体的协调能力，则病至矣。

8. 病什么，依六气是一气的变现及“标本中”“开阖枢”之理，便出现了《伤寒论》398 条所论疾病的普通规律。

9. 若判断出中土气虚产生的寒热二邪是形成患者寒热虚实错杂病机的根本，医者须究本求源，思考此患者为何发生这样的病机。依凡病皆为本气自病，说明其先天禀赋的土气即如此，而此土气可对应形成坎卦元气的先天坤卦。

（1）人患病与年之所加密切相关，除了分析病了的人，临证时须考虑这一年运行的天地一气是否也有同样的属性，分析这一属性在一年二十四节气中恒定的阴阳变化特点，对患者是否有影响及如何影响，这样天人相应的本气不足在哪个界面，及邪气的性质是什么就能判断出来。

（2）针对患者土气不足，既有太阴之寒，又有阳明之热，典型的对治方法为生甘草、炙甘草同时使用。因阳明从中，故炙甘草的使用除了太阴土虚、湿化寒化为首选外，不能忘了此时已对治了阳明从中虚化、寒化的病机。当然若阳明土虚燥化、热化，则首选生甘草。

10. 立足于坤卦土伏火的理论，在少阴界面，临床土虚、土不伏火的代表方为四逆汤，治疗少阴虚寒证。而这一土伏火大法的少阴热化证代表方为甘草汤及甘草桔梗汤。一味甘草益土之虚，治的是本气自病的本，本气增强则热毒自解。若对应到人身中气太阴、阳明，出现太阴寒及依阳明从中为太阴，对治此太阴阳明中土虚寒的药物均为炙甘草。

11. 少阴肾水不足而生热，及阳明燥热之化的源头均归为阳明阳土气虚，则用生甘草。而桔梗升提下陷至阴土之中气，升散郁火，又能开肺，一药兼具升浮降之性，加之肺又为水之上源，而肾之经脉循喉咙、夹舌本，因此桔梗甘草汤可增强不足的肾水而治少阴热化的咽痛。此乃仲景少阴篇第 311 条“少阴病，二三日，咽痛者，可与甘草汤；不差者，与桔梗汤”之理，体现了“阳明阖坎水足”之理，即金生丽水。

第二节　本气自病

1. 本气自病指每个人禀赋的与生俱有的坎卦元气不足，非传染病。但元气不足在人这一物种身上，李可老中医首先区分为先后天两本，此两者在形成人和人出生脱离母体建立自身气立之后，其实是指一个，即混元一气。依据人以水谷为本，在人的生长壮老已过程中，先天之本即先天肾气，乃先天乾坤两卦“火生土，土伏火”化合而成的后天水火一家之坎卦元气，在坎卦元气中，又以中一阳爻为先天起点，为根本，即阳主阴从、阳生阴长、阳杀阴藏之理。化合过程靠天地间金气下压之力，遵循的是双螺旋的气旋圆运动。对治方为四逆汤。

2. 后天胃气对应人身中土脾胃中气，中气斡旋，脾升胃降，遵循的是同一运行方式，即双螺旋的气旋圆运动。水谷、吸入之气进入人体，中气斡旋，即可滋养灌溉元气，人身五脏得养，生生不息。

从五脏论，师父写道：脾为中土，为火之子，称胃气，胃气生于下焦大气。太阴之母即少阴。中土败则五脏失养，中土旺则五脏生生不息，土能生万物，故曰“后天之本”。《易经》曰：“至哉坤元。”此为基地重剂黄芪使用之理。对治气阳不足用理中汤，气阴不足用四君子汤。湿浊秽毒或湿热充斥中焦者应先治标为宜。

3. 肝肾同源，为根气萌芽之体现。师父曰：“火不归原诸症，常夹肝中雷火上腾，其势尤急。肝火又名相火，辅佐君火为用（君火以明，相火以位）。明代以后又称命门真火。它的特点在‘位’学上，其位在君火之下、水之中，一旦离位上奔，便害五脏。肝为将军之官，其性暴烈，只可安抚，不可打压。苦寒直折，清热解毒，适得其反！引火汤中加杭白芍 100g，甘草 100g，即为此理。”

4. 肝为元气萌芽之脏，在元气出现欲脱之端倪时，张锡纯氏之来复汤正堪扶益这一本气之大任。

5. 水之源，木之根，在临床中针对虚劳损人，利用土生金、金生水及“君火之下、阴精承之”，扶益这一本气不足，常用淮山药、菟丝子组药。胃纳佳者用肾四味（枸杞子、菟丝子、仙灵脾、补骨脂）加五味子和 / 或山茱萸，易上火者改用乌梅。

6. 阳明邪火证一旦形成脉内血热鸱张，须利用增强阳明本体之药——生地黄，因地黄甘寒，使用此药，对治疑难杂病须有“春之发陈、夏之蕃秀”相应的药物配伍。另一方法是利用健运太阴之力带动生地黄发挥相应作用，亦可避免春失发陈、夏失蕃秀之弊，临证时须灵活辨证用药。

常规配伍法度，依炙甘草汤配伍为例说明，首用炙甘草、桂枝，次用酒，伤及元阳用附子。相应五体痹邪热甚者配木防己汤，脂膜、分肉层面配乌梅、僵蚕，夹寒配芥子、姜炭或只用姜炭。有水邪逆上之热配猪苓，增强元气配五味子。

7. 立足伤寒论六个界面排序本气越来越少的特点，太阳、阳明界面扶益不足的本气，规律用药首选炙甘草，伤气津用人参，伤营血用芍药，土中四度失常选生姜、大枣、炙甘草。

8. 少阳界面扶益不足的本气用人参、炙甘草、生姜、大枣。一旦柴胡对治的寒热气结内陷三阴，此时若用柴胡，依“少阳属肾，肾上连肺，故将两脏”之理，易伤元气，故必须加强三阴本气的扶益。除了局部大实证可放胆用之，中病即止，余皆应遵循这一规律，则可少犯错误。

9. 肝体、肾阴不足，常用阿胶、当归。因肝主藏血，肾主生血，厥阴、少阴病阴分不足，重在浚血之源，此为阿胶使用之理。

第三节　六经病参悟要点

一、太阳病参悟

1. 立足气一元论，凡病皆为本气自病，《伤寒论》所论述的是坎卦元气即太阳寒水之气的太阳、寒、水三个为一气的运行失常。

2. 太阳界面对应日出天亮了的天地一气的生机，此生机对应初之气厥阴，五行为木，五方为东。因太阳之上，寒气治之，厥阴之上，风气治之，故太阳病实则为厥阴风木升发的失常。无论伤寒还是中风，病机均涉及风、寒、水、太阳四个要素组合的变化。因每个人禀赋的元气不同，上述因素存在无法度量的差异，但万千变化均遵循天地规律。

3. 对治风木之气失常，应遵循两大自然规律：一为水涵木，二为土载木。对于太阳界面较浅之疾，尽管是风寒之邪，本气相对较足，常用的方法亦遵循天地规律、生命规律的益土载木法，此亦是河图运行以土为中心论的体现，同时也是标本中的规律运用。典型的代表方如麻黄汤、桂枝汤、小柴胡汤、白虎加人参汤、芍药甘草汤、甘草干姜汤、调胃承气汤、四逆汤。

4. 七日反映的是一个周期天地规律对应的时间，按照天地阴阳规律之六爻变化，七日一阳来复，刚好是下一个规律的开始。而《伤寒论》排序与客气由小到大的排序规律刚好相反。

二、阳明病参悟

阳明多气又多血，阳明外证白虎汤，胃家里实承气汤。

胃中虚冷首太阴，戊癸化火为少阴，食谷欲呕温厥阴。

二道防线是阳明，加强防御借开枢，麻桂柴胡与白虎。

居中主土之阳明，无所复传邪隐伏，先治源头再阖降。

阳明本体液津血，水血两道与邪热，阿胶导液浚血源。

三、少阳病参悟

少阳首明阴阳枢，三阳枢转借中土。
参草姜枣功不同，增减去变须细参。
即使发热又恶寒，元气亏损不可用。
温益三阴转此枢，基地阴阳双枢方。

四、太阴病参悟

太阴易为阴之体，主气位在四之气，
脾土太阴人皆知，莫忘呼吸太阴肺。
手足同经一气贯，脾寒肺热兼虚实。
大腹太阴至阴土，关乎一脏与五腑。

五、少阴病参悟

少阴病即坎卦元气阴阳俱虚，但以先天起点阳不足生寒为主。尽管按《伤寒论》排序，少阴病本气较厥阴病为多，但因少阴更是人阳根之所、生生之原，而人的活力、生机是用阳来表达的，故少阴病篇论述的以阳虚阴寒证为多。

六、厥阴病参悟

夜尽天亮刹那间，厥阴主阖功能现，一个厥阴颠倒颠。
天亮太阳与少阳，对应生机初之气，也是阴尽之厥阴。
太阳下篇黄芩汤，太阳少阳两界面，厥阴中化是其源。
一丝微阳阴寒重，中化太过火毒盛，寒热错杂最典型。
在里在内又在深，寒热极致陷于此，热深厥深转阳明。

第二章
《伤寒论》398 条原文参悟

第一节　太阳病篇

第 1 条：太阳之为病，脉浮，头项强痛而恶寒。

参悟：

1. 此条太阳的内涵为人身第一道防线，依据疾病发展规律由表入里、由浅入深、由阳入阴，脉浮说明疾病在人身最表、最浅部位。

2. 依据同气相求之理，恶寒必是寒邪入侵。

3. 自然界中空气的流动即为风，太阳体现的是人之生机初之气厥阴风木和缓有序的升发，故太阳病最典型的病机规律为厥阴风木和缓有序升发的失常。《素问·生气通天论第三》及《素问·骨空论第六十》曰："风者，百病之始也。"《素问·玉机真脏论第十九》及《素问·风论第四十二》曰："风者，百病之长也。"故太阳病涉及的六气为寒、风二邪。风寒入侵人身之表太阳，正气抗之，经气凝滞于阳之会——头，及阳气输布的关口——项，不通则痛，故出现头项强痛。

第 2 条：太阳病，发热，汗出，恶风，脉缓者，名为中风。

参悟：

1. 人身之表由毛皮肤肌构成，二者相对而言，毛皮为表，肤肌为里，此条毛皮防御功能下降，风寒之邪已侵犯人之肤肌，人身第一道防线防御功能下降，腠理疏松，故由第 1 条之脉浮转为脉缓，恶寒转为恶风。

2. 风为阳邪，其性疏泄，此条腠理较第 1 条疏松，重在风邪壅滞于肤肌。而毛皮防御功能虽部分下降，但人身之正气因邪气侵犯必抵抗，正邪相争还在人身之表，故发热；邪热逼迫津液外泄，故发热与汗出同现。汗出气越，血汗同源，中风必气血皆损，故恶风、脉缓。

太阳中风之桂枝汤对治的营卫不和，以卫阳不能外固、营阴不得内守为总病机。临床体会有以下三种理解。

（1）《伤寒论》第 95 条"此为营弱卫强"。

（2）《伤寒论》第 12 条"阳浮而阴弱"可理解为卫强营弱。

（3）人身第一道防线藩篱疏松，营卫均弱。

依据临床体会，风、寒两邪很难分开，《伤寒论·辨脉法》及《伤寒论·辨可发汗病脉证并治》中提及"风则伤卫，寒则伤荣"。依据《素问·生气通天论第三》"阴者，藏精而起亟也，阳者，卫外而为固也"，卫属阳，营属阴，风属阳，寒属阴，此乃天地规律同气相求之理。

《灵枢·卫气第五十二》曰："其浮气之不循经者，为卫气；其精气之行于经者，为营气。阴阳相随，外内相贯，如环之无端。"说明营卫实为一气，风寒二邪在伤寒与中风的差别，只是偏重不同而已，伤寒以寒邪为主，中风以风邪为主。例如麻黄汤以寒邪为主，毛皮阳气郁盛，故重用麻黄，开毛皮之表闭，阳郁随汗而解。方中有桂枝、杏仁，二者均可入营，桂枝通脉，杏仁宣通血络中郁滞之气。《伤寒例》"桂枝下咽，阳盛则毙"中阳盛的病机之一为太阳表证中的毛皮阳气郁滞，这一点也是临床上容易混淆的太阳风寒表虚证与太阳风寒表实证的细微辨证关键点。当然中焦湿热实证亦属阳盛，如《伤寒论》第 17 条"酒客病，不可与桂枝汤"。

第 3 条：太阳病，或已发热，或未发热，必恶寒，体痛，呕逆，脉阴阳俱紧者，名为伤寒。

参悟：

1. 此条太阳病反映的是毛皮被寒邪侵犯，毛皮以内是正气，邪气初犯，发热与否是根据正气与邪气相争的程度而定，正邪相争剧烈必发热，若正强邪弱或邪盛正弱，则二者相争在临床中未必发热。此外临床上还有一种属邪少虚多的发热。

2. 此条太阳病反映的是太阳寒水之气中寒气为主侵犯人体，依据"凡病皆为本气自病"，太阳表元气不足以卫阳不足为主，阳虚生寒，同气相求，寒邪入侵，故必恶寒。

3. 太阳主一身之表，寒凝经脉故体痛。

4. 太阳统卫气，主一身之皮毛；肺主气，外合皮毛，故二者共主表。寒邪入侵，肺气不降，人身圆运动肺胃同主降，同俱土金二德，肺气不降影响胃气失降，故呕逆。

5. 寒邪入侵太阳表，毛皮以内是正气，正气抗邪于毛皮之表，故寸关尺三部脉俱紧，即原文“脉阴阳俱紧”。

第 4 条：伤寒一日，太阳受之，脉若静者，为不传，颇欲吐，若躁烦，脉数急者，为传也。

参悟：

1. 依据《素问·热论第三十一》“伤寒一日，太阳受之，故头项痛、腰脊强。二日阳明受之，阳明主肉，其脉侠鼻络于目，故身热目疼而鼻干，不得卧也。三日少阳受之，少阳主胆，其脉循胁络于耳，故胸胁痛而耳聋。三阳经络皆受其病，而未入于脏者，故可汗而已。四日太阴受之，太阴脉布胃中络于嗌，故腹满而嗌干。五日少阴受之，少阴脉贯肾络于肺，系舌本，故口燥舌干而渴。六日厥阴受之，厥阴脉循阴器而络于肝，故烦满而囊缩”，此条中“伤寒一日，太阳受之”与此同理。

2. “脉若静者，为不传”之中的脉既包括伤寒之“脉阴阳俱紧”，也包括中风之“脉缓”，脉静指的是脉象未发生变化，说明邪正仍然交争于太阳之表毛皮肤肌，故为不传。

3. 依据《伤寒论》从太阳病到厥阴病的排序为本气越来越少，此条之传是按照伤寒排序而言，依据少阳病特点之一“心烦喜呕”，故原文“颇欲吐”较伤寒呕逆程度为重，故反映邪传少阳。

4. 阳明经腑大实热证典型的症状之一为“若躁烦，脉数急者”，即“二日阳明受之……不得卧”为传之理。邪传三阴，阴寒邪盛、阳气浮越也常出现“若躁烦，脉数急者”。

第 5 条：伤寒二三日，阳明、少阳证不见者，为不传也。

参悟：其理同第 4 条。同时说明《伤寒论》的排序是依本气的多少而定。

第 6 条：太阳病，发热而渴，不恶寒者，为温病。若发汗已，身灼热者，名风温。风温为病，脉阴阳俱浮，自汗出，身重，多眠睡，鼻息必鼾，语言难

出。若被下者，小便不利，直视失溲；若被火者，微发黄色，剧则如惊痫，时瘛疭；若火熏之，一逆尚引日，再逆促命期。

参悟：

1. 此条太阳病反映的是太阳寒水之气中最大的阳成为致病之邪，故为温病。原文中"渴"说明温病的特点首先为津液受损，在此前提下出现的发热、不恶寒为阳气郁滞。一旦津液受损，阴虚生热成为致病的根本病机，主要矛盾为阳邪对应的六经界面以阳明为主，阳明多气多血，邪热壅滞于阳明，气血分皆为实热证，与第 182 条"问曰：阳明病外证云何？答曰：身热，汗自出，不恶寒反恶热也"和第 183 条"问曰：病有得之一日，不发热而恶寒者，何也？答曰：虽得之一日，恶寒将自罢，即自汗出而恶热也"同理。明了叶桂"温邪上受，首先犯肺，逆传心包"之内涵，在治疗温病中若截断肺热叶焦之势，可避免吴鞠通提出的"肺之化源绝者死乃第一大死状"的发生。

2. "发汗已，身灼热者"反映汗出热不退，非风寒之邪犯人出现的腠理不通，非开表通腠理用汗法之证，乃温热之邪致病的特点。风为阳邪，具有升、开、外、上的特点，"脉阴阳俱浮，自汗出"，此乃风邪致病的特点。故仲景名此类疾病为风温。

3. 风温阳邪，壮火食气，故"身重，多眠睡"。

4. 肺开窍于鼻，温邪犯肺，邪热壅滞其窍，故"鼻息必鼾"。

5. 火性炎上，邪热既可熏蒸于咽喉，又可伤津耗液，甚则炼液成痰、阻塞神窍，故"语言难出"。

6. 风温之病，阳气浮越、津液不足，若用下法则阴阳俱损。中气、元气耗损轻者出现三焦、命门气化不利，则"小便不利"；若元气进一步受损，肝为元气萌芽之脏，水之源、木之根进一步匮乏，水不涵木，萌芽无法蓄健，便出现了厥阴风木直升的"直视失溲"。

7. 风温之病，阳气浮越、津液不足，若用火法，即原文之"被火者"和"火熏之"，与第 116 条"微数之脉，慎不可灸。因火为邪，则为烦逆，追虚逐实，血散脉中，火气虽微，内攻有力，焦骨伤筋，血难复也。脉浮，宜以汗解，用火灸之，邪无从出，因火而盛，病从腰以下，必重而痹，名火逆也"同理。阳热之邪入血形成瘀热，故有发黄，此条瘀热轻者表现为微发黄，瘀热重者为邪热伤及多气多血之阳明，气血津液俱受损，扰乱神明故有惊痫、瘛疭。

若出现阴阳气不相顺接，则有阴阳离决之端倪，风温误治后严重者会出现“一逆尚引日，再逆促命期”。

第7条：病有发热恶寒者，发于阳也。无热恶寒者，发于阴也。发于阳，七日愈。发于阴，六日愈。以阳数七、阴数六故也。

参悟：

1. 此条争论最多，个人体会：依据师父李可老中医提出的“一部《伤寒论》，一个河图尽之矣”，以及《素问·六元正纪大论第七十一》中的“热化七，寒化六”之数理，七和六对应河图南方和北方天地和合一气阴阳运行的状态，对应生长化收藏的长与藏的气机运行状态。

2. 邪正是一家，原文中的“发于阳”和“发于阴”均指的是邪气的性质，反推可知其正气的不足各自对应为阳不足和阴不足。七反映的是南方阳气运行旺盛的状态，六反映的是北方阳气收敛、藏精属阴的运行方式。依据《素问·宝命全形论第二十五》“天覆地载，万物悉备，莫贵于人，人以天地之气生，四时之法成”，人身阴阳气之不足遇天地阴阳气旺盛时，可增强自身的协调力。即人身是一小宇宙，天地乃一大宇宙，人得天助其病易愈之理，非直接对应实际生活中的六天、七天。

第8条：太阳病，头痛至七日以上自愈者，以行其经尽故也。若欲作再经者，针足阳明，使经不传则愈。

参悟：

1. 此条从太阳表证典型代表症状头痛入手，论述了伤寒体系邪气若由表入里，从太阳界面入里的界面首先为阳明。而头痛可出现在太阳、阳明两个界面。

2. 七日反映的是一个周期天地规律对应的时间，按照天地阴阳规律六爻变化，七日一阳来复，刚好是下一个规律的开始。《伤寒论》排序与客气由小到大的排序规律刚好相反，所以《伤寒论》398条原文是论述疾病普遍规律的一部论著。

3. 若邪在一个阴阳变化的规律周期中一直在太阳表界面，未入人身第二道防线阳明界面，即原文“头痛至七日以上自愈者，以行其经尽故也”之理。若邪有入里之端倪，增强第二道阳明防线即可，第8条用的是针足阳明之法。即原文“若欲作再经者，针足阳明，使经不传则愈”。

第 9 条：太阳病，欲解时，从巳至未上。

参悟：

1. 书中 6 条从太阳病到厥阴病的欲解时为一日十二地支对应的十二个时辰，反映的是一日中阴阳二气消长盛衰的运行规律。

2. 从夜尽到天亮开始的每一日，第 9 条“巳至未”是一天中阳气最隆盛的几个时辰，对应《素问·金匮真言论第四》“平旦至日中，天之阳，阳中之阳”，此即一日中最大的阳，即太阳为太阳。此时段病欲解，说明天地一气运行的盛阳有助于患者体内不足的阳气，得天助正气增强则病易愈。即《素问·生气通天论第三》“阳气者，一日而主外，平旦人气生，日中而阳气隆，日西而阳气已虚，气门乃闭”的“日中而阳气隆”。

3. 此条与第 61 条用干姜附子汤治疗“昼日烦躁不得眠，夜而安静”说的是同一个机理。人身是小宇宙，天地是大宇宙，小宇宙顺应大宇宙的规律，则人身无疾矣，亦即《道德经·第二十五章》所论“人法地，地法天，天法道，道法自然”之理。

第 10 条：风家，表解而不了了者，十二日愈。

参悟：

太阳病风家包括风寒表实、表虚两证，共同病机为人身最浅、最外处邪正相争，在内正气充足。一旦表解后尚余少许余邪而有轻微不适，属为阴的里气不足所反映的症状。因为人体表里内外均为一元气，表气和则里气自足，依据“发于阴者六日愈”这一周期规律，十二日反映的是两个周期的规律，并非一定是十二天，此条与第 7 条及各篇欲解时的原文均表明人得天助则正气增强、阴阳自和，疾病自愈。

第 11 条：病人身大热，反欲得衣者，热在皮肤，寒在骨髓也；身大寒，反不欲近衣者，寒在皮肤，热在骨髓也。

参悟：

1. 此条用生活中普遍规律寒者热之、热者寒之的相反现象反映人身表里的真假寒热。

2. 与第 7 条“病有发热恶寒者，发于阳也；无热恶寒者，发于阴也”形成辨证的对比。

3. “病人身大热，反欲得衣者，热在皮肤，寒在骨髓也”与少阴篇第 317 条“身反不恶寒，其人面色赤”及厥阴病篇第 370 条之“里寒外热”的通脉四逆汤证同理。临床常见下利、汗出而厥、手足厥逆、脉微欲绝或脉大无根、利止脉不出、腹痛干呕、烦渴而不欲饮水等。

4. “身大寒，反不欲近衣者，寒在皮肤，热在骨髓也”与厥阴病篇第 335 条厥深热深同理。

5. 此条太阳病一个界面包含阳明、少阴、厥阴三个界面。六气为一气的变现，每个界面均含有其他五个界面，《伤寒论》需将整本书穿插在一起用一元气驾驭来学，并明白凡病皆为本气自病，临证首分清先后天两本，寒热虚实难辨时抓生命之三要素，培护正气的同时打开道路予邪以出路。

第 12 条：太阳中风，阳浮而阴弱，阳浮者，热自发；阴弱者，汗自出。啬啬恶寒，淅淅恶风，翕翕发热，鼻鸣干呕者，桂枝汤主之。

桂枝汤方

桂枝三两（去皮），芍药三两，甘草二两（炙），生姜三两（切），大枣十二枚（擘）。

上五味，㕮咀三味，以水七升，微火煮取三升，去滓，适寒温，服一升。服已须臾，啜热稀粥一升余，以助药力。温覆令一时许，遍身漐漐，微似有汗者益佳，不可令如水流漓，病必不除。若一服汗出病差，停后服，不必尽剂。若不汗，更服依前法，又不汗，后服小促其间，半日许，令三服尽。若病重者，一日一夜服，周时观之。服一剂尽，病证犹在者，更作服。若不汗出，乃服至二三剂。禁生冷、粘滑、肉面、五辛、酒酪、臭恶等物。

参悟：

1. 第 12 条详述了太阳中风的症状和脉象，太阳中风即指第 2 条：太阳病，发热，汗出，恶风，脉缓者，名为中风。所论均为风邪这一阳邪向上、向外、升发、宣散的特性。“啬啬”指怕冷的样子，如人遇冷后手入袖中身体拘蜷。“淅淅”形容风吹人的感觉，并有点怕冷，不是真的有风吹，是患者的自我感觉。“翕翕”指像羽毛合而不开，像穿衣盖被过厚所闷出来的发热。此种恶寒、恶风、发热说明肌中气机不畅，毛皮腠理疏松。

2. 太阳中风营卫不和之病，阳浮指卫强，而阴弱指营虚，卫强热盛则热自发；阴弱营泄汗自出。

3. 肺主表，又主一身之气的右降，开窍于鼻，在表之气机不畅，上犯肺之窍。肺气失降，肺胃同主降，且太阳病的风木失常之源乃土气不足，土中之阳明胃与肺同主降，胃经之脉起于鼻，故太阳表之风寒之气普遍病机规律为肺胃气机不利，二者同时失降，出现此条的鼻鸣、干呕。临床体会，此症已进入阳明界面，局部为实证，轻者用开南方之药如赤芍，重者需用清解阳明的药，如石膏、大黄、枇杷叶；太阴己土之气不足时可用降甲胆之药，如白芍；元阳不足、水气逆上时，常常茯苓、赤芍、白芍合用，目的均为打开局部壅阻之气结。

4. 桂枝汤乃群方之首，协调六合之阴阳、营卫，外感内伤均有其适宜病证，非简单发汗解表之效。因天地大宇宙与人身小宇宙遵循着同一个规律，在《道德经》名“道”。中医学的整体观包括天人一体、天人相通、天人相应，即“人法地，地法天，天法道，道法自然”。“法于阴阳，和于术数”皆以人身坎卦元气升浮降沉双螺旋的气旋运行方式的圆运动显象而体现，既可大而无外，又可小而无内。每一点皆如此。而这一规律的失常首先体现在人之生机的起步，此名初之气厥阴风木之气，即对应东方甲乙木和合一气的失常，依据人患病的普遍规律，即由外入内、由浅入深，桂枝汤调和的营卫阴阳正是初之气东方甲乙木的失常。

第 13 条：太阳病，头痛，发热，汗出，恶风，桂枝汤主之。

参悟：

1. 第 13 条与第 12 条病机相同，但重要的是在临床凡遇表虚的营卫不和证，就可以用桂枝汤。

2. 立足“凡病皆为本气自病”，凡土虚土不载木，人之生机初之气厥阴风木之气下陷，东方甲乙木和合一气失常，最常见的规律为第 13 条的桂枝汤证。如表病发展为疑难杂症，无论寒热，如果其源头之一为桂枝汤，有典型的汗出恶风，欲救邪风者，此方也。

第14条：太阳病，项背强几几，反汗出恶风者，桂枝加葛根汤主之。

桂枝加葛根汤方

葛根四两，麻黄三两（去节），芍药二两，生姜三两（切），甘草二两（炙），大枣十二枚（擘），桂枝二两（去皮）。

上六味，以水一斗，先煮麻黄、葛根，减二升，去上沫，内诸药，煮取三升，去滓，温服一升。覆取微似汗，不须啜粥，余如桂枝法将息及禁忌。

参悟：

1. 太阳病表证汗出恶风非桂枝汤莫属。

2. 在太阳风寒表虚证病机基础上，出现了太阳经关要之处项背的经气不利、津液不足失于濡养，即“项背强几几”，此时已有太阳向阳明热化的趋势，故用桂枝汤加葛根四两并先煮。笔者临床体会此方无麻黄，桂枝芍药用量与桂枝汤相同。

3. “温服一升。覆取微似汗，不须啜粥”，病机已向阳明界面发展，项背处局部属实证，但其源头为太阳肌中邪气，故微汗法同桂枝证，对治重点转为上输津液、滋润经脉、祛风解肌、缓解拘急，不须借谷气之力而啜粥。

第15条：太阳病，下之后，其气上冲者，可与桂枝汤。方用前法。若不上冲者，不得与之。

参悟：

1. 太阳表证典型的麻黄汤证、桂枝汤证应用汗法对治，下法为误治。

2. “其气上冲者”反映的病机仍为太阳病对应的初之气——厥阴风木（即东方甲乙木）和缓有序升发的失常，下陷为其第一步常见病机规律，第15条出现的病机为下陷后的直升，此乃“其气上冲者”之缘由。故恢复东方甲乙木和缓有序的升发是对治气上冲的根本，依然是用桂枝汤。如此便可明白第117条：“烧针令其汗，针处被寒，核起而赤者，必发奔豚，气从少腹上冲心者，灸其核上各一壮，与桂枝加桂汤，更加桂二两也。”同理，因此条下陷较第15条重，故起陷之力亦需加大。临床利用这一病机，重用桂枝75克，配牡蛎75～90克，治疗癫痫病或脑肿瘤的厥阴风木原点起步无力的病机线路。

3. 太阳表病误下里实者，邪陷则为结胸热证，大小陷胸汤、丸证也。里虚者，邪陷则为下利，第163条表里痞之桂枝人参汤证也。胸有寒实者，邪陷则为胸中痞，气上冲咽喉，不得息，第166条瓜蒂散证也：瓜蒂、赤小豆一钱匕，香豉一合，用热汤七合，煮作稀糜，去滓，取汁和散，温顿服之。诸亡血虚家不可与。

4. 表证误下后“气上冲”，说明正与邪依然相争于表。按照普遍规律，误下伤津表已虚，故可与桂枝汤，但并未说桂枝汤“主之”。“气不上冲”说明邪正相争不在表，故不可与。

第16条：太阳病三日，已发汗，若吐，若下，若温针，仍不解者，此为坏病，桂枝不中与之也。观其脉证，知犯何逆，随证治之。桂枝本为解肌，若其人脉浮紧，发热汗不出者，不可与之也。常须识此，勿令误也。

参悟：

1. 从第12条开始直到第18条，均在论述桂枝汤。这一条和第17条、第19条都是说桂枝汤的禁忌证。

2. 汗吐下温针治疗后太阳病不解，说明本气受损、邪已不在“肌”中并且形成“坏病”，故桂枝不中与之也。中医的证即是病机，“用病机统万病”即原文“观其脉证，知犯何逆，随证治之”。

3. “若其人脉浮紧，发热汗不出者，不可与之也”属麻黄汤证。二者的区别是一表实一表虚。不再赘述。

4. 桂枝本为解肌，肌即是此方的战场。肌中布满孙络，故桂枝汤与血分密切相关，第53、54条之营卫不和即阐释了厥阴中气营卫血脉这一病机线路，又为人之生机东方甲乙木（厥阴风木）和合一气失常的主方，是调和营卫阴阳的第一方，故桂枝汤证为寒热病之源。

第17条：若酒客病，不可与桂枝汤，得之则呕，以酒客不喜甘故也。

参悟：

酒客土中湿热偏重，加之“气有余便是火”，致过盛之气向上熏蒸，胃失和降。而甘味药补土助湿生热，故原文有“酒客不喜甘”。此种情况下若服桂枝汤，既助土壅，又助湿热向上熏蒸，胆胃之气最易不降，故“得之则呕”。

第 18 条：喘家，作桂枝汤加厚朴杏子，佳。

参悟：

病机同于第 43 条“太阳病，下之微喘者，表未解故也，桂枝加厚朴杏子汤主之”。平素有喘，说明里气不足，此类患者一旦患太阳风寒表虚证，须表里同治，治以除胸满、降肺、开血络中郁滞之气，加强肺胃阳明之降，平喘解表。厚朴苦辛温，辛能散结，苦能燥湿，温热能祛风寒。其力不但下行，又能上升外达以治表，故《神农本草经》谓其“主中风伤寒头痛”。风寒之邪袭表兼肺胃之气壅滞不降之喘者用之佳。《本草乘雅半偈》：“厚为坤土之德，赤有离明之象，名之曰朴，犹未离乎木也。主治实满湿结之壅滞。”《药性解》：“厚朴，味苦辛，性温，无毒，入脾、胃二经。去实满而治腹胀，除湿结而和胃气，止呕清痰，温中消食。”《本草思辨录》：“厚朴苦温散湿满，其气向表；枳实苦寒泄坚满，其气向下。厚朴利气，利气之著于外者也；枳实利气，利气之悬于中者也；厚朴除满，是除胀满；枳实除满，是除坚满；枳实除满而且除痛，厚朴除满而不治痛；不徒偏内偏外兼实已耳。”

第 19 条：凡服桂枝汤吐者，其后必吐脓血也。

参悟：

此条是第 17 条用酒客反映体内有湿热之邪不可与桂枝汤的广议。桂枝汤恢复东方甲乙木之气和缓有序的升发，味甘，以温升为主。根据结论吐脓血，临床体会有两种情况，最常见的是病机属津液受损的温热火证；另一种病机为表实阳郁之麻黄汤证，却反复用桂枝汤，因表闭不开、阳郁化火、灼伤血络，亦可出现吐脓血。

第 20 条：太阳病，发汗，遂漏不止，其人恶风，小便难，四肢微急，难以屈伸者，桂枝加附子汤主之。

桂枝加附子汤方

桂枝三两（去皮），芍药三两，甘草三两（炙），生姜三两（切），大枣十二枚（擘），附子一枚（炮，去皮，破八片）。

上六味，以水七升，煮取三升，去滓，温服一升。本云桂枝汤，今加附子。将息如前法。

参悟：

太阳病汗后漏汗、恶风，说明已伤及元阳，“小便难，四肢微急，难以屈伸者”属阴阳俱损，因有汗出一症，此条为在表之桂枝汤证向三阴方向内陷至太阳之底（里），或桂枝汤证直接内陷于少阴坎卦阳根之所，故漏汗、恶风属元阳不足，阳不敛阴，表之卫阳不足无法固护津液。依据“邪之入路即邪之出路”，治法为加强先天起点的同时托透内陷之邪，故为桂枝加附子汤主之。

第21条：太阳病，下之后，脉促胸满者，桂枝去芍药汤主之。

桂枝去芍药汤方

桂枝三两（去皮），甘草二两（炙），生姜三两（切），大枣十二枚（擘）。

上四味，以水七升，煮取三升，去滓，温服一升。本云，桂枝汤今去芍药。将息如前法。

参悟：

太阳病误下后，脉促反映阳气浮于上，故胸满一症反映的是胸内阳气不足，包括心阳，在临床的疑难杂病中应考虑少阴元阳的不足。因芍药是对萌芽戕伐最小的药，依据“邪之入路即邪之出路”及《灵枢·本输第二》“少阳属肾，肾上连肺，故将两脏”之理，此条病机属太阳病下后的胸阳不足，故桂枝去芍药汤主之。一旦再进一步出现恶寒，说明已伤及人之元阳，则为桂枝去芍药加附子汤主之。

第22条：若微恶寒者，桂枝去芍药加附子汤主之。

桂枝去芍药加附子汤方

桂枝三两（去皮），甘草二两（炙），生姜三两（切），大枣十二枚（擘），附子一枚（炮，去皮，破八片）。

上五味，以水七升，煮取三升，去滓，温服一升。本云，桂枝汤今去芍药，加附子。将息如前法。

参悟：

此条是典型的一元气在六合之内的虚寒单病机线路的变化。首先邪向内向里发展或内陷之源为桂枝汤对应的太阳风寒表虚证。第二步发生了胸阳不足的脉促、胸满。为治其源头用恢复东方甲乙木升降圆运动的桂枝汤去妨碍胸阳振奋的芍药。因胸为太阳之居处，此时界面仍在太阳。第三步正退邪进，阳气进一步虚损，由太阳界面直接发展侵犯到太阳之底的少阴界面，但第一、二步的源头之气仍在，故未形成完全进入少阴界面的恶寒、蜷卧、但欲寐之证，原文用的是“微恶寒”。此时须表里同治，方药在第21条基础上加附子。这是契合天地规律的病机及方药，是认识和治疗疾病的捷径。

第23条：太阳病，得之八九日，如疟状，发热恶寒，热多寒少，其人不呕，清便欲自可，一日二三度发，脉微缓者，为欲愈也。脉微而恶寒者，此阴阳俱虚，不可更发汗、更下、更吐也。面色反有热色者，未欲解也，以其不能得小汗出，身必痒，宜桂枝麻黄各半汤。

桂枝麻黄各半汤方

桂枝一两十六铢（去皮），芍药、生姜（切）、甘草（炙）、麻黄（去节）各一两，大枣四枚（擘），杏仁二十四枚（汤浸，去皮尖及两仁者）。

上七味，以水五升，先煮麻黄一二沸，去上沫，内诸药，煮取一升八合，去滓，温服六合。本云，桂枝汤三合，麻黄汤三合，并为六合，顿服。将息如上法。

参悟：

1. 太阳病的表达为人之生机初之气厥阴风木和缓有序升发的失常，病机涉及风、寒、水、太阳四个要素组合的变化。第23条中“八九日”若邪气传，则为阳明与少阳证，“其人不呕，清便欲自可”说明无少阳、阳明证。临床症状为“发热恶寒，热多寒少”“一日二三度发”，说明邪气仍在太阳界面，但以阳气郁滞之麻黄汤证为主，桂枝汤证为辅。“脉微缓者，为欲愈也”说明阳气郁滞之势得解，故病向愈。“脉微而恶寒者，此阴阳俱虚，不可更发汗、更下、更吐也”。临床中阴阳俱虚说明邪已入太阳之里，本气自病的元气已经受损较大，故祛邪三法禁忌。

2. 根据“面色反有热色者”并结合在表腠理不通之“身必痒”，通过前面的分析，病机属毛皮阳气郁滞，因病已八九日，邪已犯肤肌形成了太阳风寒表虚证，即桂枝汤证，此时需毛皮肤肌同解。虽两方各取1/3，但因麻黄汤有桂枝，故此方桂枝较麻黄量大，说明此条邪虽在太阳表，但此时表虚较表实为重，同时也说明治病是由里向外充实正气而祛邪外出的。

3. 我于 2006 年用过一次麻黄桂枝各半汤，治疗一初起受凉感冒小儿，服药一次后汗出症消。

第 24 条：太阳病，初服桂枝汤，反烦不解者，先刺风池、风府，却与桂枝汤则愈。

参悟：

1. 临床中邪热炽盛之表证用针药配合取效快。理法方药穴遵循的是同一个中医思维。

2. 依开阖枢之理，太阳经循身之后，风池、风府虽非太阳经之穴位，但位于太阳经脉所循之部。风池穴乃手足少阳脉之会，刺之借少阳枢转之力打开关口之道；风府穴乃督脉、阳维二经之会，刺之以泄热，削弱太阳经风邪壅盛之病势。

3. 初服药没有达到汗出、热退、脉静、身凉，反烦说明太阳经、肌中邪热壅滞之势盛，即先借针刺关口打开经络之气结，疏通道路，助桂枝汤解表祛邪外出。即《黄帝内经》“表里刺之，饮之服汤”。

第 25 条：服桂枝汤，大汗出，脉洪大者，与桂枝汤，如前法，若形如疟，一日再发者，汗出必解，宜桂枝二麻黄一汤。

桂枝二麻黄一汤方

桂枝一两十七铢（去皮），芍药一两六铢，麻黄十六铢（去节），生姜一两六铢（切），杏仁十六个（去皮尖），甘草一两二铢（炙），大枣五枚（擘）。

上七味，以水五升，先煮麻黄一二沸，去上沫，内诸药，煮取二升，去滓，温服一升，日再服。本云，桂枝汤二分，麻黄汤一分，合为二升，分再服。今合为一方，将息如前法。

参悟：

1. “大汗出，脉洪大者”，历代医家争议最多，个人认为此“脉洪大”反映的是桂枝汤调和患者不协调的营卫阴阳之后增强了部分元气，抗邪力量较前增强，属于正打邪，相对而言较之前的缓脉，脉势上增强了。临床常有此种情况，故战术兵力不变。即原文“如前法”之理。

2. “若形如疟，一日再发者”，反映毛皮有邪气壅闭，单靠桂枝汤无法开此表闭。应配合麻黄汤。

3. 依据患者目前自身阴阳一气之太过与不及，与天地阴阳一气在一日消长盛衰变化中，发生了同气相求时即出现原文的“一日再发”，此时尽管有表实之麻黄汤证，但以邪犯肤肌为主、毛皮为次。故 25 条用的是桂二麻一。不足的本气为姜枣草对治的土气。遵循的依然是天地规律的土载木法。

第 26 条：服桂枝汤，大汗出后，大烦渴不解，脉洪大者，白虎加人参汤主之。

白虎加人参汤方

知母六两，石膏一斤（碎，绵裹），甘草二两（炙），粳米六合，人参三两。

上五味，以水一斗，煮米熟汤成，去滓，温服一升，日三服。

参悟：

1. 桂枝本为解肌，对治汗证，第 26 条服后反出现大汗，说明邪气已向阳明经热证发展，结合“大烦渴不解，脉洪大”，此已属阳明经实热证，因服用桂枝汤误汗伤津，患者既烦又渴，此乃属壮火食气、耗损液津。本条与白虎汤的区别是大渴或大烦渴，白虎汤主大热，故第 26 条用白虎加人参汤。

2. 仲景在太阳病篇的第 26 条用了治阳明经实热证的典型代表方，说明六气为一气的变现，每个界面都有其他五个界面，病机变化在哪个界面就用相应的理法方药。即有是气，有是证，用是药。

第 27 条：太阳病，发热恶寒，热多寒少。脉微弱者，此无阳也，不可发汗，宜桂枝二越婢一汤。

桂枝二越婢一汤方

桂枝（去皮）、芍药、麻黄、甘草（炙）各十八铢，大枣四枚（擘），生姜一两二铢（切），石膏二十四铢（碎，绵裹）。

上七味，以水五升，煮麻黄一二沸，去上沫，内诸药，煮取二升，去滓，温服一升。本云，当裁为越婢汤、桂枝汤，合之饮一升。今合为一方，桂枝汤二分，越婢汤一分。

参悟：

1. 太阳病即初之气厥阴风木和缓有序升发的失常，故太阳病最常见的病机为厥阴风木之气下陷，东方甲乙木和合一气升降的失常。邪气的发展依本气自病在六合之内遵循由表及里、由浅入深的规律。

2. 若里气充实，在表的风寒之邪郁滞于最外、最表的毛皮层，即是太阳风寒表实证——麻黄汤证；一旦毛皮防线功能下降，邪气入侵肤肌，风寒之邪则表现为太阳表虚之桂枝汤证，故有汗出、恶风、脉缓。

3. “发热恶寒”麻桂剂均有此症；“热多寒少”说明太阳表麻桂剂证已向阳明发展；故此条病机既包括麻桂剂证，也包括阳明经热——石膏对治之证。因没有咳、喘、肿之症，说明无杏仁对治的血络中肺气壅滞之病机线路。故此方可理解为麻黄汤、桂枝汤、大青龙汤三方合方去杏仁。

治法遵循了自然界益土载木法，“邪之入路即邪之出路”。故此方石膏清解麻桂剂对应的邪气所发生的阳明经之热邪，用生姜、大枣、炙甘草增强土气，并避免了阳明发生从中虚化、寒化而向内侵犯。桂枝汤 1/4 量祛入侵肌肤之邪，与桂枝等量的麻黄宣通腠理以开表，二者的作用为开门逐盗。

4. “脉微弱者，此无阳也”是与表之麻桂剂的脉浮紧、浮缓相比，邪已部分入里，无表之阳郁实证，故后有“不可发汗”；结合第 97 条“血弱气尽腠理开”，说明少阳界面相对太阳、阳明亦是“无阳”，少阳亦禁汗。临证时因用一气驾驭，凡遇用汗法时应考虑第 27 条的不可汗之理。

5. 第 26、27、28、29 四条原文说明太阳界面之疾因气之下陷后的升降出入乖乱可出现水邪、甲胆逆上之热和内实热之阳明经腑证、里虚寒之太阴证、少阴证。同时第 29 条还说明了阳明内实热之源为甲胆失降，少阴里虚寒之源为太阴虚寒。

6. 结合第 63 条“发汗后，不可更行桂枝汤。汗出而喘，无大热者，可与麻黄杏仁甘草石膏汤”，说明麻黄一药既可对治无汗，也可对治汗出，重在病机，故麻黄的作用应理解为宣通全身之腠理，无论是无汗之腠理不通，还是多汗之部分腠理疏松、部分腠理壅阻，均为麻黄使用指征。

7. 仲景汗法涉及三个方面：一为常见的护卫人体的皮毛之闭塞；二为毛皮疏松、风寒入侵肤肌之汗出；三为毛皮疏松邪入肺逼津外泄之汗出。尤其是麻桂剂，同样用的是汗法，依据《黄帝内经》“故善治者治皮毛，其次治肌肤”，桂枝汤证病位较麻黄汤证为里，说明同为太阳表的第一层防御功能，桂枝汤证较麻黄汤证本气更虚、防御力更低，故方中麻黄汤扶正用炙甘草，桂枝汤则用生姜、大枣、炙甘草，本气在土。此即师父李可老中医提出的“一部《伤寒论》，一个河图尽之矣”及“中气如轴，四维如轮，轴运轮转，轴停轮止，生命终结”之理。

第28条：服桂枝汤，或下之，仍头项强痛，翕翕发热，无汗，心下满微痛，小便不利者，桂枝去桂加茯苓白术汤主之。

桂枝去桂加茯苓白术汤方

芍药三两，甘草二两（炙），生姜（切）、白术、茯苓各三两，大枣十二枚（擘）。

上六味，以水八升，煮取三升，去滓，温服一升，小便利则愈。本云桂枝汤，今去桂枝，加茯苓、白术。

参悟：

1. 从第28条开始，因为病机向太阳之里发展，故桂枝汤证随之发生了变化，依据“六气是一气的变现，先后天两本互为其根”之理。三阴里气为本，只要表证内陷，里气不足，此时只要做到里气和，则表气自和。里在哪里？根据“河图运行以土为中心论，中气如轴，人身中气脾胃，左升右降，斡旋运转不停，五脏得养，生生不息”之理，第28条里在太阴土，病机为己土之气不足的虚寒湿证。

2. 无汗属里气已虚，因桂枝汤反映太阳界面初之气厥阴风木下陷后东方甲乙木和合一气升降的失常，表现为乙木下陷、甲木（甲胆）逆上。而对治这一东方的风邪，治法依天地规律为益土载木法。此时比桂枝汤证之土更虚，故里虚在土之太阴，因向阴的方向发展，故按规律病机为太阴里虚湿寒。

3. 心下满微痛，小便不利者，属寒水、湿气逆上壅阻化热。因元气的表达之一为终之气太阳寒水之气，其本气不足后自有水邪，此水随患者下陷之厥阴风木之气先直升后壅阻于心下，形成局部南方的水热气结，对治药物即临床常用的茯苓、白芍对药。此条水邪除了茯苓对治的源于终之气之水，还有太阴本位本气不足内生之湿邪，此乃用白术之理。这是茯苓、芍药、白术组药对治之邪的源头。

4.“三焦膀胱者，腠理毫毛其应”，第71～74条之五苓散证因同样的道理——元气的表达之一为终之气太阳寒水之气，其不足自有水邪，但其水热气结源于元气之别使三焦包括腔隙缝隙的水火道路不通，气化失常，治疗仍在表之肤肌，重在开腠理，故属汗法的一种治疗方式。非如第28条里为主的利小便之下法，这个非常重要，临证常常二者兼有。此为太阳之气的气化作用与水液代谢的关系非常密切之理。还有小青龙汤中的干姜、细辛、五味子、半夏治疗的水饮，其源头一样，只是因病机不同所以用了不一样的药物配伍。对于《伤寒论》之参悟，若明天地规律，则疑惑自释。

第29条：伤寒脉浮，自汗出，小便数，心烦，微恶寒，脚挛急，反与桂枝欲攻其表，此误也，得之便厥。咽中干，烦躁，吐逆者，作甘草干姜汤与之，以复其阳；若厥愈足温者，更作芍药甘草汤与之，其脚即伸。若胃气不和，谵语者，少与调胃承气汤。若重发汗，复加烧针者，四逆汤主之。

甘草干姜汤方

甘草四两（炙），干姜二两。

上二味，以水三升，煮取一升五合，去滓，分温再服。

芍药甘草汤方

芍药、甘草（炙）各四两。

上二味，以水三升，煮取一升五合，去滓，分温再服。

调胃承气汤方

大黄四两（去皮，清酒洗），甘草二两（炙），芒硝半升。

上三味，以水三升，煮取一升，去滓，内芒硝，更上火微煮令沸，少少温服之。

四逆汤方

甘草二两（炙），干姜一两半，附子一枚（生用，去皮，破八片）。

上三味，以水三升，煮取一升二合，去滓，分温再服。强人可大附子一枚，干姜三两。

参悟：

1.“伤寒脉浮，自汗出，小便数，心烦，微恶寒”已有阳明热化之端倪，结合脚挛急为温之源的甲胆失降、甲木横逆中土，属芍药甘草汤证。

2. 误用桂枝汤攻表，汗出阴阳俱损，同时助病机线路1中的邪热。伤阳生寒之象为厥、吐，伤阴生热之象为咽中干、烦躁，也会吐逆。二者共同病机为中土之虚，因阳明为人身第二道防线，其病机变化特点为从中太阴，故在太阳界面须增强阳明防线，防其虚化、寒化，此乃第29条四个方涉及太阴、阳明、少阴三个界面和对治均用炙甘草之理，亦是河图运行以土为中心论及师父提出的“保护脾胃元气为第一要义、阳明之燥热永不敌太阴之寒湿”之理。

3. 复中阳者，甘草干姜汤也。因阴阳俱损，用性缓之炮姜可防劫阴之弊。益土降甲胆者，芍药甘草汤也。和胃调气、清泄热者，调胃承气汤也。重汗烧针亡阳者，此时阴分亦损，但恢复方法用的是“火生土，土伏火”之四逆汤。救阳指如何增强人身坎卦元气中的中一阳爻，须回归到形成坎卦的源头，即先天乾坤两卦的化合之力，非一味用辛温燥烈之药。四逆汤之理犹如生活中用烧热的土焖熟红薯，红薯熟了而其皮不焦。

第30条：问曰：证象阳旦，按法治之而增剧，厥逆，咽中干，两胫拘急而谵语。师曰：言夜半手足当温，两脚当伸，后如师言，何以知此？答曰：寸口脉浮而大，浮为风，大为虚。风则生微热，虚则两胫挛，病形象桂枝，因加附子参其间，增桂令汗出，附子温经，亡阳故也。厥逆，咽中干，烦躁，阳明内结，谵语烦乱，更饮甘草干姜汤，夜半阳气还，两足当热；胫尚微拘急，重与芍药甘草汤，尔乃胫伸；以承气汤微溏，则止其谵语，故知病可愈。

参悟：

1. 证象阳旦，按法治之而增剧，用桂枝汤病增，说明桂枝汤证已向里发展，寒证、热证均可出现。寒者临床多见三阴本气不足之证。属热者如白虎汤证、大青龙汤证同样不可用。

2. 厥逆常见病机属寒，但临床也有热深厥深，厥阴病篇的第335条“厥应下之而反发汗者，必口伤烂赤”，即是厥阴热化至阳明界面形成的实热证。此条由“咽中干”到“两胫拘急而谵语”说明热化程度逐渐加重。

3. “夜半手足当温，两脚当伸”，说明寒热之症可借天地一气阴阳消长规律中夜半即子时一阳生而减轻，阳回，液津化生，经脉得以濡养，故手足温、两脚伸。

4. 理由是什么？浮大脉说明阳气已浮于外，误用桂枝附子汗出，既亡阳又伤阴。第30条之原文解释了太阳里六合之内虚寒实热的病机变化规律及对治方药。结合第29条寒之轻者为手足太阴虚寒，温法首选炙甘草与干姜配伍之甘草干姜汤；若此寒进一步向阴之里发展便进入太阳最底的少阴界面，便是“火生土，土伏火”之法的四逆汤。热之轻者为发温之源、人身生机起步之东方甲胆逆上，遵天地规律之土载木法，用芍药甘草汤。重者此热进一步向阳之里发展，便进入居中主土之阳明界面，和胃基础上之下法，故名调胃承气汤。依然用炙甘草，既护中气，又加强了阳明第二道防线的防御功能。

第31条：太阳病，项背强几几，无汗恶风，葛根汤主之。

葛根汤方

葛根四两，麻黄三两（去节），桂枝二两（去皮），生姜三两（切），甘草二两（炙），芍药二两，大枣十二枚（擘）。

上七味，以水一斗，先煮麻黄、葛根，减二升，去白沫，内诸药，煮取三升，去滓，温服一升，覆取微似汗，余如桂枝法将息及禁忌。诸汤皆仿此。

参悟：

1.第14条：太阳病，项背强几几，反汗出恶风者，桂枝加葛根汤主之。第14条与第31条均有项背强几几，第14条是典型的太阳风寒表虚证兼太阳经输不利，除了风寒，已经有邪热加液津不足。依第16条“桂枝本为解肌”，说明第14条已包含了对治甲胆逆上的邪热，故直接加葛根。

第31条“无汗恶风”与第14条相比，太阳表之毛皮防线风寒之邪更重，腠理闭塞，故相对在里的肤肌防线所用之桂枝、芍药减为二两，而对治土气的三药不变。葛根汤依然是遵循土载木大法治疗太阳界面的风寒之邪，方中麻黄三两、葛根四两开表闭、通玄府、生津液、濡养经脉，只要腠理疏通，气血运行通畅，必无项背拘急。

2.邪之入路就是邪之出路。可否依第14条，既然无汗恶风，直接用麻黄汤加葛根？不可以。依天地生命规律，葛根作用的界面为太阳、阳明，此时在表的肤肌防线功能已下降，第31条是在这个前提下，葛根对治的项背拘急才会发生，邪之入路就是邪之出路，故即使治疗《金匮要略》的痉病，葛根汤也是桂枝麻黄同用，此乃规律所致病机也。一旦土中热化，便是葛根黄芩黄连汤证。为了加强阳明第二道防线的防御功能，避免邪气入三阴，故此方炙甘草同桂枝汤一样，用二两。

3. 本方的煎服法中，先煎麻黄、葛根，去上沫，然后再纳诸药，旨在缓麻黄、葛根的辛散之性，防汗出过多；如果麻黄不去上沫，易出现心悸、心烦、头晕，属厥阴风木直升之证，师父李可老中医的经验是加蝉衣祛风、息风、散热、定惊，可避免这类现象。

第 32 条：太阳与阳明合病者，必自下利，葛根汤主之。

参悟：

1. 合病：两经或两经以上病证同时发生，无先后次第之分者，谓之合病。

2. 太阳与阳明合病者，第 32 条为相对的太阳里、阳明表之邪热为害，阳明失阖除了逆上，也可表现为邪热直降之下利，此条下利用葛根汤说明土中必有湿热之邪。此与少阴虚寒下利病机完全不同。临床长期大便次数多而质烂不畅患者不能忽略内伏阳明腑实热。第 36 条同为太阳与阳明合病，却以太阳表关乎肺主气功能失常后的“喘而胸满者”为主症，故不可下，宜麻黄汤。

3. 尽管六个界面有不同的生命规律之象，但患病后一个界面可出现其他五个界面之证。

第 33 条：太阳与阳明合病，不下利，但呕者，葛根加半夏汤主之。

葛根加半夏汤方

葛根四两，麻黄三两（去节），甘草二两（炙），芍药二两，桂枝二两（去皮），生姜二两（切），半夏半升（洗），大枣十二枚（擘）。

上八味，以水一斗，先煮葛根、麻黄，减二升，去白沫，内诸药，煮取三升，去滓，温服一升。覆取微似汗。

参悟：

1. 无论一日还是一年天地一气的运行降至地下水阴中均对应终之气太阳寒水之气。立足凡病皆为本气自病，《伤寒论》所论述的是坎卦元气即终之气太阳、寒、水为一气的运行失常。这个太阳病了就如同回了家的太阳病了。普遍规律对治方药为四逆汤。

而太阳病的表达又为人之生机初之气厥阴风木和缓有序升发的失常。这个主表的太阳病了就如同保家卫国的太阳病了，因为厥阴之上风气治之，故太阳病无论伤寒还是中风，病机均涉及风、寒、水、太阳四个要素组合的变化。立足《伤寒论》排序本气越来越少，太阳为人身第一道防线，阳明为人身第二道防线。

2. 第 33 条为葛根汤证的变化。对治太阳毛皮肤肌之麻桂剂之证向内向里陷入阳明土，表证未清。第 31 条为太阳经气壅滞，第 32 条为土中形成湿热之邪，既能疏通项背太阳经气，又能清解土中湿热，且有生津之功，唯葛根也。

3. 人身凡呕者，邪气必影响肺胃之降，而肺胃同俱土金二德。立足五脏为核心认识人身圆运动，肺主一身之气，肺气一降，诸气皆降。立足中气如轴，先天肾气与后天胃气实是混元一气，胃气一降，诸气皆降。而肺又为五脏之长、水之上源，故肺胃二气主降反映了阳明的主阖功能。而半夏能止呕正是因为此药可同时达降肺胃之气，因其性温，对于因寒邪所致呕吐者为首选，当然临床也重在配伍。六气是一气的变现，运用之妙，存乎一心也。

第 34 条：太阳病，桂枝证，医反下之，利遂不止，脉促者，表未解也，喘而汗出者，葛根黄芩黄连汤主之。

葛根黄芩黄连汤方

葛根半斤，甘草二两（炙），黄芩三两，黄连三两。

上四味，以水八升，先煮葛根，减二升，内诸药，煮取二升，去滓，分温再服。

参悟：

1. 无论一日还是一年天地一气的运行降至地下水阴中均对应终之气太阳寒水之气。立足凡病皆为本气自病，《伤寒论》所论述的是坎卦元气即终之气太阳、寒、水为一气的运行失常。这个太阳病了就如同回了家的太阳病了。普遍规律对治方药为四逆汤。

而太阳病的表达又为人之生机初之气厥阴风木和缓有序升发的失常。这个主表的太阳病了就如同保家卫国的太阳病了，因为厥阴之上风气治之，故太阳病无论伤寒还是中风，病机均涉及风、寒、水、太阳四个要素组合的变化。立足《伤寒论》排序本气越来越少，太阳为人身第一道防线，阳明为人身第二道防线。

2. 桂枝汤证乃太阳风寒表虚证，为东方甲乙木阴阳营卫、表里、寒热、虚实不和，土气虚用生姜、大枣、炙甘草。第 34 条乃因本证误下后发生土中热、湿、火三邪壅滞之证，已进入阳明界面。表邪内陷于土，发生热化出现的“喘、汗”属阳明之热向上、向外熏蒸。脉促对应热，此条属表未解，但此表相对桂枝证之表为里，又为阳明里之表。故用葛根清解湿热、解肌中之热使其外达，黄芩、黄连清解肺胃大肠阳明的邪火湿热，炙甘草护中缓急，并加强人身第二道阳明防线的功能，防邪入三阴。

第 35 条：太阳病，头痛发热，身疼腰痛，骨节疼痛，恶风无汗而喘者，麻黄汤主之。

麻黄汤方

麻黄三两（去节），桂枝二两（去皮），甘草一两（炙），杏仁七十个（去皮尖）。

上四味，以水九升，先煮麻黄，减二升，去上沫，内诸药，煮取二升半，去滓，温服八合。覆取微似汗，不须啜粥。余如桂枝法将息。

参悟：

1. 无论一日还是一年天地一气的运行降至地下水阴中均对应终之气太阳寒水之气。立足凡病皆为本气自病，《伤寒论》所论述的是坎卦元气即终之气太阳、寒、水为一气的运行失常。这个太阳病了就如同回了家的太阳病了。普遍规律对治方药为四逆汤。

而太阳病的表达又为人之生机初之气厥阴风木和缓有序升发的失常。这个主表的太阳病了就如同保家卫国的太阳病了，因为厥阴之上风气治之，故太阳病无论伤寒还是中风，病机均涉及风、寒、水、太阳四个要素组合的变化。立足《伤寒论》排序本气越来越少，太阳为人身第一道防线，阳明为人身第二道防线。

2. 第 35 条名麻黄汤之典型八症。病机为风寒闭郁于毛皮，因肺外合皮毛，故肺气壅滞不降，部分肺气郁于血络中无法宣发，此杏仁之用。麻黄、桂枝、炙甘草分析如下：麻黄对治毛皮之实，毛皮与肤肌同为表，是抵御外邪的第一道防线，故即使麻黄汤证正邪相争出现的是病位在毛皮的阳郁实证，治病打仗时正气应从毛皮之里的肤肌层祛邪外出，此乃麻黄汤必用桂枝之理。桂枝解肌中之邪，麻黄接应开毛皮之表，麻黄汤证中涉及的血络正是方中杏仁对治的作用，杏仁伸血络中壅遏之气而降肺，炙甘草益土载木，并加强阳明第二道防线的功能，防邪入三阴。

第36条：太阳与阳明合病，喘而胸满者，不可下，宜麻黄汤。

参悟：

1. 无论一日还是一年天地一气的运行降至地下水阴中均对应终之气太阳寒水之气。立足凡病皆为本气自病，《伤寒论》所论述的是坎卦元气即终之气太阳、寒、水为一气的运行失常。这个太阳病了就如同回了家的太阳病了。普遍规律对治方药为四逆汤。

而太阳病的表达又为人之生机初之气厥阴风木和缓有序升发的失常。这个主表的太阳病了就如同保家卫国的太阳病了，因为厥阴之上风气治之，故太阳病无论伤寒还是中风，病机均涉及风、寒、水、太阳四个要素组合的变化。立足《伤寒论》排序本气越来越少，太阳为人身第一道防线，阳明为人身第二道防线。

2. 第36条为太阳阳明合病，病机在肺，肺既属太阳，又属阳明。喘而胸满者，属肺气壅遏郁闭，麻黄、桂枝开表宣肺，杏仁降气，实伸血络中壅遏之气，炙甘草益土载木，加强阳明第二道防线的功能，防邪入三阴。故宜首先考虑麻黄汤。

3. 后面的第37条重在三阴三阳在生命之象中不同立足点的参悟，此条重在阳明的十个参悟。

第37条：太阳病，十日以去，脉浮细而嗜卧者，外已解也。设胸满胁痛者，与小柴胡汤。脉但浮者，与麻黄汤。

小柴胡汤方

柴胡半斤，黄芩、人参、炙甘草（炙）、生姜（切）各三两，大枣十二枚（擘），半夏半升（洗）。

上七味，以水一斗二升，煮取六升，去滓，再煎取三升，温服一升，日三服。

参悟：

1. 无论一日还是一年，天地一气的运行降至地下水阴中均对应终之气太阳寒水之气。立足凡病皆为本气自病，《伤寒论》所论述的是坎卦元气即终之气太阳、寒、水为一气的运行失常。这个太阳病了就如同回了家的太阳病了。普遍规律对治方药为四逆汤。

而太阳病的表达又为人之生机初之气厥阴风木和缓有序升发的失常。这个主表的太阳病了就如同保家卫国的太阳病了，因为厥阴之上风气治之，故太阳病无论伤寒还是中风，病机均涉及风、寒、水、太阳四个要素组合的变化。立足《伤寒论》排序本气越来越少，太阳为人身第一道防线，阳明为人身第二道防线。

2. 麻黄对治毛皮实，桂枝配麻黄对治毛皮肤肌之虚，但已涉及血络了，杏仁伸血络中壅遏之气而降肺，炙甘草益土载木，加强阳明第二道防线的功能，并防邪入三阴。

3. 第 37 条太阳界面之疾已历经一周的人身之气运行，在随天地一气阴阳消长盛衰变化运行一周后，患者在表的病情是否变化，及如何变化，应观其脉证，随证治之。按照普遍规律，若本气进一步虚损，表邪入里，十日后应在三阴界面，但原文中“外已解”说明在表之邪已退，而“脉浮细而嗜卧者”说明只是受损的本气未复而已。临床常见此类情况，将息调养即可。

4. 太阳界面之疾经过十余日，可出现两种规律变化的病证，一为反映人之生机的少阳，因风木之气下陷土中，形成寒热气结，其枢折出现少阳行身之侧对应的前后上下里外的气机运行不畅，典型的症状是“胸满胁痛”，与小柴胡汤。一类为表毛皮依然郁闭，对应原文之“脉但浮”，与麻黄汤。临床在疑难杂病中多见，往往已经形成伏邪。曾治一汕头女患者，面瘫一年，病前曾患感冒，两次均服用小柴胡冲剂症消，之后患面瘫难愈，依此理笔者在扶益三阴本气的同时加了五虎汤托透而治愈。

第 38 条：太阳中风，脉浮紧，发热恶寒，身疼痛，不汗出而烦躁者，大青龙汤主之。若脉微弱，汗出恶风者，不可服之，服之则厥逆，筋惕肉瞤，此为逆也。

第 39 条：伤寒脉浮缓，身不疼，但重，乍有轻时，无少阴证者，大青龙汤发之。

大青龙汤方

麻黄六两（去节），桂枝二两（去皮），甘草二两（炙），杏仁四十枚（去皮尖），生姜三两（切），大枣十枚（擘），石膏如鸡子大（碎）。

上七味，以水九升，先煮麻黄，减二升，去上沫，内诸药，煮取三升，去滓，温服一升，取微似汗。汗出多者，温粉粉之。一服汗者，停后服。若复服，汗多亡阳，遂虚，恶风烦躁，不得眠也。

参悟：

1. 无论一日还是一年天地一气的运行降至地下水阴中均对应终之气太阳寒水之气。立足凡病皆为本气自病，《伤寒论》所论述的是坎卦元气即终之气太阳、寒、水为一气的运行失常。这个太阳病了就如同回了家的太阳病了。普遍规律对治方药为四逆汤。

而太阳病的表达又为人之生机初之气厥阴风木和缓有序升发的失常。这个主表的太阳病了就如同保家卫国的太阳病了，因为厥阴之上风气治之，故太阳病无论伤寒还是中风，病机均涉及风、寒、水、太阳四个要素组合的变化。立足《伤寒论》排序本气越来越少，太阳为人身第一道防线，阳明为人身第二道防线。

2. 第 38、39 条用同一方，说明病机相同，即师父李可老中医提出的“以病机统万病，执万病之牛耳”。气一元，生气之象万千，病气乃万千象之千万。大青龙汤病机为毛皮表寒郁，肤肌里热郁，症状特点为“不汗出而烦躁”。治法为开毛皮肤肌气郁之发汗、清热、解表、散邪法。麻黄对治毛皮实，桂枝对治已虚毛皮之里的肌肤之邪。麻黄汤证已涉及血络，方中杏仁伸血络中壅遏之气而降肺，炙甘草（生姜、大枣）为益土之虚而达载木之功。炙甘草的使用分析如下：河图运行以土为中心论，中国文化对于气的运行遵循九九归一，故中五、十只用生数五，而不用成数十。五方对应五脏是“肝心脾肺肾”，对应五行是“木火土金水”，说明这一天地规律、生命规律在人身上是以五脏为核心。五脏属阴，故《伤寒论》中用炙甘草最多。

按照疾病规律，阳明从中则发生太阴的虚化、寒化、湿化。依据《伤寒论》排序，患病后阳明为人身第二道防线。故炙甘草的使用增强了太阴己土之气，便可增强阳明第二道防线的功能，从而截断太阳病传入三阴之里。

3. “石膏如鸡子大”对治太阳界面从标之热化，因肺主表，既属太阳、又属阳明，立足气一元论，则既属太阳、阳明、太阴，又属少阳、阴之少阴，故其辛散凉降对治之热包括了阳明界面。

4. 第 39 条中“脉浮缓，身不疼、但重，乍有轻时”，说明除了有水气，同时包括阳明邪热的壮火食气。

5.《金匮要略·痰饮咳嗽病脉证并治第十二》的第 23 条：病溢饮者，当发其汗，大青龙汤主之，小青龙汤亦主之。此为重在发越水气、宣通腠理的汗法，有热用大青龙汤，无热则为小青龙汤。

6. 少阴病亦有发热、恶寒、无汗、烦躁之症，与大青龙汤证同，但寒热迥别，结合脉微细、但欲寐、脉弱、脉沉迟、昼夜身沉重、蜷卧不欲动等少阴病的特点可区别。

第 40 条：伤寒表不解，心下有水气，干呕，发热而咳，或渴，或利，或噎，或小便不利、少腹满，或喘者，小青龙汤主之。

小青龙汤方

麻黄（去节）、芍药、细辛、干姜、甘草（炙）、桂枝（去皮）各三两，五味子半升，半夏半升（洗）。

上八味，以水一斗，先煮麻黄，减二升，去上沫，内诸药，煮取三升，去滓，温服一升。若渴者，去半夏，加栝楼根三两；若微利，去麻黄，加芫花，如一鸡子，熬令赤色；若噎者，去麻黄，加附子一枚（炮）；若小便不利，少腹满者，去麻黄，加茯苓四两；若喘，去麻黄，加杏仁半升（去皮尖）。且芫花不治利，麻黄主喘。今此语反之，疑非仲景意。

参悟：

1. 无论一日还是一年天地一气的运行降至地下水阴中均对应终之气太阳寒水之气。立足凡病皆为本气自病，《伤寒论》所论述的是坎卦元气即终之气太阳、寒、水为一气的运行失常。这个太阳病了就如同回了家的太阳病了。普遍规律对治方药为四逆汤。

而太阳病的表达又为人之生机初之气厥阴风木和缓有序升发的失常。这个主表的太阳病了就如同保家卫国的太阳病了，因为厥阴之上风气治之，故太阳病无论伤寒还是中风，病机均涉及风、寒、水、太阳四个要素组合的变化。立足《伤寒论》排序本气越来越少，太阳为人身第一道防线，阳明为人身第二道防线。

2. 第 40 条之水气指的是终之气即元气二阴抱一阳里的寒水之气上逆于心下，胃气不降则呕，表闭阳郁、肺失宣降则发热而咳。

3. 此条或然证涉及“三焦膀胱者，腠理毫毛其应”的太阳表、水气、三焦膀胱气化失常的症状。因“三焦者，决渎之官，水道出焉”“膀胱者，州都之官，津液藏焉，气化则能出矣”，此为二者的共同功能。

4. 水不上承则渴，水湿下流则利，水气上逆、肺胃不降则噎，水不化气则小便不利、少腹满，水气壅肺则喘。

5. 去麻黄者，说明里气虚、邪已入里，忌攻表发汗，以免伤中、拔阳根。“中”指后天胃气，以脾为主，尤以中气、中阳为主。

第 41 条：伤寒，心下有水气，咳而微喘，发热不渴。服汤已渴者，此寒去欲解也。小青龙汤主之。

参悟：

1. 无论一日还是一年天地一气的运行降至地下水阴中均对应终之气太阳寒水之气。立足凡病皆为本气自病，《伤寒论》所论述的是坎卦元气即终之气太阳、寒、水为一气的运行失常。这个太阳病了就如同回了家的太阳病了。普遍规律对治方药为四逆汤。

而太阳病的表达又为人之生机初之气厥阴风木和缓有序升发的失常。这个主表的太阳病了就如同保家卫国的太阳病了，因为厥阴之上风气治之，故太阳病无论伤寒还是中风，病机均涉及风、寒、水、太阳四个要素组合的变化。立足《伤寒论》排序本气越来越少，太阳为人身第一道防线，阳明为人身第二道防线。

2. 第 41 条之水气指的是终之气即元气二阴抱一阳里的水气上逆，故小青龙汤里化饮除了干姜、细辛、半夏，必有五味子，对治的是水饮之源，故能在化饮的同时增强元气。师父李可老中医提出的“姜辛味夏通治一切咳嗽”之理为：肾为生痰之本，脾为生痰之源，肺为贮痰之器。

3. “伤寒，心下有水气，咳而微喘”，属肺因外寒内饮宣肃失常。发热不渴属表阳郁、里有水饮。

4. “服汤已渴者，此寒去欲解也”，指外寒、内饮两种阴邪减少。邪正是一家，水饮为害，正常阴津必不足，一旦邪少、阳气得伸，之前隐匿的津损对应的渴症必显现。

5. 对治小青龙汤中太阳表证的方药是毛皮肤肌俱受风寒之麻桂剂，因心下有水气，故麻黄汤去杏仁，桂草药量较表实之麻黄汤增加。麻黄汤中麻黄、桂枝、甘草的药量比是3∶2∶1。而小青龙汤麻桂草等量。

6. 心下停水说明太阴虚寒，复中土之阳用等量的干姜炙草，不用生姜。

7. 太阴包括手足两经，足太阴脾经与手太阴肺经，干姜、炙甘草温中阳，亦能散肺寒。

8. 咳喘水气，源于终之气表现在主表之肺，用半夏细辛开之温之，这一气结可见于众多疑难病中。

9. 师父李可老中医有变通小青龙汤，即小青龙虚化证，临证时可灵活合用治少阴元气不足的四逆汤证或破格救心汤证，也可治疗大的寒疫，挽救呼吸衰竭、心力衰竭等危症。若出现持续高热39℃以上不退者，加生石膏250～500克、乌梅36克，神志昏迷者加麝香1克，分三次冲服。

第42条：太阳病，外证未解，脉浮弱者，当以汗解，宜桂枝汤。

第43条：太阳病，下之微喘者，表未解故也，桂枝加厚朴杏子汤主之。

桂枝加厚朴杏子汤方

桂枝三两（去皮），甘草二两（炙），生姜三两（切），芍药三两，大枣十二枚（擘），厚朴二两（炙，去皮），杏仁五十枚（去皮尖）。

上七味，以水七升，微火煮取三升，去滓，温服一升，覆取微似汗。

第44条：太阳病，外证未解，不可下也，下之为逆，欲解外者，宜桂枝汤。

第45条：太阳病，先发汗不解，而复下之，脉浮者不愈。浮为在外，而反下之，故令不愈。今脉浮，故在外，当须解外则愈，宜桂枝汤。

参悟：

1. 无论一日还是一年，天地一气的运行降至地下水阴中均对应终之气太阳寒水之气。立足凡病皆为本气自病，《伤寒论》所论述的是坎卦元气即终之气太阳、寒、水为一气的运行失常。这个太阳病了就如同回了家的太阳病了。普遍规律对治方药为四逆汤。

而太阳病的表达又为人之生机初之气厥阴风木和缓有序升发的失常。这个主表的太阳病了就如同保家卫国的太阳病了，因为厥阴之上风气治之，故太阳病无论伤寒还是中风，病机均涉及风、寒、水、太阳四个要素组合的变化。立足《伤寒论》排序本气越来越少，太阳为人身第一道防线，阳明为人身第二道防线。

太阳病下之未愈，普遍规律为厥阴风木下陷、东方甲乙木和合一气运行的失常，主要体现为“厥阴中气营卫血脉”这一病机线路，表已虚是规律，故一旦表未解，则桂枝汤首选。腠理已疏，毛皮、肌腠防御功能下降，不宜麻黄汤，而宜桂枝汤。42、44、45 三条均属太阳风寒表虚证。

2. 第 43 条：微喘非大喘，说明肺气郁闭状态不是很严重。肺不降，阳明戊土胃必不降，故肺胃之气均处于气机逆上、满闷不舒的态势。首选除满散滞之厚朴、降肺伸血络中壅遏之气以达旁通之杏仁。

3. 注意：太阳病，当汗而反下之，下利脉促，喘而汗出不恶寒者，乃邪陷于里，热在阳明，湿热火熏蒸于肺胃，为葛根黄芩黄连汤证也。

第 46 条：太阳病，脉浮紧，无汗，发热，身疼痛，八九日不解，表证仍在，此当发其汗。服药已微除，其人发烦目瞑，剧者必衄，衄乃解。所以然者，阳气重故也。麻黄汤主之。

第 47 条：太阳病，脉浮紧，发热，身无汗，自衄者，愈。

参悟：

1. 用于太阳风寒表实证的麻黄汤为发越表之阳郁之汗法的方。表之阳郁即原文“阳气重故也”。汗本血之液，第 47 条通过衄而散郁热，与汗法相同。

2. 第 46 条“服后已微除，其人发烦目瞑，剧者必衄，衄乃解”。即余热借衄而解。夺血者无汗，夺汗者无血。衄家、亡血家不可发汗，与之同理。

第 48 条：二阳并病，太阳初得病时，发其汗，汗先出不彻，因转属阳

明，续自微汗出，不恶寒。若太阳病证不罢者，不可下，下之为逆，如此可小发汗。设面色缘缘正赤者，阳气怫郁在表，当解之、熏之。若发汗不彻，不足言，阳气怫郁不得越，当汗不汗，其人躁烦，不知痛处，乍在腹中，乍在四肢，按之不可得，其人短气但坐，以汗出不彻故也，更发汗则愈。何以知汗出不彻？以脉涩故知也。

参悟：

1. 太阳病未解，传入阳明，太阳证未罢者，名曰太阳阳明并病。缘缘，接连不已也；正赤，不杂他色也，谓满面接连赤色不已也。

2. 表证不解，不可用下法，是一定法。

3. 汗出不彻即腠理不通，阳气怫郁不得宣散，邪气壅甚形成阳明经实热证。因阳明经热的对治是辛开、凉散、清解之法，与太阳表证部分化热用汗法相同，只是方式不同。加之西方阳明金气对应肺，肺又因外合皮毛、主一身之气，也主表、属太阳，而阳明又主肉，故此时矛盾涉及毛皮肤肌、肌肉、太阳阳明、肺五个方面，但对治之法仍为汗法。因不得汗，邪热盛，气机闭郁，邪热扰神则躁烦，腠理不通、毛皮肤肌肉中气血运行不畅，痛无定处。阳明不降，影响太阴升清，可出现腹中升降乖乱的虚实之痛。脾主的四肢得不到气血濡养，同时气血运行痹阻，也可出现痛，但为无形气肿，故按之不可得。壮火食气，则其人短气但坐。临床可考虑用越婢汤、大青龙汤二方。

第 49 条：脉浮数者，法当汗出而愈。若下之，身重心悸者，不可发汗，当自汗出乃解。所以然者，尺中脉微，此里虚，须表里实，津液自和，便自汗出愈。

参悟：

1.“脉浮数者，法当汗出而愈”属太阳风寒表证。若用下法必引邪入里，第 49 条下后出现的身重、心悸为已伤及里之气津。究其原委，此条病机对应的人群的禀赋规律就有气津不足，易出现下后伤及萌芽厥阴或中气则身重，气血受损、厥阴风木直升、心神失养则心悸。

2. 就太阳表是人身第一道防线而言，阳明则为第二道防线，偏偏阳明属中土、居中，具多气多血的特点，而太阳的表达又是初之气厥阴风木和缓有序的升发。依据土载木的规律，太阳病误治后涉及阳明（土）与厥阴（木）两个界面。且肝主藏血，故这两个界面均与血分相关。

3. 立足四季五方一元气的圆运动而言，厥阴肝左升，阳明肺右降，左右阴阳之道路也。这是涉及太阳、厥阴、阳明三个界面的又一病机线路。

综上，故此条待“表里实，津液自和，便自汗出愈”之里首先为阳明、太阴，依“厥阴阖开太阳”之理，第二之里气为厥阴。

第 50 条：脉浮紧者，法当身疼痛，宜以汗解之。假令尺中迟者，不可发汗。何以知然？以荣气不足，血少故也。

参悟：

1. 太阳表身疼痛，脉浮紧，麻黄汤治之。尺脉迟反映身体阴阳俱不足，此第 50 条针对血少、营气不足的病机，因汗血同源，故曰不可发汗。

2. 曾有一家长自行开麻黄汤给发烧的女儿服，数次后小孩出现了低热惊厥，其理如此。

3. 虚人伤寒建其中。

第 51 条：脉浮者，病在表，可发汗，宜麻黄汤。

第 52 条：脉浮而数者，可发汗，宜麻黄汤。

参悟：

1. 此二条皆用“宜”。凡在表之风寒表实证，无论从外来抑或由里气增强后邪托透至表，病机是相同的，皆宜汗法，用开表的麻黄汤。临床对于急重证也可由少阴到太阳同时对治，如明医堂的独处藏奸方治疗高热。

2. 注意：尺脉微、迟者不宜麻黄汤，须禁之。一旦麻黄汤证内陷，往往会发展为其他界面的病机变化，首先须考虑本位本气的变化，之后再分析总病机。邪之入路即邪之出路是一定法，证一旦改变，须灵活托透，如《伤寒论》第 357 条麻黄升麻汤主治：伤寒六七日，大下后，寸脉沉而迟，手足厥逆，下部脉不至，喉咽不利，唾脓血，泄利不止。

第 53 条：病常自汗出者，此为荣气和，荣气和者，外不谐，以卫气不共荣气谐和故尔。以荣行脉中，卫行脉外，复发其汗，荣卫和则愈。宜桂枝汤。

参悟：

1. 营在脉内，卫在脉外，阴阳相随，内外相贯，一气而已，分开则为病态。

2. 患病后二者失去和谐协调状态，可以卫病，可以营病，只要这一阴阳不调即病。依汗血同源之理，“自汗出者荣气和”说明汗出有源，必是卫气出问题了。

3. “宜桂枝汤”说明此方可协调营卫而治自汗证，不是“主之”。

4. 此条未提中风、伤寒，自汗说明在脉内之营正常，病机重在卫气“见开而出，先行于四末皮肤分肉之间，温分肉、充皮肤、肥腠理、司开阖”功能失常。不是只治卫而不治营，而是协调二者之间的阴阳。“阴在内，阳之守也，阳在外，阴之使也”，阴阳营卫的不和谐不只在太阳病，六个界面均有，因此第 53 条“卫气不共营气谐和故尔”说的是一气阴阳营卫内外失常的病机，可见于众多疾病中。

5. 桂枝汤是《伤寒论》第一方之理。

（1）结合之前的分析，此方对治营弱卫强、营强卫弱、营卫都弱，其实指的是从不同角度认识营卫失常而已。

此方对治的营卫失常正是人之生机——初之气厥阴风木之气和缓有序升发的失常，依据“左右者，阴阳之道路也”，道路起步之气机失常，疾病便由此发生及进展。

（2）桂枝汤对治人之第一道防线（太阳）相对表浅之疾，若此方之证形成伏邪，无论什么原因，必是太阳第一道防线防御功能下降。按如此分析，第 53 条之自汗出可见于众多疾病中，故桂枝汤可广泛应用于临床。

第 54 条：病人脏无他病，时发热，自汗出，而不愈者，此卫气不和也。先其时发汗则愈，宜桂枝汤。

参悟：

1. 桂枝汤乃对治人之生机厥阴风木之气下陷后东方甲乙木阴阳气血不协调之方，立足《黄帝内经》营卫体系，此证指营卫不谐和。

2. 此方如何发挥作用？第 16 条曰“本为解肌”，肌乃脾胃所主，故桂枝汤乃协调肌中气血阴阳之方，也符合基地总结出的“厥阴中气营卫血脉”病机线路。

3. 对于里五脏无病，表现出典型的营卫不和谐的症状为发热汗出，运用益土载木大法，桂枝汤恢复的是东方甲乙木之和谐，即指人之生机起步之阴阳协调，故先其时服药，可助人之生机快速恢复。

第 55 条：伤寒脉浮紧，不发汗，因致衄者，麻黄汤主之。

参悟：

1. 第 55 条是典型的太阳表受寒后毛皮阳气郁滞之实证。

2. “伤寒，脉浮紧，不发汗”属受寒之表实、表闭证。毛皮内阳郁，因无汗则不能从外泄、邪热顺着主表并开窍于鼻之肺经之窍出，表现为衄。故用麻黄汤开因寒而阳郁之表闭，腠理一通自然汗出邪解。

3. 伤寒无论汗法、衄后，只要出现了脉静、热退、身凉，则病愈。

4. 临证需结合患者自身禀赋体质而判断，素有血分伏热或受凉后反出现营热者，不可强责于汗，且衄后常常只是病情缓解，根本治法还需汗解。

5. 少阴病无汗而强发之，则血从口鼻而出，或从目出。临证应依据“六气是一气的变现”，需用一气把握本气的强弱。

第 56 条：伤寒，不大便六七日，头痛有热者，与承气汤。其小便清者，知不在里，仍在表也，当须发汗。若头痛者，必衄，宜桂枝汤。

参悟：

1. 立足气一元论，头痛有热一症，六个界面均可出现。

2. 第 56 条大便干硬，判断为在阳明里；小便清，判断为在太阳表。在表宜桂枝汤，不是桂枝汤主之。在里应急下存阴，与承气汤。

3. 假如头痛不已，说明邪热郁于经，热迫血上行，从肺窍之鼻而出。这是阳郁在太阳表常见的症状或邪解的方式，其理同麻黄汤。但在临床借衄解邪的情况极少，反复衄者邪已入里，除了阳明病，更多见于三阴虚寒本证兼三阳热化变证的患者。

第 57 条：伤寒发汗已解，半日许复烦，脉浮数者，可更发汗，宜桂枝汤。

参悟：

1. 第57条桂枝汤证重在理解为太阳界面表现为初之气厥阴风木和缓有序升发的失常，最常见为厥阴风木之气的下陷，东方甲乙木二者失常最普遍的规律为：土虚，土失载木，乙木下陷，甲木逆上。

2. 为何先说土虚？因凡病皆为本气自病，河图运行以土为中心论，一部《伤寒论》，一个河图尽之矣。

3. 邪解半日许，复烦，脉浮数者，邪仍在表在外而未尽，因属于已经用过汗法后的表证，毛皮肤肌防御功能受损，故“宜桂枝汤”。临床若已发生阳明热化，源头为甲木胆，芍药应加量或用桂枝、白芍、赤芍，夹水气逆上则应考虑茯苓、芍药（白芍或赤芍），或茯苓、白芍、赤芍同用。

第58条：凡病若发汗、若吐、若下，若亡血、亡津液、阴阳自和者，必自愈。

参悟：

临床所见，不论体质强弱，只要患者自身能处于阴阳自和者，疾必愈。气一元，象万千，医者与患者均需明白天地规律，及在日常生活中的行住坐卧均顺从之，才是养身的根本法。

第59条：大下之后，复发汗，小便不利者，亡津液故也。勿治之，得小便利，必自愈。

参悟：

1. 误用汗、下两法导致阴阳俱损，普遍规律为大下伤津、大汗伤阳。第59条症状为小便不利，结论为亡津液，反映了邪正是一家，即小便不利对应的正常阴分是津液，而津液的恢复可通过日常的休息及饮食调养，随着正气增强，津液随之恢复，而达到阴阳自和的状态。

2. “勿治，小便利自愈”，说明津液恢复则小便自利。此与临床常见的邪去正未复患者尚有少许不适不必用医疗手段干预同理，可借日常生活中人体元气抟聚之力增强，不适自消。患病之本气即人的元气，但在患病后须分清不足的元气用什么来体现。详见本书第一章第二节。

第60条：下之后，复发汗，必振寒，脉微细。所以然者，以内外俱虚故也。

参悟：

1. 内外俱虚指六合之内外，不是局部。

2. “必振寒，脉微细”，指内外阴阳俱损。而第61条是纯里阳虚，无三阳证，单一病机为阳虚生寒，应直温之救阳以除躁烦不眠，故顿服。

3. 内外俱虚指元气，临证常直接用炙甘草、附子或生甘草、附子，先益不足的本气——中土之气，太阴土虚寒用炙甘草，阳明土燥热用生甘草，二者兼有而合用，即乾坤大挪移方。如此化合可对治内外俱虚。

第61条：下之后，复发汗，昼日烦躁不得眠，夜而安静，不呕，不渴，无表证，脉沉微，身无大热者，干姜附子汤主之。

干姜附子汤方

干姜一两，附子一枚（生用，去皮，切八片）。

上二味，以水三升，煮取一升，去滓，顿服。

参悟：

下后再汗，阴阳俱损，第61条用昼夜之躁静说明此条病机重在昼日出现的阳气外浮。既然入夜人无不适，说明患者本气尚可，未至四逆汤对应的火土两个均已不足。只是白天因土寒水寒而致阳气浮越，故用干姜附子汤直温之。

第62条：发汗后，身疼痛，脉沉迟者，桂枝加芍药生姜各一两人参三两新加汤主之。

桂枝加芍药生姜各一两人参三两新加汤方

桂枝三两（去皮），芍药四两，甘草二两（炙），人参三两，大枣十二枚（擘），生姜四两。

上六味，以水一斗二升，煮取三升，去滓，温服一升。本云桂枝汤，今加芍药、生姜、人参。

参悟：

1. 第62条是桂枝汤证内陷土中，既有太阴之虚寒，又有欲向阳明发展之甲胆逆上之热，而之所以内陷，是此条对应的土中气阴不足，故加人参三两，仍然是土木关系。

2. 脉沉迟者里已虚，虚在脉内之营血，脉外卫气虚寒，故加芍药、生姜、人参。

附：周岩论人参：盖脉生于营，营属心。心体阴而用阳，惟冲和煦育之参，能补之。故白虎加人参汤之暑病脉虚（脉不虚者，必有兼证，非正暑病也），四逆加人参汤之脉微，通脉四逆汤之脉不出，炙甘草汤之脉结代，皆必得有参。参之力，入肾者轻，入心者重。故足少阴得其和，手少阴得其补，亦可为阴中之阳之一证矣。

第 63 条：发汗后，不可更行桂枝汤，汗出而喘，无大热者，可与麻黄杏仁甘草石膏汤。

麻黄杏仁甘草石膏方

麻黄四两（去节），杏仁五十个（去皮尖），甘草二两（炙），石膏半斤（碎、绵裹）。

上四味，以水七升，煮麻黄，减二升，去上沫，内诸药，煮取二升，去滓，温服一升。

参悟：

1. 凡用炙甘草者，一法天地规律之“河图运行以土为中心论”，此土又对应最大的阴——太阴。在九九归一的圆运动中，金气必经此土后才能化生丽水，形成元气。二为扶益此太阴之气的同时，可以预防阳明从中虚化、寒化之变。伤寒体系中，阳明热化之方有甘草者均用炙甘草，如麻杏甘石汤、白虎汤、调胃承气汤等，这是共性规律。

2. 第 63 条汗后喘，邪已入肺化热，肺气不降，宣肃失常，汗出乃肺阳明之热逼阳明所主之肌中津液外出，实是毛皮肤肌腠理的不通畅。肺中闭阻之气既需辛开，又需凉降，肺对应太阳、阳明两个界面，此为麻黄、石膏配伍之理。

3. 在表之麻黄汤对治的阳气郁闭之证深入肺中，邪之入路即邪之出路，故用麻黄、杏仁、炙甘草，因邪已化热，腠理不通，故用半斤石膏代桂枝。本方之麻黄、杏仁药量与麻黄汤亦不同。

4. 温服一升说明中病即止。师父李可老中医在 2007 年谈到此方之服法时，告知此乃急症用药法，不可过剂。后参悟到六气是一气的变现，立足先天肾气创“开门逐盗方”时，加了阖厥阴之乌梅、可对治太阴、阳明、少阴三个界面胶泥状气结之生半夏、益气生津之人参。用气一元论的中医思维，临床可少犯错误。

第64条：发汗过多，其人叉手自冒心，心下悸，欲得按者，桂枝甘草汤主之。

桂枝甘草汤方

桂枝四两（去皮），甘草二两（炙）。

上二味，以水三升，煮取一升，去滓，顿服。

参悟：

1. 伤寒体系中，汗多首先伤阳，因人身元气二阴抱一阳是以阳为先天起点。第64条伤了少阴本脏心之阳——桂枝，伤了土中气阳——炙甘草。辛甘合化为阳，以补阳为主，阳生阴自化。

2. 第64条与第65条汗后太阳界面表达的初之气厥阴风木之气均下陷，共性病机为土中气阳不足、土失载木、风木直升至心下，第64条仅限于风木之气，第65条又夹了水气。邪正是一家，既然有水邪，那么对应的土中阴分液津就不足。临证须有这样的思维，这是一个规律，此乃第65条茯苓、大枣组药配伍之理。此外桂枝、炙甘草用药及药量两条相同。

第65条：发汗后，其人脐下悸者，欲作奔豚，茯苓桂枝甘草大枣汤主之。

茯苓桂枝甘草大枣汤方

茯苓半斤，桂枝四两（去皮），甘草二两（炙），大枣十五枚（擘）。

上四味，以甘澜水一斗，先煮茯苓，减二升，内诸药，煮取三升，去滓，温服一升，日三服。

作甘澜水法：取水二斗，置大盆内，以杓扬之，水上有珠子五六千颗相逐，取用之。

参悟：

现已不用甘澜水，其意为交通阴阳，先煮茯苓为增强伐水邪之力。

1. 第 65 条与 66 条均与患者个体体质相关。第 65 条汗后出现的“欲作奔豚”说明此类人先天禀赋“火生土，土伏火”之力不足，病机为阳虚水多，土中气液不足，土失载木，风木直升。

2. 汗后本不足的火土进一步受损，致风木夹水邪上冲，于脐下出现的脐下悸与水饮之邪泛心出现的心下悸同理，第 65 条所论未至奔豚发作，为单纯的气化失司、水邪内停，常见小便不利一症。

3. 治疗需益土之气液来载木、伐水、安阳，故用大枣、炙甘草而非人参、白术；木气因汗后先下陷后直升，故用桂枝；水邪源于肾，故用重剂茯苓，名为利水，实安虚阳内扰之烦，并理先天元气。

第 66 条：发汗后，腹胀满者，厚朴生姜半夏甘草人参汤主之。

厚朴生姜半夏甘草人参汤方

厚朴半斤（炙，去皮），生姜半斤（切），半夏半升（洗），甘草二两（炙），人参一两。

上五味，以水一斗，煮取三升，去滓，温服一升，日三服。

参悟：

1. 张锡驹曰：此言发汗而伤其脾气也。脾主腹，故腹满为太阴主病。发汗后而腹胀满，知其人脾气素虚，今脾气愈虚，则不能转输，浊气不降，清气不升，而胀满作矣。

为何用此方？汗后中气受损，升降失常，表现为气机壅滞于腹部的阳明失降，包括肺、胃、大肠之气的失降，而非热结实热证。

2. 立足“后天之本中气脾胃与先天肾气互为其根”的认识，中土胃气不降则诸气皆不降。立足“人身以五脏为核心”，五脏对应五方，圆运动中肺气不降则诸气皆不降。急则治其标，腹部胀满首用厚朴，治肺胃之降的生姜、半夏乃治其源头之一，二者之源又为太阴土的气津液不足，故用炙甘草、人参。

3. 第 65 条指中气禀赋虚弱之人，未到中阳不足的程度，《素问·阴阳应象大论第五》曰：“浊阴在上，则生䐜胀。”故此类虚人易中气下陷，脾升胃降同时失常，临证尚需考虑到一脏五腑最里的至阴土。

4. 立足从太阳到厥阴本气越来越少，既然损及太阴，人身阳明第二道防线功能已下降；立足第 184 条阳明居中主土，阳明防线下降，其本体液津血必不足。从上述两个方面的认识可明白第66条方中用炙甘草、人参之理。

5. 药量：攻为主、补为辅，用三补七消之法，厚朴、生姜、半夏重用，炙甘草、人参小量。

第67条：伤寒若吐，若下后，心下逆满，气上冲胸，起则头眩，脉沉紧，发汗则动经，身为振振摇者，茯苓桂枝白术甘草汤主之。

茯苓桂枝白术甘草汤方

茯苓四两，桂枝三两（去皮），白术、甘草（炙）各二两。

上四味，以水六升，煮取三升，去滓，分温三服。

参悟：

1. 立足本位本气，伤寒指伤了寒，对应的本气是人身最大的阳——太阳，至于病情如何发展，应结合文中症状。吐下最易耗气伤阳，次为阴损，此条脉沉紧说明属里寒证，为元阳受损。

2. 心下逆满结合病机线路1，属元阳不足，水邪随厥阴风木直升，上逆壅阻于心下。此乃茯苓、桂枝使用之理。

3. "气上冲胸，起则头眩"属土不载木、厥阴风木直升，结合病机线路2来推断，除了水邪，还有因元阳不足、火失燠土，太阴己土之气因虚而生之湿。此乃茯苓、白术、炙甘草使用之理。

4. "发汗则动经，身为振振摇者"属风木异常之象，本已阳气不足，再用汗法耗损津液，阳气不能发挥"柔则养筋"之功，结合2+3，病机归为阳虚水泛，土不载木。轻者用苓桂术甘汤，重者用真武汤。

第68条：发汗，病不解，反恶寒者，虚故也，芍药甘草附子汤主之。

芍药甘草附子汤方

芍药、甘草（炙）各三两，附子一枚（炮，去皮，破八片）。

上三味，以水五升，煮取一升五合，去滓，分温三服。

参悟：

1. 太阳病发汗后病未解，汗出阴阳俱损，用"反恶寒"说明非在太阳表，直指太阳之底的少阴阳虚。能增强阳又能对治阴分之虚，唯降甲胆一法，既可使相火下秘深固阳根，对治元阳之不足，又能助乙木自升，生化无穷。故用芍药、炙甘草、附子三药，具“火生土，土伏火，土载木”之功。

2. 第 70 条“发汗后，恶寒者，虚故也”与此条相同，第 70 条与第 68 条病机的发展方向相反，为由甲胆失降，进一步发生了阳明热化之调胃承气汤。

第 69 条：发汗，若下之，病仍不解，烦躁者，茯苓四逆汤主之。

茯苓四逆汤方

茯苓四两，人参一两，附子一枚（生用，去皮，破八片），甘草二两（炙），干姜一两半。

上五味，以水五升，煮取三升，去滓，温服七合，日二服。

参悟：

此条与第 70 条病机方向相反。汗下后病不解，发展到了昼夜出现烦躁，涉及坎离两卦的水火不济。少阴坎卦元气阴阳俱损易理解，四逆汤主之。离卦外阳内阴，动用在阳，周身阴血俱从火化，烦躁同时说明南方离卦位太过显明，则离中阴虚必存在。元气受损，补阴回阳增强此元气者，人参也；而对治虚阳内扰并水气逆上者，非茯苓莫属。全方旨在使水火互济、心肾相交。

第 70 条：发汗后，恶寒者，虚故也。不恶寒，但热者，实也，当和胃气，与调胃承气汤。

参悟：

《伤寒论》所论本气的表达为太阳寒水之气，即少阴坎卦元气，元气二阴抱一阳，却以中一阳爻即元阳或先天起点为主。人之生机的表达重在少火生气之阳。太阳表用汗法后出现他症，首先须明汗法不当，既伤阴也伤阳，恶寒指阳已损。“但热者”指已出现了津少胃燥的阳明热，这是伤寒体系的表达规律。阳明防线受损后热化，此时病机为本位本气不足兼燥热为害，无胀满，故用炙甘草以益土，并防向三阴发展，芒硝、大黄泻实热燥结之气，名调胃承气汤。

第 71 条：太阳病，发汗后，大汗出，胃中干，烦躁不得眠，欲得饮水者，少少与饮之，令胃气和则愈。若脉浮，小便不利，微热，消渴者，五苓散主之。

五苓散方

猪苓十八铢（去皮），泽泻一两六铢，白术十八铢，茯苓十八铢，桂枝半两（去皮）。

上五味，捣为散，以白饮和服方寸匕，日三服。多饮暖水，汗出愈。如法将息。

参悟：

1. 第 71 条大汗伤津液，首先伤胃阳明戊土本气，阳明之上，燥气治之，阳明失阖，燥热火上扰心神，故烦躁不得眠。但此种火邪并未形成胃家实，只是土虚津少内生邪热，胃气不降，故饮食调理即可。少少与饮以润燥和胃，热消则烦躁、不眠自除。

2. 后一段表达是太阳病汗后若“脉浮，小便不利，微热，消渴者”，说明出现了津伤、水液气化不利，形成水热气结。五苓散对治的是元气不足、元气之别使三焦对应的缝隙、腔隙水火道路不畅、气化功能下降之证。依“三焦膀胱者，腠理毫毛其应”之理，五苓散证可出现在太阳界面。五苓散证之水热气结的特点是水饮之邪大于热邪。

第 72 条：发汗已，脉浮数，烦渴者，五苓散主之。

参悟：

此条与第 71 条同理，但未写太阳病，反映人身“阴阳表里内外寒热虚实”均是相对的概念，凡三焦水火道路不畅者形成的水大于热的水热气结均可用五苓散，如热霍乱用此方对治。此条反映表有热、在里则气不化水出现了烦渴之热证，因此五苓散恢复的是三焦水火道路的畅通，既对治水邪又对治火邪，借元气使者之功用增强的是元气，外疏内利，表里均解。

第 73 条：伤寒，汗出而渴者，五苓散主之；不渴者，茯苓甘草汤主之。

茯苓甘草汤方

茯苓二两，桂枝二两（去皮），甘草一两（炙），生姜三两（切）。

上四味，以水四升，煮取二升，去滓，分温三服。

参悟：

1. 伤寒反映的是“太阳寒水之气”对应的坎卦元气这一本气不足后六个界面典型的规律失常。第 73 条这一本气不足后出现了水热气结致腠理不通的汗出；腠理不畅，水液气化不利，水不化津故渴。不渴属寒水致病。

2. 五苓散与茯苓甘草汤均针对水邪，一热一寒。刘渡舟老认为是膀胱蓄水与胃脘停水证治之不同。两方均用茯苓利水，理先天元气，安虚阳内扰之烦。

3. 五苓散在《伤寒论》中共计 12 处，症状不同，病机相同。

理解五苓散的重点是对三焦的参悟：三焦是一个大腔，焦内涵水火二气，即是元气的直接反应。五苓散利用三焦腔隙、缝隙发挥了元气之别使之功，水火道路拓宽，元气自然增强。邪正是一家，但临床有缓急轻重，应抓主要矛盾和矛盾的主要方面，灵活运用祛邪、扶正、扶正祛邪并用的治法。

三焦的参悟：

（1）《灵枢·经脉第十》提出了“历络三焦”“循属三焦”，说明三焦不是直观的上中下，反应的是一个多维空间。

（2）三焦是卫气由内达表的主要通道。卫气属阳，阳气者，柔则养筋，胡希恕老认为津液就是阳气之理。

（3）三焦包括人身最大的腔隙和所有缝隙，并不只是易理解的胸腔、腹腔。

（4）三焦乃人身水火之道路。

五苓散治疗的是水热气结，不是单纯的水邪，水为阴邪，而五苓散之证已化热。

4. 苓桂姜甘汤中不渴属胃阳不振、水寒之邪重，用生姜三两。茯苓甘草汤参悟见第 356 条：伤寒厥而心下悸者，宜先治水，当服茯苓甘草汤，却治其厥；不尔，水渍入胃，必作利也。

5. 凡苓桂剂茯苓对治的水邪源于少阴肾水，此水随着先下陷后直升的厥阴风木升发，壅阻于人身局部南方。

6. 苓桂姜甘汤、苓桂枣甘汤、苓桂术甘汤均说明土气已虚寒，三方中阳明第二道防线防御功能下降，并发生从中虚化、寒化，故均用炙甘草。均有茯苓、桂枝，遵循的是益土载木法。第 73 条寒水盛，用大枣说明土中液少而水邪盛，从下焦逆上欲作奔豚。白术对治太阴己土虚而湿邪盛，土不镇水、土失载木，水湿二邪随风木上冲，此乃临床颈性眩晕常见的病机。苓桂术甘汤以心下逆满、气上冲胸、头眩、心悸为主症。

第 74 条：中风发热，六七日不解而烦，有表里证，渴欲饮水，水入则吐者，名曰水逆，五苓散主之。

参悟：

1. 第 74 条关键是表之太阳中风发热，里之三焦缝隙、腔隙水邪壅滞，六七日不解而烦说明表里之间、六合内不止是一个三维之腠理不通而化热，病机为水热气结、水邪大于热邪。

2. 水不化津故渴欲饮水，邪水内停故水入则吐。治以宣通，打开表里所有缝隙间的腠理，元气之别使三焦气化一复，水邪自散，表里自和。依据理论：①三焦为元气之别使。②“三焦膀胱者，腠理毫毛其应”。

第 75 条：未持脉时，病人手叉自冒心，师因教试令咳而不咳者，此必两耳聋无闻也。所以然者，以重发汗，虚故如此。发汗后，饮水多必喘，以水灌之亦喘。

参悟：

1. 重发汗后，阴阳俱损，伤寒体系中汗多伤阳，重者亡阳。

2. 虚指元气不足，气不化水，肺失主气，肾失纳气，故第 75 条出现了汗后饮水多及以水灌之作喘之症。此条提示误用汗法之危害，也说明本气为二阴抱一阳的元气，既包括阴，也包括阳。

第 76 条：发汗后，水药不得入口为逆，若更发汗，必吐下不止。发汗吐下后，虚烦不得眠，若剧者，必反复颠倒，心中懊憹，栀子豉汤主之；若少气者，栀子甘草豉汤主之；若呕者，栀子生姜豉汤主之。

栀子豉汤方

栀子十四个（擘），香豉四合（绵裹）。

上二味，以水四升，先煮栀子，得二升半，内豉，煮取一升半，去滓，分为二服，温进一服，得吐者，止后服。

栀子甘草豉汤方

栀子十四个（擘），甘草二两（炙），香豉四合（绵裹）。

上三味，以水四升，先煮栀子、甘草，取二升半，内豉，煮取一升半，去滓，分二服，温进一服，得吐者，止后服。

栀子生姜豉汤方

栀子十四个（擘），生姜五两（切），香豉四合（绵裹）。

上三味，以水四升，先煮栀子、生姜，取二升半，内豉，煮取一升半，去滓，分二服，温进一服，得吐者，止后服。

参悟：

1. 第76条“汗后，水药不得入口”属中气大虚的胃气不降，名“逆”。

2. 在已逆的前提下，更发汗加重中气的伤害，升降乖乱，出现上吐下泻。

3. 另一种病势为汗、吐、下后，中气受损，胃阳明防线功能下降后，邪热上扰致心神不安、虚烦不得眠，同时影响肺胸膈阳明失降，邪热更盛，出现不知所措、坐卧不安的“反复颠倒，心中懊侬”。

4. 治疗重在清宣在上之邪热，栀子（十四个）豉（四合）汤主之。

5. 此方少气者针对的是火邪及阳明阳土的不足，因阳明从中，故邪热在上的少气不用人参，而用炙甘草扶益土气，并防阳明从中的虚化、寒化。此乃第76条少气者用炙甘草之理。

6. 呕者，胃气不降，第76条因阳明阳土已发生虚寒，即胃阳不振，故加生姜振奋胃阳、散寒水之气而止呕。

7. 邪热壅滞胸膈，得吐则气结打开，因第76条胃气已虚，故得吐止后服，祛邪而勿伤正。

第77条：发汗，若下之，而烦热，胸中窒者，栀子豉汤主之。

参悟：

第77条汗下后，出现了无形邪热壅滞于胸中，治同第78条清宣之法，疏散清解之则心神安、胸廓畅。于庚子年处暑、白露节气，栀子汤类方对治此类邪火出现的失眠、焦虑、汗证、腹泻、怕冷疗效明显。

第78条：伤寒五六日，大下之后，身热不去，心中结痛者，未欲解也，栀子豉汤主之。

参悟：

1. 如果下法已去大实，身热应去。若已是结胸，则不会有身热，今热未去，故云未解。在身热未解的前提下出现心中结痛，说明此身热非阳明经腑实热，亦非太阳表热，病位在心中，属无形邪热扰心，胸肺阳明不降，与虚烦及心中懊侬之邪热同理，故栀子豉汤主之。

2. 第 78 条说明阳明阳土已受损，阳明第二道防线功能下降，只是第 78 条体现为膈上无形邪热之气壅滞。

第 79 条：伤寒下后，心烦腹满，卧起不安者，栀子厚朴汤主之。

栀子厚朴汤方

栀子十四个（擘），厚朴四两（炙，去皮），枳实四枚（水浸，炙令黄）。

上三味，以水三升半，煮取一升半，去滓，分二服，温进一服，得吐者，止后服。

参悟：

此条栀子类方因膈气虚，阳明失降后进一步向里向内向深发展为阳明证，形成心烦腹满的栀子厚朴汤证。病机为上热下满，除满用厚朴。因有栀子对治之邪热，故一旦形成满，必有阳明热化之滞气，故配枳实。《伤寒论·辨阴阳易差后劳复病脉证并治》有枳实栀子豉汤，机理与此类同。

第 80 条：伤寒，医以丸药大下之，身热不去，微烦者，栀子干姜汤主之。

栀子干姜汤方

栀子十四个（擘），干姜二两。

上二味，以水三升半，煮取一升半，去滓，分二服，温进一服，得吐者，止后服。

第 81 条：凡用栀子汤，病人旧微溏者，不可与服之。

参悟：

前述栀子汤证之总病机为膈对应的中气虚，胸膈阳明失降，在以膈为中线之上半部分的六合内无形邪热上扰心神、心胸。第 80 条论述其类方变化为伤寒大下后伤及了膈下太阴，出现了虚寒，膈上邪热仍在，故有身热、微烦，栀子干姜汤主之。

人身阳明第二道防线功能下降，阳明中土易发生从中太阴的虚化、寒化，栀子豉汤所用药有苦寒之栀子，“旧微溏者”指患者自身禀赋的太阴己土之气虚寒，故第 81 条提出“旧微溏者，不可与服之”，这提示苦寒药的临床运用须防伤中、拔阳根。

第 82 条：太阳病发汗，汗出不解，其人仍发热，心下悸，头眩，身瞤动，振振欲擗地者，真武汤主之。

真武汤方

茯苓、芍药、生姜（切）各三两，白术二两，附子一枚（炮，去皮，破八片）。

上五味，以水八升，煮取三升，去滓，温服七合，日三服。

参悟：

1. 太阳病发汗，汗出不解，其人仍发热，说明汗出热不退，应考虑此热之源头。太阳病涉及风、寒、水、太阳四个因素的组合致病。

2. “心下悸，头眩，身瞤动，振振欲擗地者”属元阳不足、水饮随风木直升，土失载木，四个症状局部均有热证。依主气规律，其源头是甲胆逆上之热，故有水热气结；少阴元阳及太阴己土之气不足是水湿之源。此乃附子、茯苓、芍药、白术组药之理。

3. 此方水寒、水湿、寒湿之源，为少阴元阳不足所生之寒水、太阴己土之气不足所生之水湿和胃阳不振所生之寒水，此乃附子、茯苓、白术、生姜配伍之理。

第 83 条：咽喉干燥者，不可发汗。

第 84 条：淋家不可发汗，发汗必便血。

第 85 条：疮家虽身疼痛，不可发汗，汗出则痓。

第 86 条：衄家不可发汗，汗出必额上陷，脉急紧，直视不能眴，不得眠。

第 87 条：亡血家不可发汗，发汗则寒栗而振。

参悟：

第 83 ～ 87 条论述忌汗法。

第 83 条，病机属阴虚，体现为液津或血不足，故不可发汗。

第 84 条，淋家属气阴两虚加体内伏热。临床多见于劳损之虚人，本气之萌芽本已萎顿，兼有厥阴寒，汗之则气阴更损，同时厥阴发生中化太过为火，邪热深陷血分、灼伤血络则必便血。

第 85 条，疮家的根本病机为大气不运、气不运血，腐秽、浊瘀内停。身疼痛反映有表证，若发汗则气血更虚，出现土失载木，风盛作痉。

第 86 条，衄家属阴阳俱损兼阳明伏热，发汗则阳明本体液津血不足，出现"额上陷"，导致厥阴肝体不足与阳明邪热互为影响，出现风火相煽，则"脉急紧，直视不能眴，不得眠"。

第 87 条，亡血家，因血的生成依赖气、阳的作用，对于亡血家，发汗不仅加重血少，临床更重的是直接伤阳，严重者伤及坎卦元气，元阳不足致表阳卫外失司，卫气"温分肉，充皮肤，肥腠理，司开阖"功能下降，则寒栗而振。

第 88 条：汗家，重发汗，必恍惚心乱，小便已阴疼，与禹余粮丸。

参悟：

汗家忌重发汗，一因汗为心之液，心之阴血不足，心神失养，则恍惚心乱。二因发汗则津液更加耗损，土之液枯必生热，厥阴风木之气深陷而郁滞于阴部无法疏泄，尿后此郁滞之气欲伸而不能，则局部出现疼痛，即原文"小便已阴疼"。尿后阴疼，若是阴分不足，临床可用猪苓汤对治。若是中气、厥阴之气下陷，可以益中气为主，加少量吴茱萸温化厥阴，共同加强水液气化来对治。如笔者曾用真武汤加黄芪、吴茱萸治愈一例老人小便已阴疼。若阴阳俱损兼水热气结，可用明医堂的双苓方对治。

第 89 条：病人有寒，复发汗，胃中冷，必吐蛔。

参悟：

1. 此条应为脏寒。虫因木化，厥阴木郁，则生蛔虫。厥阴仅一丝微阳，肝寒极则吐蛔。

2. 再发汗，汗多首伤阳，除了加重厥阴之寒，必伤汗血化生之源的中焦阳气，原文“胃中冷”即胃脘阳虚，肝胃均寒故必吐蛔。

第 90 条：本发汗，而复下之，此为逆也；若先发汗，治不为逆。本先下之，而反汗之，为逆；若先下之，治不为逆。

参悟：

1. 汗、下、吐是《伤寒论》三大祛邪法，汗、下针对一表一里完全相反的病机，因六气为一气的变现，有是气、有是证、用是法、施是药，依势而治。两个相反病势的治法用错了均为逆。

2. 温病津液亏损在前，形成的郁热是温病的本质，以阳明病为主，即使有表证，亦应先下之。

3.《伤寒论》之所论核心，是“太阳寒水之气”对应的坎卦元气本气不足后的六个界面从太阳到厥阴本气越来越少的变化规律。太阳主一身之表，三焦为元气之别使，寒水之气致病首在表，故规律使然，首用汗法，对治太阳寒水之气最浅、最外、最轻的病证。

第 91 条：伤寒，医下之，续得下利清谷不止，身疼痛者，急当救里；后身疼痛，清便自调者，急当救表。救里宜四逆汤，救表宜桂枝汤。

参悟：

1.《伤寒论》中太阳病脉证并治的 178 条包涵了三阴三阳六个界面，每个界面同一名称下涵盖了天地生命的规律。

2. 第 91 条伤寒因下之不当，直接出现了伤及元阳的下利清谷不止，生命根本动摇。此时虽有身疼痛之在毛皮肤肌的表邪，但欲解此表必靠充足的里气。故急宜选用四逆汤救少阴里之本气，里气足则表邪自解。

3. 里气增强后有表邪身疼痛，宜用桂枝汤救表。

4. 表里之方选用的依据是本气，邪已直入少阴，说明表之防线下降，表虚之证自然是桂枝汤证。里之本气不足指太阳之底少阴所对应的元气之不足，应首选“火生土，土伏火”之四逆汤，此乃天地规律。

第 92 条：病发热头痛，脉反沉，若不差，身体疼痛，当救其里。四逆汤方。

参悟：

第 92 条重在理解太阳界面的内涵，一指人身毛皮肤肌这一表，一指终之气太阳寒水之气，对应的是阳根之所或坎卦元气。其根源为对应火之先天纯阳乾卦与对应土之先天纯阴坤卦，二者借冲和之气由“火生土，土伏火”化合而成元气，对治方药为四逆汤。这一元气所在之处又名少阴，因太阳与少阴相表里，在伤寒体系中，患病后第 92 条之表里指的是太阳与少阴，尽管有表证之发热、头痛、身体疼痛，但脉沉，病机属少阴元气不足，故用四逆汤。

第 93 条：太阳病，先下而不愈，因复发汗，以此表里俱虚，其人因致冒。冒家汗出自愈，所以然者，汗出表和故也。里未和，然后复下之。

参悟：

1. 依《黄帝内经·四气调神大论》“地气者冒明”之义，“冒家”指上有遮蔽，即清阳之气被邪气遮盖、壅阻。

2. 第 93 条用下法之后，虽表里俱虚致冒，但汗出自愈者临床又为多见，此类冒家有一共同病机：阳气郁闭。汗出则腠理疏通，故表和冒解。至于在里之邪，既然是用下法，必是指借人身第二道防线阳明通过下法不愈，出现了里虚，故排除了大小承气汤证，那么里未和临床宜用调和胃气法下之。调胃承气汤、黄龙汤、新加黄龙汤为多用。

第 94 条：太阳病未解，脉阴阳俱停，必先振栗汗出而解。但阳脉微者，先汗出而解。但阴脉微者，下之而解。若欲下之，宜调胃承气汤。

参悟：

第 94 条太阳病未解，三部脉都弱，说明里气不足。伤寒太阳病有两种常见的出入表里的情况：一为汗法治表，病机为里气渐增至足以与邪抗争时，借战汗邪从表出而解；一为下法治阳明里，病机为阳明腑实热证，首先考虑既能防阳明从中虚化、寒化，又能对治此种情况下的腑实热，宜首选调和胃气之调胃承气汤。

第 95 条：太阳病，发热汗出者，此为荣弱卫强，故使汗出，欲救邪风者，宜桂枝汤。

参悟：

1. 太阳病对应日出后人之生机初之气厥阴风木之气和缓有序升发的失常。

2. 主要病邪为风。

3. 发热汗出之营弱卫强，指风邪扰乱营卫二气，出现了营阴之内有邪热逼津外出，及卫气卫外功能下降、表气不固而汗出，同时卫气这一阳气奋起与邪风抗争，则出现发热。这是第 95 条表达的营卫失常的状态和症状，故用起厥阴乙木下陷之桂枝，配降甲木胆之芍药，恢复东方甲乙木自身天三生木、地八成之的和合一气的升降。

4. 依据天地规律，木气失常对治之法为益土载木，因桂枝汤证涉及营卫气血阴阳，而土包括太阴阳明，故既需扶益己土，又须防阳明阳土从中虚化，首选之药便是炙甘草。

己土喜燥，生姜顺其性散水寒；戊土喜润，大枣顺其性，汁膏多而补津液，二者调和脾胃中气。加之生姜既外达于表、振奋阳气，又能降胃气，故生姜、大枣合炙甘草增强土气，其对应的是后天胃气最常出现的不足。

第 96 条：伤寒五六日，中风，往来寒热，胸胁苦满，嘿嘿不欲饮食，心烦喜呕，或胸中烦而不呕，或渴，或腹中痛，或胁下痞鞕，或心下悸、小便不利，或不渴，身有微热，或咳者，小柴胡汤主之。

小柴胡汤方

柴胡半斤，黄芩三两，人参三两，半夏半升（洗），甘草（炙）、生姜（切）各三两，大枣十二枚（擘）。

上七味，以水一斗二升，煮取六升，去滓，再煎取三升，温服一升，日三服。若胸中烦而不呕者，去半夏、人参，加栝楼实一枚；若渴，去半夏，加人参，合前成四两半，栝楼根四两；若腹中痛者，去黄芩，加芍药三两；若胁下痞鞕者，去大枣，加牡蛎四两；若心下悸，小便不利者，去黄芩，加茯苓四两；若不渴，外有微热者，去人参，加桂枝三两，温覆微汗愈；若咳者，去人参、大枣、生姜，加五味子半升，干姜二两。

参悟：

1.“伤寒五六日，中风，往来寒热”反映正气失于抵御，初之气下陷至土中太阴阳明，少阳升发之气被郁。依本气自病之理，一旦机体本气随一日天地之气阴阳变化规律增强时，便有力推邪外达，正邪必争于表，故发热恶寒；本气不足、无力外达时，则蜷缩于里，寒热自不发作。

少阳为阴阳之枢，寒热往来反映的是：枢机不利时，会出现向三阳方向发展的热证和向三阴方向发展的寒证。临床最常见的是恶寒发热同时存在。

2. 第 96 条太阳病根源为厥阴下陷后表现为少阳枢折，在少阳经行之处与肝之募穴范围气机壅阻，故出现胸胁苦满。

3. 立足本气自病，必是先因土气内匮，五六日中风后木克土与土失载木二者的互相影响才可能发生。“嘿嘿不欲饮食”正是此病机的常见症状。

4. 心烦喜呕并不一定呕，只是喜，为何？初之气东方甲乙木中的甲木对应胆，甲胆失降，逆上扰心则烦。依胆胃肺同主降之理，第 96 条无形寒热气结致胆胃主降功能失常，土气虽内匮，但未达到极致的寒热两化，且有形之痰饮、水湿并未形成，故只是影响胆胃之降而喜呕。

或然证分析：

5. 胸中烦而不呕，胸中对应肺胸膺膈肋阳明，此症出现了甲胆逆上之热上扰心神及无形邪热上扰肺胸膺膈肋、阳明失降的病机线路，故去半夏、人参温益之药，加栝楼实一枚清热宽胸降阳明。

6. 渴，说明阳明热化、津伤耗气，但未至石膏对治的邪热盛之程度，属栝楼根对治之证，故去半夏，加人参合前成四两半而益气津，栝楼根四两清热生津。

7. 腹中痛者，说明发生厥阴下陷土中向里阳明发展，对应的甲木胆横逆土中，中气更虚，故去黄芩而护中气，加芍药三两降甲胆。

8. 胁下痞鞕，胁下属少阳经络所过及肝之募穴期门范围。痞鞕一症病因一为火邪，一为水邪逆上之热。水邪的产生源于少阳三焦或元气之别使三焦的气化不利，病机为邪火凝结津液，火水绞结，气血运行不畅。牡蛎味咸，坠火、行水而消痞散结。此种情况下土气不壅，方能达到收敛元气的功效；炙甘草益中气；生姜散寒水，具内外兼散之功；人参偏寒，补五脏。故留益土之人参、生姜、炙甘草。大枣为汁膏类药，重补液津而安中，针对此症反会出现壅滞之弊，故去之。

9. 心下悸、小便不利，反映胸阳不足，水气凌心，故去苦寒之黄芩，加茯苓利水，实达安虚阳内扰之烦、理先天元气之功。

10. 不渴，外有微热者，反映太阴已土之气不足而湿邪偏盛，且表证对应的桂枝证仍在，无阳明白虎汤经热证伤津耗气，故去人参。在用小柴胡汤恢复少阳枢机的同时，有微热者，加桂枝以治表。

11. 咳者，为三焦气化失常、水饮犯肺，故去人参、大枣之培补。因肺欲敛降，故去辛散之生姜，加五味子、干姜温化寒饮、收敛肺气而止咳。

拓展：

1. 靶位：小柴胡汤证本气自病之本气对应“一脏五腑至阴土”（脾为执中州之脏，胃、大肠、小肠、三焦、膀胱为主管气血津液筋所生病之五腑），因柴胡具推陈出新之功，及少阳为阴阳之枢之理，此方有理三焦、通津液、复胃气之功，凡升降出入不调者均可用之。

2. 柴胡、人参：柴胡之升，针对至阴土中寒热气结的实证，是祛浊、祛邪之升，而不是补虚之升，故对于由虚所致不升者不可用。切记其主治：心腹肠胃中结气。

人参：《神农本草经》之参，微寒，正恰小柴胡证偏主热证之能。补五脏者，藏五脏神也，“安精神、定魂魄”，于本方中入五脏而扶正，仲景尤重用其补中。因河图运行以土为中心论，五脏者以中为主，入中后才能灌溉四傍。

3. 血分：凡血热搏结但未盛至须用活血药及血分有伏热亦属小柴胡汤的对治范畴。血分伏热包括热入血室者、邪伏膜原者，用小柴胡汤是托透法，从少阳达表而解。

第 97 条：血弱气尽，腠理开，邪气因入，与正气相搏，结于胁下。正邪分争，往来寒热，休作有时，嘿嘿不欲饮食。脏腑相连，其痛必下，邪高痛下，故使呕也。小柴胡汤主之。服柴胡汤已，渴者，属阳明也，以法治之。

参悟：

1. 血弱气尽，反映在表之营卫气血不足、腠理疏松。在太阳界面邪气伤人依日出规律，在此种防御功能条件下，出现了厥阴风木之气下陷至一脏五腑至阴土中，太阴阳明湿燥相搏，木有阴阳肝胆，土有阴阳脾胃，土木不和，必然出现寒热虚实错杂证。

2. 第97条之情形的气机失常涉及太阳（厥阴）、阳明、太阴、少阳四个界面，病机为土虚、土中形成寒热气结并郁而化热，太阳失开、土中太阴阳明升降乖乱，部分郁结于少阳经气所过之胁下，少阳枢转无力。

3. 土中太阴阳明之气因寒热二邪深陷其中斡旋不得，且有余之气因甲胆失降逆上而化火成毒，如此正邪相争，依卫气出入，从阳热化，从阴寒化，形成往来寒热、休作有时，木克脾土，运化无力，出现默默不欲饮食。

4. 脾胃相表里，胆肺胃又同主降，第97条之木气下陷，横逆中土后又直升，故其邪高而痛下。

5. 临床痛下以根本病机在至阴土中，易于理解，胆胃之气逆上则呕也。

6. 兼具枢转下陷土中之寒热气结、升散郁火、清解火毒、降胃肺胆之功效者，是对治少阳枢机不利的小柴胡汤。

7. 此条病机为邪陷土中太阴阳明，服小柴胡汤后出现渴者，属阳明热证。这是常见的病机变化规律。

第98条：得病六七日，脉迟浮弱，恶风寒，手足温，医二三下之，不能食，而胁下满痛，面目及身黄，颈项强，小便难者，与柴胡汤，后必下重；本渴饮水而呕者，柴胡汤不中与也，食谷者哕。

参悟：

1.“得病六七日，脉迟浮弱，恶风寒，手足温”属中气受损、土气虚土不伏火，卫气失用。太阳太阴同主开，中气一匮，里气又弱，外失温煦则恶风寒，内生阴火则手足温。

2. 下法损及本已内匮之中气，故不能食。中气失于斡旋，清浊升降失常，壅堵于胁下则满而痛，为局部实证。

3.“发黄，颈项强，小便难者”者属中气不足、瘀热湿热入里，阳明失阖。

4. 第98条邪在太阴界面，有可能发生热化，出现阳明实热之发黄，也可能依太阴本位本气发生寒湿发黄，或太阴损及少阴出现发黄，如见于《金匮要略》的茵陈五苓散及《医学心悟》的茵陈术附汤、《证治汇补》的茵陈四逆汤。此均非柴胡证。若误用则更伤中气，甚则元气。与柴胡汤后出现下重说明伤及了中气与萌芽。若二者同时下陷，会形成寒热虚实错杂的三阴病。

5. 本渴饮水而呕者，属水逆之五苓散证。

6. “食谷者哕”属后天胃气虚弱，并回应前症，其关键病机在于中气不足。警示：若用小柴胡汤枢转邪气，需同时增强本气，尤其是后天胃气，更不能见呕即用小柴胡汤而不详细辨证。

第 99 条：伤寒四五日，身热恶风，颈项强，胁下满，手足温而渴者，小柴胡汤主之。

参悟：

1. 伤寒四五日，若有邪入里，则进入少阳界面。

2. 身热恶风属太阳表证。

3. 颈项强属太阳经经气不利。

依据上述 2+3 病机线路，本证可发展为《金匮要略》的柔痉。临证若有此端倪者，需提前截断。

4. 胁下满属太阳表下陷于土、少阳枢折、土中寒热气结郁滞于少阳经所过之胁下，气机不畅。

5. 手足温而渴者属阳明热证。

第 99 条为太阳、少阳、阳明合病，阳明经出现热实证，故治疗的捷径是利用少阳的枢转之力，同时对治阳明失阖、太阳不开相应的症状。

第 100 条：伤寒，阳脉涩，阴脉弦，法当腹中急痛，先与小建中汤，不差者，小柴胡汤主之。

小建中汤方

桂枝三两（去皮），甘草二两（炙），大枣十二枚（擘），芍药六两，生姜三两（切），胶饴一升。

上六味，以水七升，煮取三升，去滓，内饴，更上微火消解，温服一升，日三服。呕家不可用建中汤，以甜故也。

参悟：

1. “太阳病，或已发热，或未发热，必恶寒、体痛、呕逆，脉阴阳俱紧者，名曰伤寒”。第 100 条之伤寒后出现“阳脉涩、阴脉弦”，即寸脉反映出上焦气血不足、运行涩滞不畅，其源在中焦中气不足、气血化生乏力。尺弦属阴，反映下焦之寒，其源头为风木下陷。

2.“里虚、邪陷、尺脉弦”说明在表之厥阴风木之气下陷土中，发生了虚化、寒化，但寸涩反映营血不足并运行瘀滞，土中乙木失升、下陷为寒，甲木失降、内陷营内化热。木土失调，土本已虚，再加风木下陷横逆，故腹中急痛。

3. 此时首应益土之虚，方能恢复甲乙木正常有序的升降，中气旺则气血化生充足，营卫和则病自已。因土气虚极软塌，故重用饴糖建中补虚、甘温益气，倍白芍降甲胆、益土载木，除虚热、消惊悸。

4. 若有不差者，因小建中汤证中气不足，重在用汁膏类补土中之精，浅一层本气不足不须饴糖，针对风木之气内陷土中形成寒热气结并化热化火之病机，恰是小柴胡汤证。故曰主之。

5. 呕家中气有升无降，甘味壅滞气机，故呕家不喜甘，不可用建中汤。

第 101 条：伤寒中风，有柴胡证，但见一证便是，不必悉具。凡柴胡汤病证而下之，若柴胡证不罢者，复与柴胡汤，必蒸蒸而振，却复发热汗出而解。

参悟：

1. 无论是太阳病的伤寒还是中风，一旦病机共性为人的生机——初之气下陷至阴土中，形成了“土中寒热气结并郁而化火”的主要矛盾，对应的便是小柴胡汤证，治疗遵循益土载木大法。这个证包涵了四大症状：寒热往来、胸胁苦满、默默不欲饮食、心烦喜呕。

2. 证指病机，因少阳主枢，第一，从易经角度而言只有太少，少阳反映的是阳的变化，若这一变化失常符合小柴胡汤证，即可用是方。第二，少阳体现的是少火生气之力，此力之根在北方坎卦元气，元气不足，少阳生机活力被压抑在土中，可表现为小柴胡汤证，即可用是方。第三，少阳与厥阴相表里，厥阴从中，若其热化为小柴胡汤证，即可用是方（第 379 条：呕而发热者，小柴胡汤主之）。第四，少阳为三阳之枢，当阳明失阖与太阳失开同时出现、但又未出现典型的麻黄汤、桂枝汤、葛根汤、白虎汤、承气类汤方五方证，邪半在外、半在里时，便是典型的小柴胡汤证，即用是方。

3. 血分伏邪的托透和截断血结成瘀的病势，这是小柴胡汤作用的方向。热入血室者，为经期或行经前后感受外邪，邪热与血相搏所致。如热乍入血分，既可血热搏结而成瘀，亦可血热搏结而迫血妄行。纵使成瘀，血结亦未甚，故不重在活血化瘀。仲师用小柴胡汤治之者，实有逆流挽舟之意，提升下陷之热邪，从少阳达表而解。

4. 利用少阳枢可达到“上焦得通，津液得下，胃气因和，身濈然汗出而解”的功效。阳明病篇 229、230 两条使用小柴胡汤证的病机就重在“上焦不通，津液不下，胃气不和”。

5. “必蒸蒸而振，却复发热汗出而解”说明小柴胡汤证本气较麻黄汤、桂枝汤、葛根汤三方弱，祛邪体现出的亦是正邪相争中使腠理通畅的汗法。这个须明了，少阳禁汗、吐、下法与小柴胡汤使用汗法不是同一个立足点。

第 102 条：伤寒二三日，心中悸而烦者，小建中汤主之。

参悟：

1. 立足气一元论，太阳病篇规律为日出后阖厥阴开太阳体现为少阳的少火生气这一气机的失常，对应生机起步之力（即厥阴风木）升发的失常。

第 102 条悸、烦乃风木之气直升，壅阻于南方化热，热之源头为东方甲胆失降。甲乙木自成一圆运动，甲胆失降之源乃乙木下陷，但目前以南方热邪扰神为主。桂枝起陷，芍药降甲胆，除了匹配桂枝对治的下陷之乙木之气、同时须对治南方壅阻之邪热，故芍药较桂枝汤中之药量翻倍。

2. 伤寒二三日，未见阳明少阳证，说明此类人禀赋特点为里气不足，此里对应中土脾胃中气，即后天胃气。悸而烦一症说明后天胃气（即中气）已匮，土不伏火，故重用饴糖，其为汁膏状，最养土之精，益土补虚和里来保定中州。

虚人伤寒建其中，心属少阴，同时也是治太阴、保少阴之理。结合《金匮要略》，此方主治总结为：虚劳腹痛小建中，悸衄亡血梦失精。

3. 药味于此方的作用为酸甘化阴、辛甘化阳，阴阳并补。因其源为厥阴下陷，在里未至太阴虚寒重证，故扶正之中开表，强健营卫之源又调和营卫，故名小建中汤。

第 103 条：太阳病，过经十余日，反二三下之，后四五日，柴胡证仍在

者，先与小柴胡。呕不止，心下急，郁郁微烦者，为未解也，与大柴胡汤，下之则愈。

大柴胡汤方

柴胡半斤，黄芩三两，芍药三两，半夏半升（洗），生姜五两（切），枳实四枚（炙），大枣十二枚（擘）。

上七味，以水一斗二升，煮取六升，去滓再煎，温服一升，日三服。一方加大黄二两。若不加，恐不为大柴胡汤。

参悟：

1.《伤寒论》七日为一候，过经十余日又反复下之，后四五日，邪过太阳而未入三阴，柴胡证仍在，说明本证以少阳枢机不利为主，先予小柴胡汤枢转和解。

2. 喜呕是少阳之症，此条已出现呕不止，属邪火盛并胃气上逆，在这种情况下并见“心下急，郁郁微烦者”，说明不是太阴证，而是少阳证未解且已向阳明里实热发展，属少阳兼见阳明，首宜用大柴胡汤。

3. 太阳病，历经十余日反复下之，与小柴胡汤之后出现了“呕不止，心下急”，属急症的少阳阳明合病，此二症必与之前太阳病的两个方面相关，一为寒水之气内陷，一为甲胆不降、内陷横逆。故原小柴胡汤方中将生姜加至五两，并加芍药三两。土中已形成阳明里热实证，故去人参、炙甘草，加大黄、枳实。

生姜在大柴胡汤中可发挥如下三个功效：与柴胡配伍沟通表里；与大枣配伍保护中气；与半夏配伍降逆止呕。而芍药对治的东方甲胆失降是大黄、枳实对治的阳明里实热证的源头。此条是清·王松如提出的“肝胆为发温之源，肠胃为成温之薮”典型的条文之一。

第104条：伤寒十三日不解，胸胁满而呕，日晡所发潮热，已而微利，此本柴胡证，下之以不得利，今反利者，知医以丸药下之，此非其治也。潮热者，实也。先宜服小柴胡汤以解外，后以柴胡加芒硝汤主之。

柴胡加芒硝汤方

柴胡二两十六铢，黄芩一两，人参一两，甘草一两（炙），生姜一两（切），半夏二十铢（本云五枚，洗），大枣四枚（擘），芒硝二两。

上八味，以水四升，煮取二升，去滓，内芒硝，更煮微沸，分温再服。不解，更作。

参悟：

1.“伤寒十三日不解，胸胁满而呕，日晡所发潮热”，属少阳阳明之大柴胡汤证。

2. 若服大柴胡汤，不应有“已而微利”，今出现微利，根据原文知为前医误用下法之故。但此时既有少阳小柴胡汤证，也有潮热之阳明实证，原文给出的治法先用小柴胡汤解外。此乃与《伤寒论》排序不一致，说明表里是从不同角度认识的，而且都是相对的，伤寒体系中，阳明不仅是太阳之里，因其居中主土也，万物所归，无所复传，是整个六经之里。故小柴胡汤对治之证较大柴胡汤、柴胡加芒硝汤相对而言在外、在表。

3. 用丸药后出现下利，说明中气更虚，无满胀实之症，故先用小柴胡汤解外，中气得以部分恢复，再以柴胡加芒硝汤解少阳阳明证。此条阳明燥结只用芒硝通便，少阳枢机不利用小柴胡汤 1/3 之力以解。

第105条：伤寒十三日，过经谵语者，以有热也，当以汤下之。若小便利者，大便当鞕，而反下利，脉调和者，知医以丸药下之，非其治也。若自下利者，脉当微厥，今反和者，此为内实也，调胃承气汤主之。

参悟：

1.“伤寒十三日，过经谵语”说明已进入阳明界面，并形成阳明腑实热证，当用承气下法。

2. 水液总量就大小便而言，小便利，大便则水少、热邪盛当鞕，此条出现了下利，脉却调和，若是误治导致虚寒利，脉应沉弱细微，故说明此种下利仍属胃实热，但又未至热结旁流之严重程度，故用微和胃气之法下之。此调胃承气汤之真谛也。

近8年阳明深伏邪热患者甚多，不只出现下利，还有心悸、多汗、疲劳、失眠、怕冷等症伴随。

第106条：太阳病不解，热结膀胱，其人如狂，血自下，下者愈。其外不解者，尚未可攻，当先解其外；外解已，但少腹急结者，乃可攻之，宜桃核

承气汤。

桃核承气汤方

桃仁五十个（去皮尖），大黄四两，桂枝二两（去皮），甘草二两（炙），芒硝二两。

上五味，以水七升，煮取二升半，去滓，内芒硝，更上火，微沸下火，先食温服五合，日三服，当微利。

参悟：

1. 太阳病不解，邪热随经入腑，“热结膀胱，其人如狂”说明已入阳明界面形成腑实热，因“膀胱者，州都之官，津液藏焉”，其局部阳明实热的形成是由于津液被邪热耗损，故与第105条胃实热程度相同，但未至用枳实、厚朴之气滞实满，故用和胃气之调胃承气汤。

2. 如何形成热结膀胱？源头依然是太阳之日出初之气厥阴风木之气的下陷，故用桂枝二两起陷。

3. 血分之瘀用桃仁，其性平味甘，主瘀血、血闭瘕、邪气。桃有肤毛，仁亦助肤毛，桃主助肤腠，仁即主疏肤腠之血。桃仁、桂枝、大黄合用，对治厥阴下陷、气郁血瘀而成的阳明实火。

第107条：伤寒八九日，下之，胸满烦惊，小便不利，谵语，一身尽重，不可转侧者，柴胡加龙骨牡蛎汤主之。

柴胡加龙骨牡蛎汤方

柴胡四两，龙骨、黄芩、生姜（切）、铅丹、人参、桂枝（去皮）、茯苓各一两半，半夏二合半（洗），大黄二两，牡蛎一两半（熬），大枣六枚（擘）。

上十二味，以水八升，煮取四升，内大黄，切如棋子，更煮一两沸，去滓，温服一升。本云柴胡汤，今加龙骨等。

参悟：

本条为太阳、厥阴、阳明、少阳四个界面共病，关键在于少阳枢，与大柴胡汤相比，因已入阳明形成实热、并上扰神明，故不用炙甘草；其源头在厥阴风木下陷，故用桂枝；已发展为谵语，故去芍药而留大黄；生姜、大枣益土中汁液并能降胃，故用之。烦惊结合小便不利，此为水邪逆上之热扰心神，故加茯苓；龙骨、牡蛎一阳一阴，镇潜浮阳、交通心肾、收敛元气。并加铅丹坠痰镇惊、定惊安神。

1. 胸满烦惊属少阳，即“少阳中风，两耳无所闻，目赤，胸中满而烦者”。

2. 谵语属阳明。

3. 小便不利属邪热耗气伤津，致元气之别使三焦及太阳腑膀胱两个方面的气化不利。

4. 一身尽重，一为气化不利必有多余的水邪，一为壮火食气。

5. 不可转侧者，说明邪热盛、津气耗，导致少阳无力升发、枢机不利。

6. 临床须注意，一身尽重、邪火盛则属风温身重。伤寒本一身疼痛，邪热耗损津液、血涩不利，会出现沉滞而重。

第 108 条：伤寒，腹满谵语，寸口脉浮而紧，此肝乘脾也，名曰纵，刺期门。

参悟：

1. 金・成无己《注解伤寒论》曰：水行乘火，木行乘土，名曰纵。此其类矣。期门者，肝之募穴，刺之以泻肝经过盛之气。

2. “伤寒，腹满谵语”属阳明，但寸口脉浮而紧属太阳表之风寒下陷于一脏五腑至阴土中形成的实证，说明表未解。此实证源于木行乘土，三阳同时对治首宜利用少阳枢。原文之穴位对应肝之募，泻经气过盛之实用刺法。

3. 原文“肝乘脾”即指太阳表对应的厥阴风木之气下陷、横逆土中，木克土名纵。

第 109 条：伤寒发热，啬啬恶寒，大渴欲饮水，其腹必满，自汗出，小便利，其病欲解，此肝乘肺也，名曰横，刺期门。

参悟：

1. 此条涉及太阳、阳明、太阴、厥阴四个界面，同时对治宜首先利用阴阳之枢——少阳。

2. “发热，啬啬恶寒”属太阳风寒表证。

3. “大渴欲饮水”有两个方面，首先考虑阳明经邪热，结合“腹满及自汗出，小便利，其病欲解”，说明为水湿之气内停，三焦、膀胱气化不利。

4. 腹满源于初之气升发不力，下陷至一脏五腑至阴土中，发生横逆，即肝克脾。结合大渴，此“其腹必满”说明还包括阳明经实热导致的太阴虚寒。

5.“肝乘肺”指厥阴下陷是根，但影响到对应太阳阳明太阴三个界面肺的相应功能失常，非直接简单的病机名横。“刺期门”是为打开厥阴下陷后形成的郁热实证，恢复少阳主枢功能，余症随其实泻而自消。

6.“汗出，小便利”说明腠理得以疏通，三焦、膀胱气化功能正常，湿邪无源，元气、中气恢复，则太阳表邪自解、阳明邪热自清。肺主表、主气，通调水道功能恢复，病必愈。即原文“欲解”。

第110条：太阳病二日，反躁，凡熨其背，而大汗出，大热入胃，胃中水竭，躁烦必发谵语。十余日，振栗、自下利者，此为欲解也。故其汗从腰以下不得汗，欲小便不得，反呕，欲失溲，足下恶风，大便鞕，小便当数，而反不数，及不多，大便已，头卓然而痛，其人足心必热，谷气下流故也。

参悟：

1.太阳病二日即出现躁，说明邪火已入阳明，为典型的阳明实热、热扰神明证。后文论述了原因：“凡熨其背而大汗出，大热入胃，胃中水竭，躁烦，必发谵语。”说明误用熨背之火法，大汗之后邪热直接入胃，耗竭胃中津液，阳明邪火上扰心神、脑窍，出现躁烦、谵语。

2.“十余日，振栗自下利者，此为欲解也”，说明十余日后阴气内复，振栗乃液津气渐复，正气表现为振奋之厥阴生机，属祛邪的战汗法。自下利说明阳明降机渐复，胃中邪热下达，二症反映正复邪衰，故为欲解。

3.“从腰以下无汗”进一步说明阳明邪热在上，主阖功能不力。“欲小便不得，反呕”属阳明邪热，肺胃阳明不降，邪热壅阻于上，肺之通调水道功能失调则欲小便不得，胃气不降，逆上则呕。“欲失溲”说明阳明失降，下焦元气化生不足。肾司二便，大小便均会出现控制力下降，即原文的“欲失溲”。元阳失于温煦，则足下恶风。上论均为邪热导致阳明主降、主阖功能的下降。

4.“大便鞕，小便当数，而反不数，及不多”说明津液能还入胃中。

5.“大便已，头卓然而痛，其人足心必热，谷气下流故也”，说明大便得下后，之前壅阻在上之郁热得解。依头为诸阳之会，在邪火得降后，阳气未能及时上升充养，也会出现此症，同时也存在在津液亏损未完全恢复的时间内，厥阴风木会直升，导致头卓然而痛。阳明得降之前的足下恶风必转为足心热。

这些变化均为谷气下流，即胃气下行、阳明得降、胃热得泄的缘故。说明阳明之降乃人身最大的降机，阳明阖坎水足。

第 110 ～ 119 条论述火邪致病，重在阳明之参悟，尤其是多气多血之阳明气血受损之后，邪热伏于血分、壮火食气而出现的诸多变证属温病，当然最多见于寒热虚实错杂证。

第 111 条：太阳病中风，以火劫发汗，邪风被火热，血气流溢，失其常度。两阳相熏灼，其身发黄，阳盛则欲衄，阴虚小便难。阴阳俱虚竭，身体则枯燥，但头汗出，剂颈而还，腹满微喘，口干咽烂，或不大便，久则谵语，甚者至哕，手足躁扰，捻衣摸床；小便利者，其人可治。

参悟：

1.“太阳病中风”治疗应和营卫、微汗以解表，反用火法发汗，必伤津液助邪风，风火均属阳，热则迫气血运行散乱，邪热炽盛，有升无降，阳明失阖，灼伤血络即为阳盛衄血；液津耗伤，阴分不足，气化不利则小便涩滞，故曰“阴虚小便难”；此种阴阳俱虚及液枯津亏血少，必有血分伏热，皮肉筋脉骨五体无以相互濡养，则“身体枯燥”。

2. 病势发展矛盾集中在邪热盛、津液亏，此时已进入阳明界面。常见病机线路一为热入血分，瘀热在里，身如熏黄，与第六条“若被火者，微发黄色”同理；二为阳明失阖、阴分亏损，邪热循经上蒸，但头汗出，剂颈而还，余处因水之上源匮乏，已无作汗之力。

3.“腹满、微喘”属肺胃大肠阳明不降，结合条文“身黄，但头汗出”，病机除了阳明经邪热，还有向阳明腑实热发展之势。故后文有“或不大便”一症。

4.“口干咽烂”者，属胃中燥热火毒；不大便而谵语者，提示阳明腑实证已成，属燥屎积于肠胃，毒热上蒙清窍。

5. 哕本多寒，此条为热，壮火食气的同时胃火上冲，气不降反逆。神魂被邪热所扰，诸阳之本四末手足因邪阳盛津液失于濡养，出现“躁扰、捻衣摸床”之危症。

6. 若“小便利者”，反映津液尚有来复之机，气津若能增强，阳气一步步归守，治疗有望。

第112条：伤寒脉浮，医以火迫劫之，亡阳必惊狂，卧起不安者，桂枝去芍药加蜀漆牡蛎龙骨救逆汤主之。

桂枝去芍药加蜀漆牡蛎龙骨救逆汤方

桂枝三两（去皮），甘草二两（炙），生姜三两（切），大枣十二枚（擘），牡蛎五两（熬），蜀漆三两（洗去腥），龙骨四两。

上七味，以水一斗二升，先煮蜀漆，减二升，内诸药，煮取三升，去滓，温服一升。本云桂枝汤，今去芍药，加蜀漆、牡蛎、龙骨。

参悟：

1.“伤寒脉浮”病位在太阳界面，邪在表应以汗法对治，反用火法伤阴，不但表邪不去，反出现表邪内陷、真阳不安于宅窟，火邪随初之气厥阴风木直升而上扰心神，神浮于外故惊狂、起卧不安。

2.扶益由表下陷的风木之气，故用桂枝汤。此时萌芽已损，元气欲脱之端倪已现，欲救此逆，必去对萌芽有戕伐作用的芍药，加龙骨、牡蛎收敛元气，固肾摄精。蜀漆在临床未用过。

第113条：形作伤寒，其脉不弦紧而弱。弱者必渴，被火者必谵语。弱者发热脉浮，解之，当汗出愈。

参悟：

1.伤寒理应脉弦紧，故此条名“形作伤寒”。

2.临床凡见脉弱或数，伴渴之症，阴阳俱损者多见，此时形作伤寒说明有与伤寒相同的表证，但脉弱而渴说明阴分不足、血分伏热是主要矛盾，而且是所见虚寒证之根源，属温病范畴。此时“被火”必使胃液更加枯涸而发谵语。一旦主要矛盾转为太阳表，自用汗法一解而愈。

第114条：太阳病，以火熏之，不得汗，其人必躁，到经不解，必清血，名为火邪。

参悟：

1.此条太阳表证用火法，出现无汗、躁，说明除了邪热盛，在内阴分耗损也很严重。太阳病用火法可导致大汗，此条之无汗说明此类患者禀赋为阴分不足，且易发生热化至阳明界面成为内实热证，到了经尽之期而不解，内盛之邪热外无出路，在内伤及阴络出现便血，此名火邪。伤寒体系中，邪热伤及阳络则衄血。

2. 太阳病普遍规律为风寒表证，若其从标，则从最大之太阳必热化、火化。如第 26 条白虎加人参汤证。

第 115 条：脉浮热甚，而反灸之，此为实，实以虚治，因火而动，必咽燥吐血。

参悟：

“陷下则灸之”对治里阳虚寒凝证。“脉浮热甚”乃温热实证，反用灸法犯了“逐实”之过，导致邪热上蒸，热伤阳络而吐血。伤阳络者，根据临床体会，此类人禀赋一为阳明热实体质外，二为肺弱。肺弱易因虚生热、生燥，从而肺阳明失降。如支气管扩张及肺结核患者，肺弱是其疾病的共性病机。

第 116 条：微数之脉，慎不可灸，因火为邪，则为烦逆，追虚逐实，血散脉中，火气虽微，内攻有力，焦骨伤筋，血难复也。脉浮，宜以汗解，用火灸之，邪无从出，因火而盛，病从腰以下，必重而痹，名火逆也。欲自解者，必当先烦，烦乃有汗而解。何以知之？脉浮，故知汗出解。

参悟：

1. 此条文末提出了“欲自解者，必当先烦，烦乃有汗而解。何以知之？脉浮，故知汗出解”，尽管病名为火逆，自解之法为汗法，说明属太阳病范畴。这一点在疑难杂病治疗中提示可用托透法。“微数之脉”表达了三条病机线路，一为虚，一为阳浮于外之火邪，一为水少或血阴精不足导致的风火相煽。

2. 此条离位之火上扰心神，故原文描述为“烦逆”。烦虽为邪热，在伤寒体系中与躁相比正气尚足，这与文末“必先烦，有汗而自解”的病机前后对应。

3. 此种情况用灸法则助邪阳，在外形成火邪，故曰“逐实”，“微脉”对应的是已虚之本气，故曰“追虚”。

4. “血散脉中”：血本在脉中运行，用“散”反映出脉中血的状态，包涵血少、血凝、血枯、血涸、血热五种状态，临床常表现为脉内血热鸱张。

5. 误用此灸法，虽然火气微，但脉内血热鸱张，依同气相求之理，此火必内攻脉中之血，出现焦骨伤筋，液津气髓精进一步耗损，血之化生之源匮乏，故曰“血难复也”。

6. 第 116 条战场在太阳界面，文中脉浮说明还得用太阳界面的汗法治疗。汗法指恢复第 116 条本气的方法，依照第 111 ～ 119 条仲师给出的方药，未离太阳风寒表虚证，即用厥阴风木起步失常的第一大方——桂枝汤，“惊狂者”乃第 112 条桂枝去芍药加蜀漆牡蛎龙骨救逆汤证，“烦躁者”乃桂枝甘草龙骨牡蛎汤证，“奔豚者”是桂枝加桂汤证。

立足“寒伤营”之理，汗法之另一条病机线路为衄者用麻黄汤开表之阳郁，汗出则解。在临床必须明白，此法与暑邪、温邪所致的阳热表证的治法刚好相反。

后者阳热之疾属暑病、温热病，在《金匮要略》中名“太阳中暍”，既不宜“发其汗”，也不宜“加温针”，而是用白虎加人参汤。

7. 误用灸法出现最常见的不是典型的火邪伤人之红肿热痛、衄血、热盛腐肉化脓之症，而是“从腰以下必重而痹”。其理为表邪内陷，“因火而盛”指邪随火邪从第一层太阳防御层进入第二层的阳明，阳明本应阖、降，火邪内盛逆上，阳明失阖失降，水无上源，故以腰为中线分上下，出现了腰以下壮火食气、气血运行阻滞之“重而痹”。此一症虚为标，火逆为本，这是临床判断的难点。

缘于此类病机的参悟，凡见液涸津损血少、脉内血热鸱张、脉外卫气不用之痹证，如急性腰扭伤等，用明医堂炙甘草汤，立见疗效。此类筋伤之痹不宜推拿。

第 117 条：烧针令其汗，针处被寒，核起而赤者，必发奔豚。气从少腹上冲心者，灸其核上各一壮，与桂枝加桂汤，更加桂二两也。

桂枝加桂汤方

桂枝五两（去皮），芍药三两，生姜三两（切），甘草二两（炙），大枣十二枚（擘）。

上五味，以水七升，煮取三升，去滓，温服一升。本云桂枝汤，今加桂满五两，所以加桂者，以能泄奔豚气也。

参悟：

1.“烧针令其汗，针处被寒”说明虽伤表，但未伤及里气。汗后之表虚对应厥阴风木之气下陷的桂枝汤证。在此基础上寒邪入侵，发生了同气相求，而对治厥阴风木下陷之寒邪的药为桂枝，故与桂枝加桂汤，更加桂二两也。

2. 气从少腹上冲心，病机为厥阴风木先下陷后直升，治法为益土载木。

3. 陷下则灸之，故用灸法。方药作用点为厥阴原点，故加桂枝起陷，这是对治逆气上冲的根源。此乃加桂枝泄奔豚气之理。

第118条：火逆下之，因烧针烦躁者，桂枝甘草龙骨牡蛎汤主之。

桂枝甘草龙骨牡蛎汤方

桂枝一两（去皮），甘草二两（炙），牡蛎二两（熬），龙骨二两。

上四味，以水五升，煮取二升半，去滓，温服八合，日三服。

参悟：

1. 此条是接前第112条、116条两条论述，“伤寒脉浮表证”误治后出现了火逆，再一次误治用了下法、烧针。火迫劫汗的表证普遍规律为桂枝汤证，之后的下法虚其里气，而烧针虚其表阳，烦躁属里虚阳浮于外，元气失于镇守，但未至惊狂。

2. 源头为风木下陷，因里阳不足，故桂枝汤去芍药、生姜、大枣，治疗重在益土伏火、益土载木、收敛元气，故原桂枝汤中益土之生姜、大枣、炙甘草只用炙甘草。桂枝、炙甘草益土载木、辛甘化阳、温通心脉，龙骨、牡蛎镇潜浮阳、收敛元气。

第119条：太阳伤寒者，加温针必惊也。

参悟：

1. 太阳伤寒如第111～118条所述，此条用温针误治，与之同理。

2. 第111～119条属火劫发汗之错。温针既伤里之液津血致血分伏热，又虚其表阳而出现卫气失用的虚寒症状。表邪未解，厥阴风木之气先下陷后直升，元气无法镇守，出现心神不安之惊烦。

第120条：太阳病，当恶寒发热，今自汗出，反不恶寒发热，关上脉细数者，以医吐之过也。一二日吐之者，腹中饥，口不能食；三四日吐之者，不喜糜粥，欲食冷食，朝食暮吐，以医吐之所致也，此为小逆。

参悟：

1. 第120条两次误用吐法，结论为小逆，依据“自汗出，反不恶寒发热”，说明太阳表邪因误治而入阳明界面。但“关上脉细数者”不属阳明经热之脉，结合前症，说明伤了中气。一二日到三四日由“腹中饥，口不能食”到“不喜糜粥，欲食冷食，朝食暮吐”，病情的加重说明由戊土之气虚、胃主受纳功能下降发展到戊己土脾胃之气皆虚、无力运化，阳明燥热在上、胃失和降。

2. 终非脾胃自病，故曰小逆。戊土之阳明病本证燥热，一旦中化则转为太阴湿寒，此条两者兼有，燥湿同时过盛，这是临床常见的病机线路和理解的难点。

第121条：太阳病吐之，但太阳病当恶寒，今反不恶寒，不欲近衣，此为吐之内烦也。

参悟：

1. 吐后伤阴必伤气，太阳病不欲近衣为热在骨髓，已无太阳表证。

2. 曰“内烦”，说明已入阳明界面，常见于白虎加人参汤证、竹叶石膏汤证、栀子豉汤证。

第122条：病人脉数，数为热，当消谷引食，而反吐者，此以发汗，令阳气微，膈气虚，脉乃数也。数为客热，不能消谷，以胃中虚冷，故吐也。

参悟：

1. 临床所见数脉为热、为虚，外感实热证有脉数，虚证如肺结核患者脉亦数。浮阳在外，高热伴有谵语，则既有虚也有实，“实”说明已热化至阳明界面。

2. 脉数反映邪热入胃，则消谷引食，反吐属胃气不降，说明阳明第二道防线因过汗受损，汗出伤阳，致阳明从中发生了虚化、寒化、湿化，原文“膈气虚”对应阳明中土之气虚。即原文“发汗，令阳气微，膈气虚”。此即后文“胃中虚冷，故吐也”之病因。同时说明脉数对应的热为假热，根为胃寒，而邪热不杀谷，即原文“数为客热，不能消谷”。

3. 临床阳明大实热证也可出现邪热不杀谷，常见一为壮火食气，二是形成实热之源为三阴之虚。

4. 此条提出胃与膈气，膈是人体分上下六合的其中一条中线，此中线是阴阳交通的一个关隘。膈气与阳明、少阳、太阳、太阴密切相关。寒热邪气、痰瘀之毒是临证分析病机的关键，有形无形缓急轻重须心中了了。栀子豉汤、枳实栀子豉汤、泻心汤、陷胸汤、抵当汤、凉膈散、大柴胡汤、柴胡桂枝干姜汤、黄连汤、黄芩加半夏生姜汤是上述常见病机规律的对治方。

第 123 条：太阳病，过经十余日，心下温温欲吐，而胸中痛，大便反溏，腹微满，郁郁微烦。先此时自极吐下者，与调胃承气汤。若不尔者，不可与。但欲呕，胸中痛，微溏者，此非柴胡汤证，以呕故知极吐下也。

参悟：

1. “心下温温欲吐”需与“心中温温欲吐”分清，心下对应阳明，心中温温欲吐对应少阴虚寒、元阳不足。

2. “太阳病，过经十余日”，根据后文，说明邪已入里。“胸中痛、郁郁微烦”属表邪已入阳明界面，形成实热轻证，“腹微满”验证了未至大实。原文告知形成这一病机是由于“先此时自极吐下”，一导致太阳表邪悉数入里胸胃腹阳明，二伤了中气。故对治此种阳明实热轻证，须护太阴、和胃气以泄热，与调胃承气汤。此种大便反溏应伴黏滞不爽、便不尽感。

3. 若未经极吐下，不可与调胃承气汤。依伤寒体系，阳明腑实之源乃甲胆逆上，一旦进入阳明界面，依“阳明居中主土，阳明阖坎水足”之理，在疑难杂病中临床常采用“三阳统于阳明”论治。阳明界面也可有类似少阳的呕、胸痛之症。原文告知“但欲呕，胸中痛，微溏者，此非柴胡汤证，以呕，故知极吐下也”，再一次说明邪由表入里，发生了中气受损的阳明腑实热证。

附：第 324 条：少阴病，饮食入口则吐，心中温温欲吐，复不能吐。始得之，手足寒，脉弦迟者，此胸中实，不可下也，当吐之。若膈上有寒饮，干呕者，不可吐也，急温之，宜四逆汤。

第 124 条：太阳病六七日，表证仍在，脉微而沉，反不结胸，其人发狂者，以热在下焦，少腹当鞕满，小便自利者，下血乃愈。所以然者，以太阳随经，瘀热在里故也，抵当汤主之。

抵当汤方

水蛭（熬）、虻虫（去翅足，熬）各三十个，桃仁二十个（去皮尖），大黄三两（酒洗）。

上四味，以水五升，煮取三升，去滓，温服一升。不下，更服。

参悟：

1. 此条告知水血两道阳明证的判断方法。“表证仍在，脉微而沉、发狂、少腹鞕满、小便自利”，排除了在上之结胸，判断为下焦之实热，属邪热随经入太阳膀胱腑、形成瘀热在里之血证。即第125条之“血证谛也，抵当汤主之”。即原文“下血乃愈”。

2. 第124条虽曰“表证仍在”，但主要矛盾为瘀热在里的阳明实热证，此阳明对应第184条居中主土之阳明。临证时若有这一病机之端倪，一应早期截断病势，二应尽早增强本气托透之。

第125条：太阳病，身黄，脉沉结，少腹鞕，小便不利者，为无血也。小便自利，其人如狂者，血证谛也，抵当汤主之。

参悟：

1. 此条区分蓄水与蓄血两证，“太阳病，身黄，脉沉结，少腹鞕，小便不利者，为无血也”，旨在说明此为蓄水证，排除了蓄血证，为太阳邪热内陷入里、水湿与热蕴结成实之黄疸，用“小便不利”说明蓄水证的特点，至于是阳黄还是阴黄，原文未表明。人身有气血水脉络五道。血与水两道是重要的道路，也是形成病理产物的两个源头。两者都可见少腹鞕满，蓄水病位在太阳膀胱腑，蓄血病位在下焦少腹。

依据“膀胱者，州都之官，津液藏焉”“三焦者，决渎之官，水道出焉”及“三焦者，中渎之腑，水道出焉，属膀胱，是孤之腑也”之理，太阳膀胱蓄水必与三焦相关。依阳明多气多血的特点，蓄血与阳明不降、气血分伏热相关。血证中瘀热之毒上冲脑窍可影响精神，故瘀血在下、阳明失降可致发狂、善忘。

2. 膀胱蓄水证可见小便不利，没有精神症状，可考虑茵陈五苓散证。膀胱蓄血证小便通利，具有明显精神症状，为抵当汤证。

第 126 条：伤寒有热，少腹满，应小便不利，今反利者，为有血也，当下之，不可余药，宜抵当丸。

抵当丸方

水蛭二十个（熬），虻虫二十个（去翅足，熬），桃仁二十五个（去皮尖），大黄三两

上四味，捣分四丸，以水一升，煮一丸，取七合服之，晬时当下血，若不下者更服。

参悟：

1. 继前一条，本条说明水血两道蓄水、蓄血之区分。二者均有下焦少腹满，重在小便利与否。

2. 丸者，缓也，“晬时”指一天的时间，药渣与药汤同服，其作用力比汤剂持久。

3. 总结：攻消两法可见于热大于瘀的桃核承气汤、瘀重于热的抵当汤，瘀和热皆轻的少腹满而不硬的用抵当丸，无水蛭的为下瘀血汤。

第 127 条：太阳病，小便利者，以饮水多，必心下悸；小便少者，必苦里急也。

参悟：

1. 依据“饮入于胃，游溢精气，上输于脾，脾气散精，上归于肺”之理，太阳病小便利、心下悸归因为饮水多，首责土中胃阳不足，水饮无法蒸化而上凌于心。

小便少说明太阳膀胱气化不利，气机郁滞不畅必苦里急。临床水液运行失常关乎以下几个要素：一为元阳，因其为气化之根（肾为胃之关）；二为三焦，因其主管“水道出焉”，为水火之道路；三为腠理气孔，因腠理反映三焦通会元真是否畅通及津液是否充足；四为肺，因其主通调水道、朝百脉；五为脾，因其主运化水湿。立足气一元论，气血水脉络五道实乃一道。

2. 第 127 条重在水道，未涉及血分。

第 128 条：问曰：病有结胸，有脏结，其状何如？答曰：按之痛，寸脉浮，关脉沉，名曰结胸也。

第129条：何谓脏结？答曰：如结胸状，饮食如故，时时下利，寸脉浮，关脉小细沉紧，名曰脏结。舌上白胎滑者，难治。

参悟：

第128条结胸病位在上，病机为水热互结的阳明里热实证，须用下法。若是痰热互结，须清解之，用小陷胸汤。

第129条的脏结属纯三阴虚寒证，关脉在结胸沉的基础上多了小、细、紧，加之下利，说明阳气虚衰的同时夹有里实证。临证纯阳虚里寒尚易治，一旦出现白苔滑，说明有痰饮、水湿之实邪，虚实夹杂，故曰难治。若影响到五脏之长、主一身之气的肺脏发生热化，水之上源匮乏，则更难治。脏结须防出现三衰（呼吸衰竭、循环衰竭、肾功能衰竭）。

第130条：脏结无阳证，不往来寒热（一云寒而不热），其人反静，舌上胎滑者，不可攻也。

参悟：

1. 脏结虽为实证，但属三阴病，故静。

2. 苔滑反映寒湿浊邪，属三阴界面阳气不足的阴寒实证。三阴本气不足，故不可用攻法。临床三阴病中，寒湿阴霾窃踞阳位形成的阴寒实证是常见病机。

第131条：病发于阳，而反下之，热入因作结胸；病发于阴，而反下之，因作痞也。所以成结胸者，以下之太早故也。结胸者，项亦强，如柔痉状，下之则和，宜大陷胸丸。

大陷胸丸方

大黄半斤，葶苈子半升（熬），芒硝半升，杏仁半升（去皮尖，熬黑）。

上四味，捣筛二味，内杏仁、芒硝，合研如脂，和散，取如弹丸一枚，别捣甘遂末一钱匕，白蜜二合，水二升，煮取一升，温顿服之，一宿乃下，如不下，更服，取下为效，禁如药法。

参悟：

1. 结胸是水热气结之阳邪内陷的阳明实热证。痞乃因膈气虚、阳明失降，形成以膈为中线的上实热、下虚寒之证，寒热之源在中土太阴阳明。

2. 首先结胸与痞均为太阳表证误下所致。为什么会向寒热两个方向发展？根本为本气自病之本气的不同。此条立足“一部《伤寒论》，一个河图尽之矣”，关键的本气在中土阳明与太阴。病发于阳，误下后形成结胸之大实热证，说明患者的本气——阳明土气不足，但燥热邪气过盛，陷胸热证必有阳明失降，故大陷胸汤与大陷胸丸必有芒硝、大黄二药泻下阳明燥热。

难点是结胸证的水邪是哪里来的？其源头仍然遵循太阳病的普遍规律，即其反映的是太阳寒水之气中太阳、寒、水、风四个要素组合之气的变化，故结胸之热与水源于太阳从标之热及误下后邪热郁闭肺气，腠理不通、水无出路，水热互结内陷于胸，形成结胸证。这是理解所有结胸证条文的关键。后第141条寒实结胸及五苓散证均涉及水邪，正因此理。

3. “病发于阴”指表寒之气内陷，同样的道理，说明形成痞证的患者不足的本气体现在河图中土的太阴己土之虚寒。但并非没有热证，己土虚寒的同时，戊土胃阳明也失降，无形邪热逆上，便形成了以膈为中线的上实热、下虚寒之证。故在治痞之代表方半夏泻心汤中，干姜与黄连成为临床医生常用的对治寒热错杂之组药。且黄芩用量为三两。己土之虚寒用人参、干姜、炙甘草，各为三两。

4. “结胸者，项亦强，如柔痓状”，属局部阳明大实热证，邪火盛、津液耗损，但未影响全身，只是如柔痓之项强，故宜丸药下之则和。

5. 大陷胸丸中葶苈子泻肺胸膺腔隙缝隙之水，杏仁伸胸肺血络中郁滞之气，硝黄泻水热燥结之实，甘遂泻水，用蜜与水煮服虽用攻下之法亦属和缓之下法。

6. 治痞之半夏泻心汤分析：土中湿燥均盛，形成了湿热火因膈气虚而向上熏蒸，乃黄芩、黄连之治，下虚寒乃干姜、炙甘草之治，土中气津液不足乃人参、大枣之治，交通阴阳又能恢复膈阳明之降，乃半夏之治。此方三个关键点：半夏交通阴阳，上热下寒用黄连、干姜1：3组药，中气之虚寒用人参、干姜、大枣、炙甘草。

第132条：结胸证，其脉浮大者，不可下，下之则死。

第133条：结胸证悉具，烦躁者亦死。

参悟：

1. 寸脉浮，关脉沉，名曰结胸也。临床体会：此条虽属结胸，但脉浮大说明主要矛盾不是结胸里实热证，而是阳明经热证。而疑难杂病在向结胸之水热互结实证发展的过程中，若出现脉浮大，属格阳于外。两种情况皆不可用下法，尤其是出现浮阳在外时，用了下法首败中气，二拔阳根，“下之则死”。

2. 结胸证悉具者，在外则状如柔痉，在里则膈内剧痛，此时若出现烦躁，说明里实热邪炽盛、元气散乱，亦死。

第 134 条：太阳病，脉浮而动数，浮则为风，数则为热，动则为痛，数则为虚。头痛发热，微盗汗出，而反恶寒者，表未解也。医反下之，动数变迟，膈内拒痛，胃中空虚，客气动膈，短气躁烦，心中懊憹，阳气内陷，心下因鞕，则为结胸，大陷胸汤主之。若不结胸，但头汗出，余处无汗，剂颈而还，小便不利，身必发黄。

大陷胸汤方

大黄六两（去皮），芒硝一升，甘遂一钱匕。

上三味，以水六升，先煮大黄取二升，去滓，内芒硝，煮一两沸，内甘遂末，温服一升，得快利，止后服。

参悟：

1. “太阳病，脉浮而动数，浮则为风，数则为热，动则为痛”已说明非单纯太阳表证，“动则为痛”属实热证，邪已进入阳明。但接着又曰“数则为虚”，反映的是相对阳明里实而言的太阳表虚。故“头痛、发热、恶寒”属表证，但“微盗汗出”又说明里有热，已进入阳明界面。立足四季五方一元气认识，此属阳明界面，源头是甲胆不降。

2. “头痛、发热、盗汗”非表证，而“反恶寒者”说明尽管有里热，但表还未解，在这个前提下“医反下之”属误治，会导致两种情况，一者，太阳界面邪气除了阳邪，还有理应汗法而解的水湿之邪，两者一起内陷胸膈，气机不畅，出现膈内拒痛，即原文“动数变迟，膈内拒痛”及“阳气内陷”。二者，导致中气受损、阳明失降，即原文“胃中空虚，客气动膈”。最终水与热互结于胸，形成了大实证，大陷胸汤主之。即原文“膈内拒痛……短气躁烦，心中懊憹，阳气内陷，心下因鞕，则为结胸，大陷胸汤主之”。

3.“但头汗出，余处无汗，剂颈而还”，因邪热与水结于胸，非全身蒸蒸而热且伴大汗，属阳明阖不回来、热不得越也；此时出现小便不利，说明湿不得泻也。如此热湿合化无出路、熏蒸于身而发黄，与瘀热在里致黄同理。

第135条：伤寒六七日，结胸热实，脉沉而紧，心下痛，按之石鞕者，大陷胸汤主之。

参悟：

1.“伤寒六七日，结胸热实”，未经汗下，直接热化、实化，沉紧脉乃与太阳表浮相对，说明里实。结合“心下痛，按之石鞕者”的症状，此条是典型的大陷胸汤证。

2.临床部分癌症一发现即为胸腹腔多发转移伴大量胸腹水，对于抽取胸腹水后的患者，凡病机符合大陷胸汤证者，可用茯苓、赤芍、白芍组药对治水热气结，同时截断其源头。

第136条：伤寒十余日，热结在里，复往来寒热者，与大柴胡汤。但结胸，无大热者，此为水结在胸胁也。但头微汗出者，大陷胸汤主之。

参悟：

1.“伤寒十余日，热结在里”指阳明实热证，一旦有往来寒热，其反映少阳枢机不利，病机由博返约，则属小柴胡汤证入里、进入阳明界面的大柴胡汤证，加芍药、大黄、枳实，去人参、炙甘草。

2.如果是邪气全部进入阳明界面形成经热证的汗出表现是在全身，而第136条是“但头微汗出者”，病机确定为热与水结，热被水所郁遏，热在水中，热不得越，但又有阳明邪热熏蒸，故仅在最能反映阳明之气的头部表现为小汗。这是一个鉴别症候。属水结在胸胁的阳明实热证，大陷胸汤主之。

3.假如头上并无微汗，病机也是水热互结的里实证，则为十枣汤证。

4.柯琴认为：大热乘虚入里矣。但头微汗者，热气上蒸也。余处无汗者，水气内结也。水结于内，则热不得散；热结于内，则水不得行。故用甘遂以直攻其水，硝、黄以大下其热，所谓其次治六腑也，又大变乎五苓、十枣等法。太阳误下，非结胸即发黄，皆因其先失于发汗，故致湿热之为变也。身无大热，但头汗出，与发黄症同。只以小便不利，知水气留于皮肤，尚为在表，仍当汗散。此以小便利，知水气结于胸胁，是为在里，故宜下解。

第137条：太阳病，重发汗而复下之，不大便五六日，舌上燥而渴，日晡所小有潮热，从心下至少腹鞕满，而痛不可近者，大陷胸汤主之。

参悟：

1.“太阳病，重发汗而复下之，不大便五六日，舌上燥而渴”，说明表证已全部入里，形成胃肠燥热大实证。

2.日晡所小有潮热，非大潮热，说明已出现阳明失阖，重在与大承气汤证的区别。从心下至少腹鞕满而痛不可近者，这是急腹症，仲景曰大陷胸汤证。说明大陷胸证在阳明界面，较大小承气汤涉及范围大。病机为水热互结之阳明大实热证，故除了芒硝、大黄泻燥热，只有甘遂能从胸腹六合内所有缝隙、腔隙中泻水而下、破此气结实证。笔者临床未用过甘遂。

第138条：小结胸病，正在心下，按之则痛，脉浮滑者，小陷胸汤主之。

小陷胸汤方

黄连一两，半夏半升（洗），栝蒌实大者一枚。

上三味，以水六升，先煮栝楼，取三升，去滓，内诸药，煮取二升，去滓，分温三服。

参悟：

1.病名有大小，方有大小，证亦分轻重。

2.水热互结乃结胸特点。小陷胸汤证乃太阳表内陷胸阳明，水饮热化为痰，用开胸清热涤痰之黄连、半夏、栝楼，而且先煮栝楼，旨在打开胸阳明，此乃十个阳明方中其中一个的参悟。

第139条：太阳病，二三日，不能卧，但欲起，心下必结，脉微弱者，此本有寒分也。反下之，若利止，必作结胸；未止者，四日复下之，此作协热利也。

参悟：

1.邪气进入体内，随患者体质发展变化，此条先提出“太阳病二三日”，为邪正传阳明、少阳之期，但后文有“本有寒分也，脉微弱”，属三阴里虚寒。

二三日后出现“不能卧，但欲起，心下必结”，说明已进入阳明界面，因三阴本气已虚，不可用下法。

2. 反下而利止，致邪热与本寒之水邪互结，必作结胸。

3. 利未止再用下法，导致在表之邪热内陷至至阴土中，故作协热利。

第 140 条：太阳病，下之，其脉促，不结胸者，此为欲解也。脉浮者，必结胸。脉紧者，必咽痛。脉弦者，必两胁拘急。脉细数者，头痛未止。脉沉紧者，必欲呕。脉沉滑者，协热利。脉浮滑者，必下血。

《医宗金鉴》改动：太阳病，下之，其脉浮，不结胸者，此为欲解也。脉促者，必结胸。脉细数者，必咽痛。脉弦者，必两胁拘急。脉紧者，头痛未止。脉沉紧者，必欲呕。脉沉滑者，协热利。脉数滑者，必下血。

参悟：

1. 根据临床体会，第 140 条及改动内容均可在临证时出现。下后脉促反映邪由里到表，为欲解，故不结胸。

2. 脉浮反映结胸，若关上沉紧，为大结胸证，但见浮脉，应夹有滑象，反映标热与水结于胸，则为小结胸证。

3. “脉紧者，必咽痛”，临床太阳表寒郁而化热，与少阴里寒逼浮阳循肾经（循喉咙、夹舌本）上炎，均可致咽痛。

4. 脉弦者，必两胁拘急，属少阳经气不利，土失载木，根在土虚。

5. 脉细数者，头痛未止，属里虚伤中，土不伏火、风木疏泄太过，大部分表现为阳明热化，小部分表现为厥阴寒兼中化太过的热化。

6. “脉沉紧者，必欲呕”指里寒胃气不降。

7. “脉沉滑者，协热利”指表邪内陷而为成实化热之利。

8. “脉浮滑者，必下血”指太阳从标阳内陷、瘀热在里成实。

第 141 条：病在阳，应以汗解之，反以冷水潠之，若灌之，其热被劫不得去，弥更益烦，肉上粟起，意欲饮水，反不渴者，服文蛤散；若不差者，与五苓散。寒实结胸，无热证者，与三物小陷胸汤，白散亦可服。

文蛤散方

文蛤五两。

上一味为散，以沸汤和一寸方匕服，汤用五合。

白散方

桔梗三分，巴豆一分（去皮心，熬黑，研如脂），贝母三分。

上三味为散，内巴豆，更于臼中杵之，以白饮和服，强人半钱匕，羸者减之。病在膈上必吐，在膈下必利。不利，进热粥一杯，利过不止，进冷粥一杯。身热皮粟不解，欲引衣自覆，若以水潠之、洗之，益令热却不得出，当汗而不汗则烦。假令汗出已，腹中痛，与芍药三两如上法。

参悟：

1.“病在阳，应以汗解之”指太阳表证按理应以汗解之，邪去则太阳寒水之气中的水邪自消。反用冷水潠之，使寒闭毛皮、内热抗于肌表、水液停滞不行，致烦热及肉上粟起。即原文“其热被劫不得去，弥更益烦，肉上粟起”。参阅第131条。

2. 水热之邪未入里，欲饮不渴。原文用一味文蛤，文蛤咸寒，泻水利肺，但临床未用过。五苓散可发挥元气之别使——三焦的功能，对治水热气结，具开腠理、表里两解之功，是水热气结外感发热、渴或不渴、小便不利或尿黄的常用方。详见前五苓散参悟。

3. 寒入里与水结，则形成寒实结胸实证，用三物白散。热实结胸为热与水结，用大陷胸汤。

第142条：太阳与少阳并病，头项强痛，或眩冒，时如结胸，心下痞鞕者，当刺大椎第一间，肺俞、肝俞，慎不可发汗；发汗则谵语，脉弦，五日谵语不止，当刺期门。

参悟：

1. 为何刺期门？内外气机沟通的门犹如孔，穴位如开关，凡带门字的穴如神门、耳门、风门、云门、章门、京门等，重在对治所在经脉表里内外气机的郁滞不畅。期门可疏泄东方甲乙木之郁热，刺期门可枢转少阳，助太阳之开，并截断病势向阳明腑实证的发展。

2. 原文既然是“太阳少阳并病”，论中之“头项强痛，或眩冒，时如结胸，心下痞鞕者”便属无形之邪热或火邪为害。临床诊治疑难杂病时，凡患者出现此条的“头痛、时如结胸、心下痞鞕”症状时，须判断是否有阳明界面的邪热。

3.“头项强痛”部分属太阳证，结合他症由博返约，说明大部分邪已入少阳。“眩冒”于太阳少阳均常见。邪热损及液津、土气不足，不宜汗，即使谵语也不宜用下法。关键是泄其邪热，大椎可泄诸阳热之邪。肺肝主气血，刺肺俞、肝俞重在调达血气，以泄太阳及胸腹之热。

第 143 条：妇人中风，发热恶寒，经水适来，得之七八日，热除而脉迟身凉，胸胁下满，如结胸状，谵语者，此为热入血室也，当刺期门，随其实而取之。

参悟：

妇人经水适来而中风，“发热恶寒，得之七八日，热除”反映表证消，此时却出现脉迟、身凉，说明里气已虚，“如结胸状，谵语者”为邪热内陷，因未与血结成实，故刺肝之募穴，打开邪热气结之开关，入血室之热自泄。

第 143 条对临床最大的启发是对治伏邪只要给一个气孔、一丝缝隙，往往可逆转病势。

另一启示：临床须判断有形实证与无形气结对治的差异。无形藏于有形之中，有形化于无形之内。

第 144 条：妇人中风七八日，续得寒热，发作有时，经水适断者，此为热入血室，其血必结，故使如疟状，发作有时，小柴胡汤主之。

参悟：

经水适断时中风已七八日，属里虚致少阳枢机不利，寒热气结内陷入里。因经水断，说明邪入血室导致血结，出现了“寒热发作有时，如疟状”（见下第 145 条解），故可利用小柴胡汤枢转少阳，此血中寒热伏邪必解。

第 145 条：妇人伤寒，发热，经水适来，昼日明了，暮则谵语，如见鬼状者，此为热入血室，无犯胃气及上二焦，必自愈。

参悟：

此条用营卫不和阐释易理解，热入血室，血属阴，暮则阳气收敛入里而下潜。依营卫运行规律，当卫气夜行于阴二十五度时，属阳的卫气因此类妇人血室有热而发生了同气相求，加重了血中邪热，导致热扰神明，出现了“暮则谵语”。日则卫行于阳，血室之热与体内之阴自和，故昼日明了。

此种因昼夜随天地一气阴阳变化而发病，说明血室之热轻微，且患者本气尚可，故一不因入暮谵语而用承气汤类泻下伤胃气；二不因发热用汗法伤上中二焦之津液；三没有胸胁满、往来寒热，故也不需像142、143、144三条用刺法，小柴胡汤就可做到原文“无犯胃气及上二焦”之义。邪热必随着月经排出体外而自愈。因为经水适来，来而不断，与第144条经水适断不同，自然有一个热随血出的机会。

黄元御观点：热邪相对在下，治之勿犯中焦胃气及上焦清气。

第146条：伤寒六七日，发热，微恶寒，支节烦疼，微呕，心下支结，外证未去者，柴胡桂枝汤主之。

柴胡桂枝汤方

桂枝（去皮）、黄芩各一两半，人参一两半，甘草一两（炙），半夏二合半（洗），芍药一两半，大枣六枚（擘），生姜一两半（切），柴胡四两。

上九味，以水七升，煮取三升，去滓，温服一升。本云人参汤，作如桂枝法，加半夏、柴胡、黄芩，复如柴胡法，今用人参作半剂。

参悟：

1. 表未解即外证未去，因“伤寒六七日，发热，微恶寒”一般对应太阳表虚之桂枝汤证。

2. 支节烦疼可以见于太阳表虚桂枝汤证，也可以见于太阴中风证，但对治方药均为桂枝汤。

3. “微呕，心下支结”虽已入里，但对应心腹肠胃中结气，属无形寒热气结致胃气和降功能下降，恢复少阳枢机即可。此条病位在太阳表、少阳里，未至阳明界面，故用小柴胡汤、桂枝汤合方，取各半剂量解之。

【拓展】若身重疲乏、高热、汗出热不退，则上方合加强阳明、厥阴主阖功能并对治邪火的石膏、乌梅治之。

第147条：伤寒五六日，已发汗而复下之，胸胁满微结，小便不利，渴而不呕，但头汗出，往来寒热，心烦者，此为未解也，柴胡桂枝干姜汤主之。

柴胡桂枝干姜汤方

柴胡半斤，桂枝三两（去皮），干姜二两，栝楼根四两，黄芩三两，牡蛎二两（熬），甘草二两（炙）。

上七味，以水一斗二升，煮取六升，去滓，再煎取三升，温服一升，日三服，初服微烦，复服汗出便愈。

参悟：

1.“伤寒五六日，已发汗而复下之”出现了“胸胁满，微结，小便不利，渴而不呕，但头汗出”，说明太阳表证内陷，已进入阳明、少阳界面，邪气伤津则渴，影响水液气化则小便不利，但邪热未至白虎汤证之程度，故只是头汗出、微结。“往来寒热，心烦者”属少阳枢折的典型症状。

2. 发生此条病机变化源于不足的本气表现为太阴虚寒。土失载木、厥阴下陷后形成了少阳枢机不利的寒热气结，一同时发生了津液受损的阳明界面燥化，故阳明界面所用药物为栝楼根；二同时发生了风火相煽、阳气浮越于上，出现了元气镇守不力之势，故所用药物为牡蛎。此条与小柴胡汤或然证中“胁下痞鞕者，去大枣加牡蛎”同理，均存在浮阳与胸胁之气机郁结的实证。因为胸胁部位与肝胆经气运行密切相关，且为人一身之枢机，从人之外观看到的是三阳之枢的少阳，其实经气运行为多网络的，少阳为三阳之枢是最直观、最容易理解的。但需明白，其深度并非点状、面状，乃六合之内的双螺旋运行。

3. 此条微结与小柴胡汤去大枣加牡蛎之胸胁痞鞕均不用大枣是共性，说明牡蛎对治的胸胁气结属痰火郁结，气血运行不畅。此时大枣之膏汁补中，妨碍牡蛎坠火行水、固肾摄精、补益元气功效的发挥，故去之。又因此条“小便不利，渴而不呕，但头汗出”，说明已经出现了津液受损、阳明邪热，故去人参、生姜。

第 148 条：伤寒五六日，头汗出，微恶寒，手足冷，心下满，口不欲食，大便鞕，脉细者，此为阳微结，必有表，复有里也，脉沉，亦在里也。汗出为阳微，假令纯阴结，不得复有外证，悉入在里，此为半在里半在外也。脉虽沉紧，不得为少阴病。所以然者，阴不得有汗，今头汗出，故知非少阴也。可与小柴胡汤。设不了了者，得屎而解。

参悟：

1. 立足“六气为一气的变现”，伤寒五六日，一候将过，若完全进入阳明，则会“大便鞕、头汗出，微恶寒”，不会有“手足冷、口不欲食、脉细者”之三阴虚寒证。

2. 头汗出，微恶寒，说明太阳表未解，但邪部分已入里之少阳、阳明，大便鞕虽属阳明腑实热，但“脉细、手足冷、口不欲食”反映三阴本气不足，不宜用下法。

3. 本条为太阳、阳明、少阳、太阴、少阴、厥阴六个界面的表里寒热错杂，故其阳热表现为微结的心下满，此时唯有阴阳之枢的少阳，可同时对治。小柴胡汤为首选。

4. 汗出为阳微，假令纯阴结，不得复有外证，悉入在里，此为半在里半在外也。半里半外者，结合后面用小柴胡汤治其枢机，体现了“少阳为阴阳之枢”。

5. “设不了了者，得屎而解”，说明阳明阖坎水足，元气充足邪自消。临床若遇到此类病机，可利用少阳枢机和“肺主气，肺者，脏之长也”之功能加强右降之力，则不会遗此类的阳明余热。

第149条：伤寒五六日，呕而发热者，柴胡汤证具，而以他药下之，柴胡证仍在者，复与柴胡汤。此虽已下之，不为逆，必蒸蒸而振，却发热汗出而解。若心下满而鞕痛者，此为结胸也，大陷胸汤主之。但满而不痛者，此为痞，柴胡不中与之，宜半夏泻心汤。

半夏泻心汤方

半夏半升（洗），黄芩、干姜、人参、炙甘草（炙）各三两，黄连一两，大枣十二枚（擘）。

上七味，以水一斗，煮取六升，去滓，再煎取三升，温服一升，日三服。

参悟：

1. 柴胡证、桂枝证误治后，其证仍在者，可复与之。麻黄汤证虽同理，但因邪一旦入里则变化多端，且人体本气不可能快速恢复至肤肌层，故临床极少因脉浮而单用麻黄汤作为最后一步治疗。柴胡证借用至阴土枢转寒热邪气，此法可对治三阳病、厥阴中化太过证、太阴病，及未损及阳根者对应少阴界面之证。

桂枝证在太阳界面，实对治厥阴风木下陷之脉内外营卫之不和谐证，益土载木是桂枝汤之治法，涉及“厥阴中气营卫血脉”病机线路及太阳、太阴、厥阴、阳明、少阳五个界面。与柴胡对治界面一样，但正邪不同。《辅行诀》认为小柴胡汤加芍药方为大阴旦汤，桂枝汤为小阳旦汤。见下：

阳旦：

小阳旦汤（桂枝汤）。

大阳旦汤（黄芪建中汤，加人参）。

阴旦：

小阴旦汤（黄芩汤，加生姜）。

大阴旦汤（小柴胡汤，加芍药）。

2. 必蒸蒸而振，却发热汗出而解。恢复的是“上焦得通，津液得下，胃气因和，身濈然汗出而解”之少阳枢的功能。这是靠后天胃气打仗的规律病机。此法增强了人身阳明第二道防线的功能，从而截断邪入三阴，这也是少阳枢助太阳表营卫和谐、祛邪扶正的表现之一。

3. “若心下满而鞕痛者，此为结胸也，大陷胸汤主之”。若邪热内陷，与水相结，发展为结胸之阳明大实热证，则用大陷胸汤。此为疾病发展的一条病机线路。

4. 疾病发展的另一条线路为“但满而不痛者，此为痞，柴胡不中与之，宜半夏泻心汤”。膈气虚，太阴湿寒、阳明燥热使中土寒热错杂，阳明失降、邪热逆上，形成了以膈为中线的上下六合圆运动失常，名为气痞。气痞非实、非血、非痰，只是一个无形的气结。详解见第 151 条。

总结第 142 ～ 149 条：从部位在上的陷胸大实证论及相对在下的痞证，中间过程之第 142 条论太阳少阳并病，借机论述了妇人中风、伤寒之特点，第 146 条为少阳证一半、表一半加“心下支结”，柴胡桂枝汤主之。

此时已有的心下支结属阳明界面之症。第 147 条则向里、向下深层发展，论述胸胁满（痞的特征为满，不同部位有相应条文），微结乃阳明之明证，但未发展至典型之白虎、承气汤证。伤阴、元气镇守不稳之阳明热及微结，仲景用对药“栝楼根、煅牡蛎”，栝楼根清阳明邪热，煅牡蛎镇潜元气失守出现的火邪，其中包括部分水热气结。

按照三阴三阳发病规律及依本气自病之理，若推断出太阴存在虚寒，则用干姜。第148条直述为阳微结，代表症状为大便鞕、头汗出，排除了少阴，微恶寒说明还有表证，可与小柴胡汤。用的是“可与”非“主之”，进一步说明小柴胡汤之枢可同时对治太阳、阳明两个界面。

第149条用“但满不痛者，此为痞，柴胡不中与之”，说明由小柴胡汤对治的心腹肠胃中结气（犹如纵轴）转为痞证以膈为中线（犹如横轴）的气机失常，故用黄连代柴胡，干姜代生姜，土中补益气液之药未动，黄芩、半夏之降泄未动，此即后世总结的“干姜、黄连”对药之机理。由此延伸至第173条黄连汤，因胸中以阳明无形邪热炽盛为主，故黄连加量为三两，与干姜等量。桂枝代黄芩反映了黄连对治之热的源头，为厥阴风木之气的下陷，上焦热盛，尽管气阴耗损，但人参由小柴胡汤的三两减为二两，格局已不同。

第150条：太阳少阳并病，而反下之，成结胸，心下鞕，下利不止，水浆不下，其人心烦。

参悟：

1. 太阳病宜开表，汗法为首选。少阳病有汗、有呕，但土气不足，故禁用汗、吐、下，重在益土载木，斡旋中气，恢复少阳的上下、左右、内外六合的枢转。

2. 上述两种情况如误下，变为结胸，可寒可热，上则水浆不下，下则利不止，必中气虚败，清浊相干，扰神则心烦。

3. 此条之结胸，心下鞕，下利不止，水浆不下，其人心烦。临床一可借五苓散助三焦行使元气之别使之功，打开水火遏制之路，通利水道。二因存在内陷之太阳、少阳之伏邪，可用柴胡桂枝干姜汤托透伏邪，其中干姜、炙甘草温太阴，栝楼根、牡蛎清阳明、坠邪火。太阳、阳明、少阳、太阴共治。若利在下焦，可用赤石脂禹余粮汤或桃花汤。若下寒伤及元阳，只有用附子启动原动力，再结合四诊而酌定。

第151条：脉浮而紧，而复下之，紧反入里，则作痞，按之自濡，但气痞耳。

参悟：

1.“脉浮而紧，而复下之，紧反入里”说明太阳表误下后，寒入里形成痞证。这是与结胸最大的区别。在太阳病篇，结胸与痞是两大规律的变证，均为太阳表证误下，误下后热入与水相结，形成典型的心下鞕，则为结胸。误下后寒入，中气被伤，形成无形寒热气结的心下软，名痞，分为寒热痞、水痞、火痞、气逆痞、表里痞、大柴胡痞。

2. 气痞特点：非实、非血、非痰，只是一个无形的气结。

第 152 条：太阳中风，下利呕逆，表解者，乃可攻之。其人漐漐汗出，发作有时，头痛，心下痞鞕满，引胁下痛，干呕短气，汗出不恶寒者，此表解里未和也，十枣汤主之。

十枣汤方

芫花（熬）、甘遂、大戟。

上三味，等分，各别捣为散，以水一升半，先煮大枣肥者十枚，取八合，去滓，内药末，强人服一钱匕，羸人服半钱，温服之，平旦服。若下少，病不除者，明日更服，加半钱，得快下利后，糜粥自养。

参悟：

1. 第 152 条描述了先表后里的治疗原则，及表解后攻里水的十枣汤证。“太阳中风，下利，呕逆”属表证，类同葛根加半夏汤。表解后乃可攻之。

2. 所攻之大实证症状一为“其人漐漐汗出，发作有时，及汗出不恶寒者，头痛”，结合在表之“下利、呕逆”，推断与水邪密切相关，故一旦水邪入里，三焦气化失司，水气泛溢、饮邪结聚，肺失主表又失主降，腠理不通，便可形成局部水饮内停之大实证。而“汗出有时”说明已入阳明界面，头痛属饮邪上扰清阳。

3. 头痛结合“心下痞鞕满、引胁下痛”，说明属水饮凝结经气的大实证。

4. 大实有羸状，“干呕短气”属水饮实邪犯同属阳明的胃、肺，导致肺胃之气失降。

邪正是一家，水饮邪盛，其正之液津必亏。此方扶正者选用含汁膏多、具补液津、益中气之大枣。类同苓桂枣甘汤、葶苈大枣泻肺汤之用枣。方中甘遂善行经隧水湿，是为君药。大戟善泻脏腑水湿，芫花善消胸胁伏饮、痰癖；非胃实邪热内盛，故不用芒硝、大黄。

5. 平旦这一时辰对应“人气始生”，为肺经当令，故此时服药祛邪力量大，且生机易恢复。

6. 十枣汤乃峻下逐水药，一用大枣护中，另“得快下利后，糜粥自养”突出的也是保护后天胃气。师父用十枣汤治疗肿瘤晚期之胸腹水时，先备好破格救心汤，一旦出现大汗、疲乏之症，立即饮用以保元气，防气脱阴竭阳亡之势出现。

第 153 条：太阳病，医发汗，遂发热恶寒，因复下之，心下痞，表里俱虚，阴阳气并竭。无阳则阴独。复加烧针，因胸烦，面色青黄，肤瞤者，难治；今色微黄，手足温者，易愈。

参悟：

1. 太阳表证汗不得法，出现了“发热恶寒”，说明表气进一步受损，而且表邪还未解，此时又下不得法，出现了“痞”，痞为寒入、膈阳明中气不足、以膈为中线的上热下寒证。发汗虚其表，下又虚其里，临床多见太阳表、太阴里和太阳表、阳明里均出现虚证，故此时中气大匮，生化无力，阴阳气俱损，生机萎顿，阴寒独显。

2. 此时加烧针复伤阴血、焦骨伤筋，脉外卫气更加不用，液津血枯涸，邪热上扰则“胸烦”。中气生化运载乏力，血凝湿聚，则“面色青黄”。土失载木、风木妄动则“肤瞤”。后天胃气竭乏，萌芽元气蓄健不力，故曰难治。

3. 色转微黄说明中气化生之力增强，手足温者阳气复回，胃气、阳气先后天两本增强，故易愈。

第 154 条：心下痞，按之濡，其脉关上浮者，大黄黄连泻心汤主之。

大黄黄连泻心汤方

大黄二两，黄连一两。

上二味，以麻沸汤二升渍之，须臾绞去滓，分温再服。

第 155 条：心下痞，而复恶寒汗出者，附子泻心汤主之。

大黄二两，黄连一两，黄芩一两，附子一枚（炮，去皮，破，别煮取汁）。

上四味，切三味，以麻沸汤二升渍之，须臾绞去滓，内附子汁，分温再服。

参悟：

1. 以麻沸汤渍服者，但取其气，气薄而泄热。

2. 第 154 条为气痞，无实，关上脉浮反映邪热盛于上焦，但取其气，故不须护中及用温药治下寒。

3. 第 155 条恶寒、汗出说明里阳不足，直接用启动原动力的附子配三黄（大黄、黄连、黄芩）。

4. 五个泻心汤均以膈为中线分上下、左右、内外六合，邪热源于胃热逆上、阳明失降。邪热用黄连与小陷胸汤的黄连、半夏、栝楼用黄连相同，但阳明热的部位、层次不同，形成了栝楼治阳明热与大黄治阳明热的规律用药。

第 156 条：本以下之，故心下痞，与泻心汤。痞不解，其人渴而口燥烦，小便不利者，五苓散主之。

参悟：

1. 水痞关乎元气，故应参悟痞之总论，知晓源头才能有治疗策略。水痞之心下痞重在恢复“三焦水道出焉”的功能。“三焦膀胱者，腠理毫毛其应”，太阳表证治不得法、腠理不通，水邪与热形成水热气结，影响了三焦这一元气之别使的功用，说的是水道，实际上反映的是水火两道。五苓散证既可出现渴，也可出现不渴，既可多尿又可少尿，既可多汗又可少汗，但病机一也。

2. 此条在上之“渴、口燥烦”为三焦气化无力、水不上承、水少生热所致。在下膀胱气化无力，出现小便不利。

3. 缘于这一认识，“桂枝、桔梗、泽泻”组药可增强三焦、厥阴、中气之功用，对治水道中火、寒二邪。

第 157 条：伤寒，汗出解之后，胃中不和，心下痞鞕，干噫食臭，胁下有水气，腹中雷鸣下利者，生姜泻心汤主之。

生姜泻心汤方

生姜四两（切），甘草三两（炙），人参三两，干姜一两，黄芩三两，半夏半升（洗），黄连一两，大枣十二枚（擘）。

上八味，以水一斗，煮取六升，去滓，再煎取三升，温服一升，日三服。附子泻心汤，本云加附子。半夏泻心汤、甘草泻心汤，同体别名耳。生姜泻心汤，本云理中人参黄芩汤，去桂枝、术，加黄连，并泻肝法。

参悟：

1. 伤寒汗出表已解，出现“胃中不和，心下痞鞕”，属痞证。依本气自病之理，必是中气不足，以胃中阳虚、寒水盛为主，病机变化仍属寒热错杂。腹中肠胃不和，水气相激，清阳失升，浊阴在上，清浊相干。胁下气机转输不利则“胁下有水气”；胃气夹水火浊气逆上则“干噫食臭”；清气在下、水湿下流、水气相激、气过水声则“腹中雷鸣下利”。治以和中降逆，散水消痞。

2. 生姜泻心汤证是半夏泻心汤加生姜四两、减干姜为一两。胃中寒水之气盛，重用生姜对治。既名痞，上热用黄芩、黄连泻心、肺、三焦、心包之火，大枣、人参护中，干姜、炙甘草温中，半夏配生姜降逆。方中人参、炙甘草、干姜、生姜、大枣同用，说明中土之气内匮、胃阳不足，除了寒邪，治尤重在寒水之气。

第158条：伤寒中风，医反下之，其人下利日数十行，谷不化，腹中雷鸣，心下痞鞕而满，干呕，心烦不得安，医见心下痞，谓病不尽，复下之，其痞益甚，此非结热，但以胃中虚，客气上逆，故使鞕也，甘草泻心汤主之。

甘草泻心汤方

甘草四两（炙），黄芩三两，干姜三两，半夏半升（洗），大枣十二枚（擘），黄连一两。

上六味，以水一斗，煮取六升，去滓，再煎取三升，温服一升，日三服。

参悟：

1. 痞证涉及上、中、下三焦，伤及下焦元阳而生寒用附子；若是元气之别使三焦水气不化，用五苓散。痞之心下痞鞕治疗不当可以成瘘，可以利在下焦，可以有大柴胡汤证、黄连汤证。此条继上条论述生姜泻心汤针对胃中阳虚、寒水气盛之病机后，提出了相反方向的胃阳明戊土本气不足、邪热化毒之痞证的病机规律。

2. “伤寒中风”理应用汗法，“医反下之”出现了“其人下利，日数十行，谷不化，腹中雷鸣，心下痞鞕而满”，此属痞证。依后文“医见心下痞，谓病不尽，复下之，其痞益甚”，说明此种下利和痞鞕满不是虚寒证，必有火热之邪，医者才判断病未尽而再用下法。读原文当然明白这是两次误治，但临床确存在此类湿火下利，最易与虚寒下利相混淆。由此判定第一次用下法虽然下利日数十行，但只是中气的受损。清气在下则“下利，日数十行，谷不化”；水气相激、气过水声则“腹中雷鸣”，胃气夹邪热逆上扰神则“干呕，心烦不得安”。

3.“医见心下痞，谓病不尽，复下之，其痞益甚。此非结热，但以胃中虚，客气上逆，故使鞕也，甘草泻心汤主之”，说明中气再一次被伤，出现了中土软塌，阴阳俱损，土不载木，在上风火上扰、阳明不降，在中清浊乖乱、寒热错杂。无论怎么乱，重点是伤了土气（中气），而能坐镇中州、既有伏火又能载木之功的药首选炙甘草，本方重用至四两。

4. 争议点：因上有邪热，第一种观点是炙甘草改用生甘草，第二种观点是用炙甘草不用人参，第三种观点是去掉人参，第四种观点是直接用生甘草和人参。四种本气不足的中土情况临床均会出现，临证时应根据患者情况灵活变通。

第 159 条：伤寒服汤药，下利不止，心下痞鞕，服泻心汤已，复以他药下之，利不止，医以理中与之，利益甚。理中者，理中焦，此利在下焦，赤石脂禹余粮汤主之。复不止者，当利其小便。

赤石脂禹余粮汤方

赤石脂一斤（碎），太一禹余粮一斤（碎）。

上二味，以水六升，煮取二升，去滓，分温三服。

参悟：

1. 此条乃继生姜泻心汤及甘草泻心汤两条之下利后，论述痞证中下利的另一条病机规律。第 157 ～ 159 三条的共同病机为中气均受损，但此条医者按常理推断“复以他药下之，利不止”，病机为中阳受损，予以常规治虚寒下利的理中丸或汤后，下利却加重。原文告知“理中者，理中焦，此利在下焦，赤石脂禹余粮汤主之”，说明临床遇到此种情况需考虑肠道液津不足、失于滋养而滑泄不止。其理为位居下焦的大小肠所主病的特点，“小肠是主液所生病者”，“大肠是主津所生病者”。因肠道内正常的汁膏类物滋养不足，无法发挥正常兜涩水分的作用，即大肠小肠无法发挥分清化浊、固摄的作用，此时重在固摄利湿，而赤石脂禹余粮汤既能泻湿，又可敛肠，从而达到止泻的效果。

2.“复不止，当利小便”之方借三焦气化乃是捷径，临床体会：五苓散是首选之方，若伴湿火，选用明医堂之宣降散。

第160条：伤寒吐下后，发汗，虚烦，脉甚微，八九日心下痞鞕，胁下痛，气上冲咽喉，眩冒，经脉动惕者，久而成痿。

参悟：

1.伤寒吐下既伤阴又伤阳，而发汗首伤阳也伤阴，导致出现了阴阳俱虚之烦及脉甚微，说明元气已匮。

2.八九日待转入阳明之期，因虚而生的邪热使肺胆胃失降，邪热逆上形成心下痞鞕。“胁下痛”属风木肝胆之气郁滞于胁下，不通则痛。元气虚无法镇守，出现风木之气直升的“气上冲咽喉、眩冒”之症，阴阳俱损时临床常见厥阴风木之气夹浊阴上升，故眩冒可以是纯虚，也可以是虚中夹实。

3.因阴阳俱损、水不涵木、土失载木，经脉失于温煦和濡养，故出现动惕，日久阳明失去多气多血、主润宗筋之功能，水之上源匮乏，必发痿证。

第161条：伤寒发汗，若吐若下，解后心下痞鞕，噫气不除者，旋覆代赭汤主之。

旋覆代赭汤方

旋覆花三两，人参二两，生姜五两，代赭一两，甘草三两（炙），半夏半升（洗），大枣十二枚（擘）。

上七味，以水一斗，煮取六升，去滓，再煎取三升，温服一升，日三服。

参悟：

1.汗吐下后伤寒已解，但出现中气受损、胃气失降，逆上之势因肺胃右降的失常，影响了左升之肝木之气不舒，并发展至“气有余便是火”，出现了“诸逆冲上、皆属于火”的态势，此即第161条“心下痞鞕，噫气不除”之痞，用的也是和法的煎煮法。

2.诸花皆散，旋覆独降，但降中有宣，味咸下气既能够疏肝，又能够利肺，重用三两。而重坠之代赭石用量轻，重在治疗噫气不除的源头。故首益中气、和脾胃，次为疏肝、利肺、降气。

第162条：下后，不可更行桂枝汤，若汗出而喘，无大热者，可与麻黄杏子甘草石膏汤。

参悟：

1. 此条涉及肺，既对应太阳，又对应阳明。邪热壅滞肺之阳明，肺气不降则喘，逼津外泄则大汗。肺又属太阳，主开、主表，麻黄、桂枝配伍治疗表实无汗，麻黄、石膏配伍治疗寒热兼俱、重在肺的上述功能失常的病机。

2. “下后，不可更行桂枝汤”说明一邪已化热，二邪已入里。喘家无论寒热虚实、表开不利，而肺气郁结的病机是存在的。此条在临床上无论有汗无汗，只要是肺之太阳、阳明属于上述病机线路，麻黄、石膏配伍清散肺气郁滞之热便是治疗的关键。而此条“汗出而喘，无大热者”病机如此，故原文用“可与麻黄杏子甘草石膏汤”，而非主之。详解见第63条。

3. 服法：2007年师父指导我用白虎汤治暑天高热时说到，麻杏甘石汤仲景服法为只喝一次200ml的量（温服一升），说明中病即止，不可过剂，同时也说明覆杯即效。

第163条：太阳病，外证未除，而数下之，遂协热而利，利下不止，心下痞鞕，表里不解者，桂枝人参汤主之。

桂枝人参汤方

桂枝四两（别切），甘草四两（炙），白术三两，人参三两，干姜三两。

上五味，以水九升，先煮四味，取五升，内桂，更煮取三升，去滓，温服一升，日再、夜一服。

参悟：

1. “太阳病外证未除”误下入里，按普遍规律为初之气厥阴风木下陷之证的桂枝汤方证。此条协热源于《伤寒论》中太阳桂枝证，反映的是太阳从标阳化、属热，太阳这个最大之阳内陷，“名协热”。数下之后内陷，中阳不足的土中出现下利，曰“协热而利”。

2. “利下不止，心下痞鞕”说明既存在太阴里已形成虚寒的理中汤证，又存在土中寒湿之气随下陷的厥阴风木直升逆上、壅阻心下，此属表里痞。

3. 欲表里双解，用益土载木法，因厥阴风木下陷是其直升之源，故桂枝、炙甘草各四两，较人参、干姜、白术多一两。煮服法：后加桂枝，且日再夜一服。说明以里气虚寒为主，里气充足的前提下解肌之力才能得以发挥，体现了本气自病的临床诊治特点。

4. “桂枝证，医反下之，利遂不止，脉促者，表未解也，喘而汗出者，葛根黄芩黄连汤主之”。此条邪已全部进入阳明界面，只有一次“下之”，属实证、热证。与第163条刚好相反。

第164条：伤寒大下后，复发汗，心下痞，恶寒者，表未解也。不可攻痞，当先解表，表解乃可攻痞。解表宜桂枝汤，攻痞宜大黄黄连泻心汤。

参悟：

1. 第164条用大下、汗法后，伤寒表证仍未解，出现表里俱损，用恶寒反映表，心下痞反映里。

2. 先表后里说的是治疗规律。第164条论述的是表虚寒、里实热，故用凉药攻痞，必使已内陷的桂枝汤表证更加入里。

3. 解表与发表在临床有不同，发表对应“表之里均为正气”，只需打开表层的气结即可。解表对应在浅层也可以在误治后形成伏邪，而且邪可以深伏体内其他界面。可否一起对治？临床证明是可以的，关键点是分清本气强弱和界面。如柴胡桂枝汤、柴胡桂枝汤合葛根汤，明医堂之戊戌火毒方、亢龙方、逆气方、开门逐盗方、阴阳双枢方、双解汤等。

一年前一12岁女孩因经期咳嗽、咽痛4个月来诊，予菟丝子30克益肾气，赤芍45克开南方，芍药、甘草各60克降甲胆，乌梅10克敛降相火及阖厥阴，柴胡、黄芩各10克及前胡、射干各5克从少阳、太阳两个界面托透伏邪，7剂药后病愈，至今上症未发。此患者乃有表里的太阳少阴证、及少阳厥阴证。仲师讲的只是规律和法则，师父李可老中医认为《伤寒论》排序是依本气多少，只有在临床反复体会才能明白。

第165条：伤寒发热，汗出不解，心中痞鞕，呕吐而下利者，大柴胡汤主之。

参悟：

1. 伤寒汗出不解之发热说明已进入少阳、阳明界面，依“肝胆为发温之源，肠胃为成温之薮”之理，此条心中痞鞕、呕吐下利均为邪火作祟，宜少阳、阳明一起对治，能发挥少阳之枢转作用，并可降逆、通腑泄热，非大柴胡汤莫属。故曰主之。

2. 这条需与第 163 条比较。第 165 条之痞证源于邪热炽盛，而第 163 条心下痞鞕指胃肠虚寒，源于厥阴下陷之寒。

第 166 条：病如桂枝证，头不痛，项不强，寸脉微浮，胸中痞鞕，气上冲喉咽，不得息者，此为胸有寒也，当吐之，宜瓜蒂散。

瓜蒂散方

瓜蒂一分（熬黄），赤小豆一分。

上二味，各别捣筛，为散已，合治之，取一钱匕，以香豉一合，用热汤七合，煮作稀糜，去滓，取汁和散，温顿服之。不吐者，少少加，得快吐乃止。诸亡血虚家，不可与瓜蒂散。

参悟：

1. 瓜蒂散组成：瓜蒂（熬黄）一分，赤小豆一分，香豉一合。

2. 胸中既属太阳又属阳明，为宗气所居，胸中阳气运行不利，表之营卫之气也不利，故有“病如桂枝证，寸脉浮”，说明有邪在上、在表、在肺，但非桂枝证。此条论述其气通天的肺气不降，乃源于寒邪与胸中痰饮之气相结。此时表气不通，邪气又上冲，局部为实证，依“高者越之”而用吐法，宜用瓜蒂散。瓜蒂、赤小豆食物之酸苦涌泄，并佐香豉汁合服者，借谷气以保胃气也。

3. 上焦得通，胸阳能伸展，肺气得降，痞鞕自消。

第 167 条：病胁下素有痞，连在脐傍，痛引少腹，入阴筋者，此名脏结，死。

第 129 条：何谓脏结？答曰：如结胸状，饮食如故，时时下利，寸脉浮，关脉小细沉紧，名曰脏结。舌上白胎滑者，难治。

第130条：脏结无阳证，不往来寒热（一云寒而不热），其人反静，舌上胎滑者，不可攻也。

第131条：病发于阳，而反下之，热入因作结胸；病发于阴，而反下之，因作痞也。

参悟：

1. 第167条“病胁下素有痞”对应第131条之痞，“连在脐傍，痛引少腹，入阴筋者，此名脏结，死”说明脏结是在痞证基础上发展而来的。第167条脏结应与129、130、131三条互参。脏结乃纯阴无阳的难治之疾，非泻心汤证类之水痞、气痞、火痞、寒热痞。

2. 胁下这一部位的脏结对应现代肝、胆、胰之癌肿。但若是急症，符合曹颖甫先生的观点，且曹氏用“太阳寒水之气”的变化阐释“伤寒”“金匮”的内容，让后学受益匪浅。他论胁下只涉及寒水之脏与腑——肾与膀胱，与厥阴、太阴无关，解释这一寒水之气转化为尿、汗，其理清晰，临床亦确如此。若为急危症则首用师父之大破格救心汤，次用师父书上的温氏奔豚汤加吴茱萸。师父之“大破格”与引火汤、理中汤与或大桂附理中汤直接治疗人身生命先后天两本，可用于火衰阳亡、水竭阳脱、后天胃气衰乏三证。

第168条：伤寒若吐若下后，七八日不解，热结在里，表里俱热，时时恶风，大渴，舌上干燥而烦，欲饮水数升者，白虎加人参汤主之。

白虎加人参汤方

知母六两，石膏一斤（碎），甘草二两（炙），人参二两，粳米六合。

上五味，以水一斗，煮米熟，汤成去滓，温服一升，日三服。此方立夏后立秋前乃可服，立秋后不可服。正月、二月、三月尚凛冷，亦不可与服之，与之则呕利而腹痛。诸亡血虚家亦不可与，得之则腹痛。利者但可温之，当愈。

第169条：伤寒无大热，口燥渴，心烦，背微恶寒者，白虎加人参汤主之。

参悟：

1. “伤寒，若吐若下后，七八日不解，热结在里，表里俱热”属太阳表与阳明里的实热证。结合“时时恶风，大渴，舌上干燥而烦，欲饮水数升者”，排除了阳明腑实热证，属阳明经实热证，其中的“时时恶风”源于阳明经实热导致太阳表的相对不足，故“白虎加人参汤主之”。

2. 第 169 条“背微恶寒”，需与少阴寒分清。详解见后第 304 条。

第 170 条：伤寒脉浮，发热无汗，其表不解，不可与白虎汤。渴欲饮水，无表证者，白虎加人参汤主之。

参悟：

1. “伤寒脉浮，发热无汗，其表不解”属麻黄汤证或大青龙汤证。

2. 一旦出现“渴欲饮水”，说明此时已完全进入阳明界面，无表证。白虎加人参汤之热属热郁于胃肺，逼津从胃所主的肌理、肺所主的皮毛而外泄，故有典型的汗出、渴。

第 171 条：太阳少阳并病，心下鞕，颈项强而眩者，当刺大椎、肺俞、肝俞，慎勿下之。

（附第 142 条：太阳与少阳并病，头项强痛，或眩冒，时如结胸，心下痞鞕者，当刺大椎第一间，肺俞、肝俞，慎不可发汗，发汗则谵语，脉弦，五日谵语不止，当刺期门）。

总论：无形藏于有形之中，有形化于无形之内。《伤寒论》首论太阳，缘于终之气太阳寒水之气与阳根之所、生生之原是元气的不同表达方式。凡病皆为本气自病，太阳首当其冲。无形标阳、本寒及水气是人身疾病发生发展的关键。

参悟：

1. 先有太阳病，后出现少阳病，名并病。

2. 心下鞕、心下痞鞕属阳明界面的实热证，用下法，但胃气虚者不可用。

3. 中气虚、邪热充斥胸腹间可出现心下鞕，不可下。

4. 太阳经脉“从巅入络脑，还出别下项”，太阳之气不濡，故颈项强，即《金匮要略》之刚痉、柔痉之理。风火、风热上冲也可表达为太阳标阳夹东方胆火上熏于脑，故眩。

5. 大椎是手足三阳经的交汇处，属督脉。刺大椎则太阳、少阳之火均可得泻，并可间接使阳明阖则邪热自消。刺肺俞可达上焦得通、津液得下之功，借水之上源柔润经脉而濡养中脘。泻第九椎之肝俞恢复的仍是东方风木之气和缓有序的升发，热泻肝体足可截断过盛之风阳之邪。

第172条：太阳与少阳合病，自下利者，与黄芩汤；若呕者，黄芩加半夏生姜汤主之。

黄芩汤方

黄芩三两，芍药二两，甘草二两（炙），大枣十二枚（擘）。

上四味，以水一斗，煮取三升，去滓，温服一升，日再夜一服。

黄芩加半夏生姜汤方

黄芩三两，芍药二两，甘草二两（炙），大枣十二枚（擘），半夏半升（洗），生姜一两半（一方三两，切）。

上六味，以水一斗，煮取三升，去滓，温服一升，日再夜一服。

参悟：

1. 少阳热证之源为东方甲木逆上，治疗大法为益土载木。故配以炙甘草、大枣，土中热化故不用生姜。如果出现呕，说明土中有寒水之气，胃气不降，故在黄芩汤的基础上加半夏生姜。

2. 肝胆为发温之源，第29条用的芍药甘草汤对治少阳热毒之源，故黄芩汤对治的热毒之源为芍药对治的甲胆逆上。故此条太阳少阳合病之下利必为热利。在疑难杂症中此乃常见病机线路之一。

3. 临证时切记厥阴为微阳，须防黄芩汤除中。见第333条：“伤寒脉迟六七日，而反与黄芩汤欲彻其热。脉迟为寒，今与黄芩汤，复除其热，腹中应冷，当不能食，今反能食，此名除中，必死。”

第173条：伤寒，胸中有热，胃中有邪气，腹中痛，欲呕吐者，黄连汤主之。

黄连汤方

黄连三两，甘草三两（炙），干姜三两，桂枝三两（去皮），人参二两，半夏半升（洗），大枣十二枚（擘）。

上七味，以水一斗，煮取六升，去滓，温服一升，日三服，夜二服。

参悟：

1. 黄连汤即小柴胡汤之黄连易黄芩、桂枝易柴胡、干姜易生姜。

2. 此方源头为厥阴风木之气下陷，故用桂枝三两。土虚以膈为中线分上下六合，膈以上热为主，膈下包括中焦、下焦均有寒热虚实夹杂之证，此乃干姜、黄连各三两配伍之理。降胃用半夏，益土用炙甘草、大枣、人参。由于邪热盛，人参由小柴胡汤之三两转为二两。

3. 黄连乃通彻上中下三焦之药，此条在上之“胸中有热”，在中之“胃中有邪气”，在下之“腹中痛”均为黄连的主治范畴。此乃方名黄连汤之意。

第174条：伤寒八九日，风湿相搏，身体疼烦，不能自转侧，不呕，不渴，脉浮虚而涩者，桂枝附子汤主之。若其人大便鞕，小便自利者，去桂加白术汤主之。

桂枝附子汤方

桂枝四两（去皮），附子三枚（炮，去皮，破），生姜三两（切），大枣十二枚（擘），甘草二两（炙）。

上五味，以水六升，煮取二升，去滓，分温三服。

去桂加白术汤方

附子三枚（炮，去皮，破），白术四两，生姜三两（切），甘草二两（炙），大枣十二枚（擘）。

上五味，以水六升，煮取两升，去滓，分温三服。初一服，其人身如痹，半日许复服之，三服都尽，其人如冒状，勿怪，此以附子、术并走皮内，逐水气未得除，故使之耳，法当加桂四两。此本一方二法，以大便鞕、小便自利，去桂也；以大便不鞕、小便不利，当加桂，附子三枚恐多也，虚弱家及产妇，宜减服之。

参悟：

总论：

1. 太阳病反映了四个方面的气化失常。一为“太阳之上，寒气治之”的寒邪伤人。二为太阳对应日出天亮了的天地一气的生机，太阳病反映了这个生机的表达失常，为东方甲乙木或厥阴风木和缓有序升发的失常，包括寒热两证。三是反映了六气中的寒、风二邪的致病。四为太阳寒水之气属终之气，对应少阴坎卦元气，故太阳病也表达了元气的不足。

依据标本中理论，太阳界面出现的风寒湿三气涉及三阴界面，174 及 175 两条属单线病机。"伤寒八九日，风湿相搏，身体疼烦，不能自转侧，不呕，不渴，脉浮虚而涩者"中的"不呕不渴"排除了少阳、阳明病。"脉浮身疼"说明还有表证，结合有"湿邪、脉虚涩"，说明太阳之底——少阴元阳无力振奋，加之太阴湿邪伤阳，导致风寒湿三邪凝滞经脉、血行不畅。方药为对治厥阴风邪的桂枝、少阴寒邪的附子，益土之药为生姜、大枣、炙甘草，用量同桂枝汤。故予桂枝附子汤主之。

2. 土木火、风湿之间的天地规律为火生土、土载木、风胜湿，此二方遵循的正是此理。因桂枝扶益风木之气、发汗，碍阳明之降及损津液，故"小便利、大便鞕"去桂枝。因湿邪对应太阴，故此种情况下加用对治太阴湿邪的白术，且重剂使用，既健运太阴又能降阳明，师父专辑中论述其功效为"滋液润便，亦脾主散精之义"。即原文"若其人大便鞕，小便自利者，去桂加白术汤主之"。桂枝起厥阴之陷，治疗初之气风邪在肌表的表证，故此二方出现在太阳病篇。

3. "服后其人如冒状，勿怪。此以附子、术，并走皮内逐水气"说明一身之肉中寒湿邪重，在附子、白术、桂枝由至里少阴到至表太阳逐层祛邪、疏通腠理的过程中，会发生短暂性邪正相争的阴阳气不相顺接的"如冒状"，如头晕眼花之症。

第 175 条：风湿相搏，骨节疼烦，掣痛不得屈伸，近之则痛剧，汗出短气，小便不利，恶风不欲去衣，或身微肿者，甘草附子汤主之。

甘草附子汤方

甘草二两（炙），附子二枚（炮，去皮，破），白术二两，桂枝四两（去皮）。

上四味，以水六升，煮取三升，去滓，温服一升，日三服。初服得微汗则解，能食，汗止复烦者，将服五合，恐一升多者，宜服六七合为始。

参悟：

1. 此条接第 174 条论述，尽管有"风湿相搏，骨节疼烦，掣痛不得屈伸，近之则痛剧"，但后文之"汗出短气，小便不利，恶风不欲去衣，或身微肿者"

说明未出现一丝化热，属表里阳虚，故主药桂枝、白术、附子同于第 174 条。但此条表之水邪较上条重，故桂枝四两不变，附子减为两枚，白术、炙甘草各二两。临床更多见骨节疼烦已化热者，其直接源头在甲胆，根据营热、血热选用白芍、赤芍。

2. 缘于第 174 ～ 175 条的参悟，明医堂创庚子寒毒陷营方，治愈了许多疑难杂症，尤其是痛风患者遗留的轻微肿痛难以彻底消除时，可考虑这一病机线路。

第 175 与 174 两条三方非表之麻桂剂。湿在肌里肉分，除了白术治湿，太阴之湿的源头为釜底火即元阳。此乃天地规律治病法则。此两条与《金匮要略·痉湿暍病脉证并治第二》的第 23 条、24 条完全相同。

第 176 条：伤寒脉浮滑，此以表有热，里有寒，白虎汤主之。

白虎汤方

知母六两，石膏一斤（碎），甘草二两（炙），粳米六合。

上四味，以水一斗，煮米熟，汤成去滓，温服一升，日三服。

参悟：

总论：阴阳、表里、寒热、虚实均是相对的，第 176 条之表指太阳、阳明两个界面，里指太阴、少阴两个界面。

1. “伤寒脉浮滑，此以表有热”属实热证，多见相对属表的太阳、阳明有热，太阳病从标为太阳的热化可出现白虎汤证，阳明经热实证也当用白虎汤，这个病机可用后天八卦的南方离卦理解，南方正午属一日中阳气隆的时辰，既可以理解为最大的阳，为太阳，也可以理解为最明亮的阳的象，即阳明。按相对表里的参悟，临床最多见的“里有寒”是太阴的寒。如患者既高热又腹泻，可用白虎汤合理中汤或甘草干姜汤对治。

2. 部分川崎病小儿的高热属相对在表的太阳阳明之热，而对冠状动脉的影响则属相对里的少阴。临床快速清解邪热以退烧，除了护中气，更为重要的是必须截断向少阴、厥阴发展，以防拔阳根、戕伐萌芽之弊。

附：相反论述之第 350 条：伤寒，脉滑而厥者，里有热，白虎汤主之。“脉滑”属实热，“里”指第 184 条居中主土之阳明。厥阴虽一丝微阳，但中化太过发生热化至阳明界面可形成阳明经实热证，因热而厥指热深厥深的经热证。临床感冒高热的部分人存在此条病机线路。这两条原文内容相反的参悟，说明三阴虚寒本证可发生热化至阳明界面而出现阳明经实热证，腑实热证亦同理。如明医堂的逆气方，或逆气方去大黄改石膏可治疗。

第177条：伤寒脉结代，心动悸，炙甘草汤主之。

炙甘草汤方

甘草四两（炙），生姜三两（切），人参二两，生地黄一斤，桂枝三两（去皮），阿胶二两，麦门冬半升（去心），麻仁半升，大枣三十枚（擘）。

上九味，以清酒七升，水八升，先煮八味，取三升，去滓，内胶烊消尽，温服一升，日三服。一名复脉汤。

参悟：

1.“伤寒脉结代、心动悸”反映阴阳、营卫、气血的本源不足，人之活力明显下降。

2. 炙甘草汤之命名突出了“土”在生命、人身的重要。因用炙甘草说明本证为“土虚偏寒”，同时也说明“邪属急”，宜用缓。此种虚寒之土所致之邪急究其实质为土（手足太阴肺脾、阳明胃为主，包括至阴土）中液涸津少、化燥生热，营之化生无源，脉内、心、肺、阳明胃均有邪热，但因此条反映的是以虚多为主，故相应的邪热未达炽盛之态，而脉外卫气不用表现出的虚寒证对应了春之发陈及夏之蕃秀之力的下降，故原文有“心动悸，脉结代”之症；依病机“肺胃燥，心血少，心气虚”，说明“壅遏营气，令无所避是为脉”之脉内处于枯涸状态。

3. 临证治疗时“复脉”是关键。应将液、津、气、血、营、卫、脉七个概念贯穿为一体。润枯、滋液、生津、养血才能复脉，故首应增强的是脉内外之液津血，主战场在阳明土中。主药为生地黄。详述见下。

（1）营卫之源1：依据阳明多气多血及阳明居中主土之理，欲增强阳明阳土之气，清血热滋阴液、通血脉益气力，首选逐血痹之生地黄，阳明本体液津血的恢复可达“主润宗筋、宗筋主束骨而利机关”的作用，对应了“阳气者，精则养神，柔则养筋”的功能。后天阴阳气血化生增强，邪热减少。

（2）营卫之源2：太阴脾主散精，上归于肺，肺朝百脉。

人参、炙甘草、生姜、大枣——益脾土。

人参、麦冬——益肺之气阴。

麻子仁——滋脾液。

（3）风木升发之体——阿胶之浚血之源及导液之功可增强肝之阴血，助厥阴和缓有序的升发。

（4）春之发陈：桂枝、清酒、生姜。

由博返约，借春之发陈之力、卫气之温煦宣通之力，以重剂补土之专精，滋液、润燥、生津、养筋、濡骨，最终达津液生、气血化、营卫通、阴阳和。此即后世认为此方阴阳气血俱虚之理。

第 178 条：脉按之来缓，时一止复来者，名曰结。又脉来动而中止，更来小数，中有还者反动，名曰结，阴也。脉来动而中止，不能自还，因而复动者，名曰代，阴也。得此脉者，必难治。

参悟：

1. 气未脱因阻碍而停顿者，曰结。气中绝停而再至者，曰代。

2. 清·曹颖甫《伤寒发微》曰："结者，如抽长绳，忽遇绳之有结处，则梗塞而不条。代，犹代谢，譬之水中浮沤，一沤方灭，一沤才起，雨后檐溜，一滴既坠，一滴悬空，离而不相续也。"

3. 结代脉的出现犹如地下河流枯涸，地面上生机萎顿，春之发陈、夏之蕃秀活力不足乃源于万物失去了应有的沃土。故结代脉反映了人身气血阴阳俱不足。治疗的关键在于恢复脉内外的气血阴阳，土的恢复在于阳明、太阴，脉的恢复在于肺、心，寒热虚实难辨，故曰难治。

明医堂炙甘草汤、己亥折郁方等均源于此参悟，而生地黄逐血痹、阳明本体液津血不足、营热卫寒是理解本方的关键。

第二节 阳明病篇

总论：

阳明病篇为第 179 ～ 262 条，共 84 条，以胃家为战场。

一、论述了阳明三承气汤对治的腑实热证及典型症状。

1. 大承气汤：内实大便难、烦实大便难——第 179 ～ 180 条。大便鞕——第 187 条。手足濈然汗出或手足濈濈然汗出——第 208、185 条大承气汤。发热谵语、潮热谵语、汗出谵语——第 212、215、217 条大承气汤。脉滑而数（宿食）——第 256 条大承气汤。心中懊侬而烦、胃中有燥屎者——第 238 条大承气汤。

烦热汗出则解，又如疟状，日晡所发热，脉实者——第 240 条大承气汤。六七日不大便、烦不解、腹满痛者（宿食）——第 241 条大承气汤。小便不利，大便乍难乍易，时有微热，喘冒不能卧——第 242 条大承气汤。得病二三日，脉弱，无太阳柴胡证，烦躁，心下鞕，至四五日虽能食者——第 251 条大承气汤。伤寒六七日，目中不了了、睛不和、无表里证，大便难，身微热者——第 252 条大承气汤条。阳明病，发热汗多者——第 253 条大承气汤。发汗不解，腹满痛者——第 254 条大承气汤。

腹满不减，减不足言——第 255 条大承气汤。

潮热，大便微鞕——第 209 条大小承气汤。

2. 小承气汤：腹大满不通——第 208 条小承气汤。脉滑而疾——第 214 条小承气汤。多汗，大便鞕，谵语——第 213 条小承气汤。太阳病，吐下汗后微烦、小便数、大便因鞕者——第 250 条小承气汤。

3. 调胃承气汤：太阳病三日，发汗不解，蒸蒸发热者——第 248 条调胃承气汤。心烦——第 207 条调胃承气汤。伤寒吐后，腹胀满者——第 249 条调胃承气汤。

二、太阳阳明、正阳阳明、少阳阳明可有效指导临床治疗温病，这是三阳统于阳明的佐证。

三、阳明外证——经热证。

四、居中阳明阳土——轴与轮并治（第184条）。

五、太阴、水道——入血分发黄（寒湿第259条、湿热第260条、第261条、第236条）。

六、胃中冷、虚冷、久虚、脉迟、固瘕、谷瘅。临床体会常见如下病机和（或）证候：

1. 胃寒所致的咳、呕、手足厥、头痛。

2. 风热入里所致的咳、咽痛。

3. 甲胆阳明不降所致的盗汗。

4. 瘀血，表现为但欲漱水不欲咽。

5. 中气虚加经腑热。

6. 表虚里实。

7. 气血阻滞之黄疸。

七、变化：

白虎汤、栀子豉汤、白虎加人参汤、猪苓汤、四逆汤、小柴胡汤、麻黄汤、桂枝汤、茵陈蒿汤、抵当汤、吴茱萸汤、五苓散、麻子仁丸、栀子柏皮汤、麻黄连轺赤小豆汤。

八、阳明本体液津血表达的是阴阳二气。

1. 阳明为二阳合明，指阳气运行至盛极之状态，其实是阴阳二气一起运行的一种阳的显象，即阴升阳长，至极至盛，可对应南方离卦之象。依据《灵枢·经脉第十》曰“人始生，先成精……谷入于胃，脉道以通，血气乃行”及“胃足阳明之脉是主血所生病者，大肠手阳明之脉是主津所生病者，小肠手太阳之脉是主液所生病者”，《灵枢·本输第二》曰“大肠属上，小肠属下，足阳明胃脉也。大肠小肠皆属于胃，是足阳明也”，《素问·太阴阳明论第二十九》曰“脾主为胃行其津液”及《灵枢·决气第三十》中液津血脉气的定义，说明表达阳明对应的阴是以液津血三者为主，这也是阳明具有多气多血特点的道理所在。

2. 阳明戊土属阳，喜润，滋润土的依自然规律必是水、雨、油、雨露等，如“细雨润物细无声”“春雨贵如油”之理，人身属阴，有滋润作用的为液津血。

3. 阳明之上，燥气治之。阳明对应五行之金，无论庚之阳金、辛之阴金，犹如世间黄金 9999 的提炼煅造，或广而言之，所有属五行中“金”的煅造过程最后成形无论坚软、纯度非常高，此种精纯物质对应人身就是“液津血”。

4.《伤寒论》阳明篇第 181 条曰“亡津液，胃中干燥，因转属阳明”。第 180 条曰“阳明之为病，胃家实是也”。第 184 条“阳明居中主土也”。如此将胃家实与亡津液、土、阳明三者相联系。阳明病了的前提是津液亡。

5. 一脏五腑至阴土，除了脾太阴为人身生化运载气血精津液外，其中“膀胱者，州都之官，津液藏焉，气化则能出矣”“三焦者，决渎之官，水道出焉”，而营出中焦，汗血同源，汗为心液，“腠理发泄，汗出溱溱，是谓津”，说明阳明燥土发挥正常收敛作用的本体对应上述所论的液津血。

第 179 条：问曰：病有太阳阳明，有正阳阳明，有少阳阳明，何谓也？答曰：太阳阳明者，脾约是也；正阳阳明者，胃家实是也；少阳阳明者，发汗，利小便已，胃中燥烦实，大便难是也。

参悟：

病邪入里，肠胃因热化燥，因燥成实。这是第 179 条的共性。

1. 少阳枢折，邪向里向内的阳明发展，形成腑实热证，谓之少阳阳明。少阳不可发汗、不可下、不可吐，少阳病，土先虚，土失载木，一部分病证为甲胆逆上化火，一部分向居中主土之阳明发展，不但津液内竭，且燥屎结而大便难，此为少阳阳明。

2. 太阳阳明所以名为脾约，是从人之架构而言。太阳属表，对应毛、皮、肤、肌四者，相对而言肌为里，而肌肉为五脏脾所主，一旦表之肌腠汗泄太过，则脾所主的湿气不能发挥正常的濡润、濡养土气之功，则与其相表里的胃阳明燥气过盛，便形成腑实热证，仲景名曰脾约，此为太阳阳明。麻子仁丸中杏仁既降肺而对治太阳阳明，又可润肠滋脾。如三仁汤中开上焦用杏仁，《温病条辨》中焦篇之宣痹汤也用杏仁。

3. 正阳阳明反映的是胃肠燥热实证，名胃家实。

4. 调胃承气汤证是邪热在阳明胃，热已入腑，在欲形成燥屎而尚未形成之际，邪热尚在胃。在将要下传大肠而尚未传变的关口，既有邪热将要传到大肠而形成腑实有燥屎的趋势，又有还在阳明胃的邪热。这时既恐大肠不能承顺胃气而通降，又须清除胃热以防邪热下传，所以方名叫“调胃承气汤”。“调胃”二字明示病在阳明胃，而非在阳明大肠，之所以名“承气”，是遵循主气规律，阳明为五之气，阳明之降乃人身最大降机，阳明阖则坎水足。

第 180 条：阳明之为病，胃家实是也。

第 181 条：问曰：何缘得阳明病？答曰：太阳病，若发汗，若下，若利小便，此亡津液，胃中干燥，因转属阳明。不更衣，内实，大便难者，此名阳明也。

参悟：

第 180 条胃家实是典型的阳明病特征。

第 181 条的论述说明《伤寒论》六病的排序为从太阳到厥阴本气越来越少。太阳防御功能下降后，邪气深入后第一步为阳明病，阳明是人体的第二道防线。转属阳明的前提是亡津液，胃中干燥，临床表现为大便难的实热证。

第 182 条：问曰：阳明病外证云何？答曰：身热，汗自出，不恶寒，反恶热也。

参悟：

阳明里实热即大承气汤之痞、满、燥、实、坚的胃家实。此条为“阳明主肌”之经实热证的四大症。

第 183 条：问曰：病有得之一日，不发热而恶寒者，何也？答曰：虽得之一日，恶寒将自罢，即自汗出而恶热也。

参悟：

本条指出阳明经实热证的特点，按《伤寒论》排序，太阳为人身第一道防线，阳明为人身第二道防线，邪未完全形成阳明经实热证时，相对而言太阳为表，阳明为里，初得之邪未完全形成阳明经实热证时，可以出现太阳表的不发热恶寒，随着邪向阳明界面的发展，表现为典型的阳明经实热证的汗出恶热。

第 184 条：问曰：恶寒何故自罢？答曰：阳明居中主土也，万物所归，

无所复传，始虽恶寒，二日自止，此为阳明病也。

参悟：

接183论述，此条重点讲出了为什么恶寒会自行消失，是因为天地规律遵循着河洛数理，而河图运行以土为中心论，无土不成世界，土能生万物。此土对应到人身上用中气脾胃或太阴阳明表达，也就是说阳明是构成中土的一部分。故原文有“阳明居中主土也，万物所归”。“无所复传”是理解的难点，指阳明既对应中土，又在主气规律中为五之气。此条指的是病理状态，一旦阳明主阖功能失常，无法发挥正常五之气阳明金气的下压而化生终之气——元气，则会导致邪气深陷土中，无法传变。邪气深伏阳明界面，除了阳明自身的燥热火证，必会导致相表里的太阴虚寒、终之气坎卦元气阴阳俱损。这是常见的病机线路。临床远不止这些。

第185条：本太阳初得病时，发其汗，汗先出不彻，因转属阳明也。伤寒发热，无汗，呕不能食，而反汗出濈濈然者，是转属阳明也。

参悟：

1. 太阳病转少阳、阳明，最后发展为阳明病。阳明病法应多汗，此条描述为“汗出濈濈然者”。

2. 临床上太阳表证用汗法而不愈的病例很多，与患者本气相关。此条“汗出不彻”，未说亡津液、胃中干，而是以不停的汗出为症状，首先说明邪入阳明形成的是阳明经热证。

“伤寒发热，无汗，呕不能食”指由太阳传到少阳，但少阳病为喜呕，故此条“呕不能食”说明同时由少阳转向阳明，此时用一“反汗出濈濈然者”排除了少阳病。

结论：病转属阳明也。

临床指导意义：四诊合参后须判断是阳明经证还是腑证，抑或经腑同病则又须分清轻重。

第186条：伤寒三日，阳明脉大。

参悟：

此条乃多气多血之阳明患病后形成经热证的典型脉象。

第 187 条：伤寒脉浮而缓，手足自温者，是为系在太阴。太阴者，身当发黄；若小便自利者，不能发黄。至七八日大便鞕者，为阳明病也。

参悟：

1.“伤寒脉浮而缓，手足自温者”，已经不是寒在表，而是入里化热，此里为太阴。浮缓脉对应桂枝汤证，太阴病篇第 279 条即此理。缓亦反映有湿邪。立足本气自病，此条对应先天禀赋体质特点为：己土之气不足，易内生湿邪，同时气虚生热。因人身肝脾之气同主升，厥阴风木又是人身生机初之气，起陷之方多为桂枝汤。一旦形成伏邪可致大病，如吉兰－巴雷综合征。

2. 此条为太阳之邪入里，论述了两个方面，一为阳明，一为太阴。中土太阴、阳明俱可发黄，太阴界面若小便自利则湿去，只有热不能发黄。阳明病，胃家实，必以大便鞕为验。

拓展：太阴从本，湿邪一从汗、一从小便、一从大便而出，只要湿与热分离，便不会发黄，欲截断此势，需提前加强脾升、三焦气化之力。阳明从中则湿化，一直向里虚化则转为三阴病。临床更多见形成“燥湿—湿热—寒热—火秽毒”之气陷于至阴土，营卫不调，寒热虚实夹杂证。

阳明病因热成燥、因燥成实是常见之证，另一规律的病机也常见，即阳明从中，则可从太阴湿化、寒化、虚化。

第 188 条：伤寒转系阳明者，其人濈然微汗出也。

参悟：

此条概言伤寒，不专指太阳，无论三阴三阳，只要出现连续不断的出汗，说明邪已进入阳明。三阴病发生热化变证至阳明界面会有此症。

第 189 条：阳明中风，口苦咽干，腹满微喘，发热恶寒，脉浮而紧，若下之，则腹满小便难也。

参悟：

1. 风为阳邪，阳明之上，燥气主之，阳明主降功能失常，首先为燥热证。

2. 此条为阳明界面燥热实证，相对表的太阳界面还存在风寒表证，而在少阳界面因同气相求，对应的是火邪，则出现口苦咽干。

3. 第 189 条的阳明中风之证包括了阳明、太阳、少阳三个界面。口苦咽干属少阳，也属阳明经腑热之轻证。“腹满微喘”属阳明经腑热之轻证，涉及大肠胃肺阳明失降。发热、恶寒、脉浮紧属太阳表之风寒。

4. 虽在阳明界面，有腹满，但并未出现腑实热证，误用下法必引邪入里，伤及太阴，耗损津液，导致中气失于斡旋，太阴失升，三焦气化不利，出现腹满、小便难。

5. 可以利用少阳枢机来同时对治，方药选用柴胡剂。不可一见阳明腹满便用下法，临证时遇到此种情况应首先回到“六气是一气的变现”这个思维，先定界面，之后按不同的表里抓主要矛盾。切记，每个界面都可出现其他五个界面的症状。

第 190 条：阳明病，若能食，名中风；不能食，名中寒。

参悟：

第 190 条立足“凡病皆为本气自病”，阳明本多气多血，是两阳合明之运行状态。风为阳邪，感之胃热，则消谷善饥；寒为阴邪，感之胃寒，则胃动力不足，主纳功能必下降。

疑难杂病中常用能食不能食来判断邪气的性质和胃气的强弱。临床还有一种情况，病机为“邪热不杀谷”，与第 190 条的阳明中寒刚好相反。

第 191 条：阳明病，若中寒者，不能食，小便不利，手足濈然汗出，此欲作固瘕，必大便初鞕后溏。所以然者，以胃中冷，水谷不别故也。

参悟：

1.“阳明病，若中寒者，不能食”之理源于此类人“戊癸化火”之力不足，即元阳、胃阳均不足。“胃中冷，水谷不别”说明阳虚，胃动力不足，胃主受纳、腐熟功能下降。

2. 但此条阳明界面的病机不是单一的寒证，还存在胃家实热证。因元阳不足，相火被逼离位于肠道，局部形成大便初鞕、手足濈然汗出的阳明腑实证，而胃中寒，则水性下趋形成大便后溏。

3. 此条小便不利一症有三种病机。一是戊癸化火不力，肾为胃之关，必影响三焦的水液气化功能；二是阳明属中气的一部分，依“中气不足，溲便为之变”及“大肠小肠俱属于胃”之理，阳明邪热必影响水湿运行；三是阳明邪热一旦内陷血分必形成脉外卫气不用、三焦气化不利。

第 192 条：阳明病，初欲食，小便反不利，大便自调，其人骨节疼，翕翕如有热状，奄然发狂，濈然汗出而解者，此水不胜谷气，与汗共并，脉紧则愈。

参悟：

阳明界面本气较太阳为少，临床重在根据胃气强弱判断病势。此条因其初欲食、大便自调，说明邪气不盛，故治疗时可利用阳明本气将邪从太阳祛除。

小便不利在阳明界面无论寒热，总归属水湿之邪，而此时患者刚好出现了“骨节疼，翕翕如有热状”，属太阳界面风与湿相搏的症状。在人体谷气化生后，增强了胃气即阳明的防御功能，发生了正邪相争由阳明里出太阳表的病势，之前论述的小便不利对应的水湿之邪刚好可以通过此汗法祛除，即原文“水不胜谷气，与汗共并，脉紧则愈”。

第 193 条：阳明病，欲解时，从申至戌上。

参悟：

“申至戌”是一天当中阳气由西方降入地下最关键的时辰，是地面上的阳气逐渐减少的阶段，对应《素问·金匮真言论第四》所曰之“日中至黄昏，天之阳，阳中之阴也”。故“申至戌”时天地一气的运行体现的正是阳明主阖、主降的功能，而阳明病正是其这一功能的失常，故人身之气得天地之气相助，正气增强，必有助病愈。

第 194 条：阳明病，不能食，攻其热必哕。所以然者，胃中虚冷故也。以其人本虚，攻其热必哕。

参悟：

1. 临床体会：此条针对的是先天禀赋元阳中阳俱不足人群的患病特点之一。文末“所以然者，胃中虚冷故也。以其人本虚”说的正是这一本气自病的道理。

2. “攻其热”必伤其本已不足的本气（元阳中阳），导致胃气失降的哕症。

第195条：阳明病，脉迟，食难用饱，饱则微烦，头眩，必小便难，此欲作谷瘅。虽下之，腹满如故。所以然者，脉迟故也。

参悟：

1. 谷瘅之名缘于其发于谷气之热。

2. "食难用饱"病机非"有余于胃，则消谷善饥"，而是中气大虚，对饱感觉知功能下降，导致不停进食。小儿疳积常有此症。

3. 虽然按常理脉迟反映阳气无力振奋对应阳明病的胃中寒，但此条脉迟之理源于中气虚所生之热内陷血分，致脉内血少、血热鸱张、伤津耗液，而脉外卫气不用的虚寒，故表现出迟脉。

4. 此类患者因中气大虚及伏热，出现食难用饱，是饿非饥（患者的感觉及行为，自我无法控制），尤其是小儿患者。

5. 食入于胃，动力不足，虚热上扰则烦。中气失于斡旋，清阳无力升发则头眩，浊阴被阻无法下降，故小便难。土能生万物，同时又具生、化、运、载四个功能，此气一虚最易致食、气、湿、瘀胶结成实，即原文"欲作谷瘅"之理。

6. 尽管有实证，但其根本为中气大虚，故下法属误治，即原文"虽下之，腹满如故，所以然者，脉迟故也"之理。若已出现谷瘅，可考虑用茵陈术附汤。个人临床体会，除了立足太阴虚寒治疗，许多患儿太阴虚寒的源头在阳明血分伏热。

第196条：阳明病，法多汗，反无汗，其身如虫行皮中状者，此以久虚故也。

参悟：

1. 如果能理解阳明本体为液津血，结合汗血同源、津血同源及阳明多气多血的特点，那么多汗必是阳明病的典型特征。久虚无汗即是本体不足，汗源匮乏。

2. 本体不足，邪气内陷肌腠，无力宣发，肌肤皮毛腠理不通，身如虫行皮中，属虚证。在临床"阳明无汗，虫行皮中"可理解为病机以阳明所主之肉的肉气不足、内生风邪为主。

3. 阳明有汗为实，无汗为虚，太阳有汗为虚，无汗为实。

第197条：阳明病，反无汗，而小便利，二三日呕而咳，手足厥者，必苦头痛。若不咳不呕，手足不厥者，头不痛。

参悟：

1. 立足“六气是一气变现的圆运动”，人身之气从少阴坎卦元气生发，历经土气太阴阳明，同时萌发蓄健，在由夜转日的日出，其磅礴生机为初之气厥阴，却体现为少阳的少火生气之力，故生病后临床有两种典型的寒热病机规律：刘渡舟老师所言“阴寒上逆必动水”乃源于终之气太阳寒水之气，因元阳不足，导致寒水之气的上逆；所言“阳热上亢必动风”乃源于厥阴风木之气疏泄失常，表现为直升的风火相煽。

2. “阳明病反无汗小便利”反映出阳明无热的病机，临床体会常见两种情况，一为阳明热化相反方向的虚化寒化，根据“手足厥头痛”症状属厥阴久寒的吴茱萸汤证，“呕而咳”属阳明胃肺之寒导致的气机失降，“手足厥后必苦头痛”属厥阴寒凝经脉，阳气无力通达四末及头部；另一种情况属阳郁不达的四逆散证，同样会导致肺胃失降之呕咳及阴阳气不相顺接之四末厥，其头痛乃源于郁热上扰、阳明失降。两种情况不同的根源是由患者本气的差异而定。

3. 若不出现上述病机之呕、咳、厥之症，肺胃阳明得降，自无头痛之症。

第198条：阳明病，但头眩不恶寒，故能食而咳，其人咽必痛。若不咳者，咽不痛。

参悟：

1. 阳明病不恶寒说明属热证。但头眩属邪火夹风上扰脑窍，故非阳明胃中虚冷之不能食、呕、头痛，能食说明源于阳明中风，且风为阳邪。

2. 咽主地气，胃火炽盛至肺胃均失降、气机壅阻必咳，此时邪火上灼咽部必作痛。若不咳说明胃火不盛，且未逆上影响到肺的降机，故不咳者咽不痛。

第199条：阳明病，无汗，小便不利，心中懊憹者，身必发黄。

参悟：

1. “阳明病，无汗，小便不利，心中懊憹”，首先此条病机属热证。

2. 无汗说明热无外越之路。结合后有发黄，进一步推断出邪热已入血分。

3. 小便不利说明两个问题，一为水道不利，则热无下出之路；二为土中已形成湿热气结。

4. 心中懊憹属邪热上扰胸膈，阳明不降。

故上述病机线路说明土中湿热郁火炽盛，阳明失降，熏蒸于身而发身黄。

第 200 条：阳明病，被火，额上微汗出，而小便不利者，必发黄。

参悟：

1. 阳明病无论经腑热证，均不可用“火法”对治，否则犯了实实之误。

2. 为何用“额上微汗出”说明阳明界面呢？依据头为诸阳之会及阳明行身之前，前额对应阳明。阳明法多汗，此却为局部微汗，为何？这也是阳明邪热的常见典型症状之一，属邪热内结壅于里为主，仅有部分逼津上出于前额。

第 200 条与阳明法多汗、胃家实、中风能食、中寒不能食、脉迟、食难用饱、下之腹满如故等均是阳明病典型的病机规律和症状。

3. 在此病机下出现小便不利，说明炽盛的阳明郁热与土中湿邪胶结，土中湿热之邪熏蒸于身而发身黄。

4. 凡有小便不利、发黄者，只要小便利，则说明湿有出路，不与热结便不会发黄。寒湿发黄与之同理。

第 201 条：阳明病，脉浮而紧者，必潮热，发作有时。但浮者，必盗汗出。

参悟：

1. 阳明病的脉浮紧说明邪气由太阳转向阳明形成里实热的过程中，病势发展趋势已定，潮热必发。

2. 为何阳明证之潮热发作有时？依据同气相求的天地规律，在疾病未完全形成腑实热证的这个过程中，当人体偏盛之气遇到与之相应的偏盛之气时，必会发生同气相求而出现症状。规律为日晡时发潮热。

3. 依据人身一气圆运动规律，形成阳明邪热的源头为甲胆逆上。脉浮体现出的正好是东方甲胆逆上之热，热迫阴分、营热迫汗外出则必盗汗。

4. 此条脉浮紧、脉浮反映了与太阳界面浮紧脉不同的病机，这是临床的难点。因为属阳明热证，王松如“肝胆为发温之源，肠胃为成温之薮”的观点有助此条的理解。

第 202 条：阳明病，口燥，但欲漱水不欲咽者，此必衄。

参悟：

第 202 条病位只在口鼻。有阳明燥热之气，但只是口燥，不是渴。但欲漱水不欲咽者，说明非阳明热实证，而是血分邪热。鼻与肺胃阳明密切相关，热迫血妄行，则“必衄”。

拓展总结：

1. 阳明经热典型症状：蒸蒸而热，汗出不恶寒、恶热，盗汗（源头为甲胆逆上之热，见第 201 条参悟），口燥渴，烦渴，鼻衄（口燥，但欲漱水不欲咽者，此必衄，见于第 202 条），头痛（阙上痛）。

2. 口、鼻、头、胃均是阳明经热证常见的发病部位。阳明多气多血，经病实热伤气伤血，既可因气分热伤血，热也可直入血分、迫血妄行。腑病实热证为胃家实，虽气分、血分均有热，但治重在燥热实的釜底抽薪而救津液。

3. 阳明与鼻口关系：足阳明胃经脉起于鼻，络于口，胃入上齿，大肠入下齿。一旦下齿病转为上齿病，说明肾精、元气更加不足。

4. 阳明大肠主津（液）所生病，阳明胃主血所生病。

第 203 条：阳明病，本自汗出，医更重发汗，病已差，尚微烦不了了者，此必大便鞕故也。以亡津液，胃中干燥，故令大便鞕。当问其小便日几行，若本小便日三四行，今日再行，故知大便不久出。今为小便数少，以津液当还入胃中，故知不久必大便也。

参悟：

1. 此条论述了阳明邪热与人身的汗、尿、便三者的关系。依据《灵枢·邪客第七十一》“五谷入于胃也，其糟粕、津液、宗气，分为三隧”及“大小肠主津液，大小肠属胃”之理，说明胃中津液由少到多，一旦恢复到了应有的阳明本体，首先表现为大便能自下。

2. 人体有特定的阴分总量，此条从大小便两条道路分析了津液的分布。小便由偏多向正常方向转少，说明之前胃中干燥不足的津液必增多，故知不久必排便。

第 204 条：伤寒呕多，虽有阳明证，不可攻之。

参悟：

呕乃胃气逆上，六个界面均可见到，此条提出的不可用攻法的阳明证指腑实热证。阳明兼太阳首应先解表，用攻法必会引邪入里。阳明合并少阳，因少阳禁下，不宜攻之。阳明经热之呕亦忌攻下。三阴兼阳明用攻法不但伤中，更易拔阳根。

第205条：阳明病，心下鞕满者，不可攻之。攻之利遂不止者死，利止者愈。

参悟：

1. 阳明病出现心下鞕满，不可攻之，说明本条非阳明腑燥结实热证。结合原文"攻之利不止"，说明此条心下鞕满的病机属中气虚或中阳不足形成的邪火熏蒸、膈阳明不降。

2. 利止，中阳、中气恢复则愈。反推之病位在胃不在肠。"利遂不止者死"有两种情况，一为后天胃气绝而死，一为由中阳损及元阳、寒水下趋，阳亡而死。利止者愈，说明邪退而正复。

第206条：阳明病，面合色赤，不可攻之，必发热。色黄者，小便不利也。

参悟：

1. "阳明病面色赤"属阳明经证，不可用下法。

2. 若攻之，在表的经热内陷入里，伤土中太阴已土之气而形成湿热之邪，伤阳明戊土导致津损液耗、热入血分，气、血、水三道运行不畅，出现发热、身黄、小便不利。治疗宜栀子、柏皮清之，不宜用渗泄之剂，恐进一步伤津出现津液亡、胃中燥，此乃阳明经热证的特点。若为表寒未解、湿热所阻，出现小便不利、发热、发黄，宜茵陈五苓散。

第207条：阳明病，不吐不下，心烦者，可与调胃承气汤。

参悟：

此条有温病特点，为治阳明郁热，非阳明胃中燥实热之证。因胃系上通于心，胃中燥热扰心则心烦，故用降泄法，名调胃，配炙甘草缓芒硝软坚去热、大黄通腑泄热之峻烈之性。非栀子豉汤之因虚致烦。这一方法讲的是一个大法。临床胃热扰神者极为多见，但未至调胃承气汤之程度，或者有阳明腑实热内伏，均可照此法调胃，灵活应用炙甘草、大黄。

第208条：阳明病，脉迟，虽汗出不恶寒者，其身必重，短气，腹满而喘，有潮热者，此外欲解，可攻里也。手足濈然汗出者，此大便已鞕也，大承气汤主之。若汗多，微发热恶寒者，外未解也，其热不潮，未可与承气汤。若腹大满不通者，可与小承气汤，微和胃气，勿令至大泄下。

大承气汤方

大黄四两（酒洗），厚朴半斤（炙，去皮），枳实五枚（炙），芒硝三合。

上四味，以水一斗，先煮二物，取五升，去滓，内大黄，更煮取二升，去滓，内芒硝，更上微火一两沸，分温再服，得下，余勿服。

小承气汤方

大黄四两（酒洗），厚朴二两（炙，去皮），枳实三枚（大者，炙）。

上三味，以水四升，煮取一升二合，去滓，分温二服。初服当更衣，不尔者，尽饮之，若更衣者，勿服之。

参悟：

第208条第一须分清表里，表解方可攻里。第二须判断出治疗阳明腑实证大、小承气汤的不同病机。小承气汤微和胃气，大承气汤才是釜底抽薪、急下泄热救阴之法。但两方均遵循中病即止的原则。第209条进一步警示医者慎用攻法。

1.“阳明病，脉迟，虽汗出不恶寒者，其身必重，短气，腹满而喘，有潮热者，此外欲解，可攻里也”中的“脉迟短气”是邪热郁滞，壅阻于里的大实热证因壮火食气导致了虚象的脉症。“虽汗出不恶寒”用了一个“虽”，说明之前有恶寒，现已无太阳表证，“汗出、腹满而喘及潮热”说明已入阳明里，故原文曰“此外欲解，可攻里也”。

2.“手足濈然汗出者，此大便已鞕也，大承气汤主之”，结合前面的症状，说明已经形成了大承气汤痞、满、燥、实、坚典型的阳明腑实热结证。

3.若汗多反映已入阳明，“微发热恶寒者”属太阳表未解也，“其热不潮”说明未形成阳明腑实热证，故未可与承气汤，应先解外。

4."若腹大满不通者，可与小承气汤，微和胃气，勿令至大泄下"，说明虽是阳明腑实证，但未至大便鞕的燥实热程度，只可用试探之法，先与小承气汤降泄胃热，原文名"微和胃气"，此已告知病情程度，如此可避免出现大泄之弊。

第209条：阳明病，潮热，大便微鞕者，可与大承气汤；不鞕者，不可与之。若不大便六七日，恐有燥屎，欲知之法，少与小承气汤，汤入腹中，转矢气者，此有燥屎也，乃可攻之。若不转矢气者，此但初头鞕，后必溏，不可攻之，攻之必胀满不能食也。欲饮水者，与水则哕。其后发热者，必大便复鞕而少也，以小承气汤和之。不转矢气者，慎不可攻也。

参悟：

1. 此条说明使用大承气汤的典型症状：潮热，大便微鞕。

2. 服小承气汤后以有无矢气来探试是否已成可用攻法之燥热实证，从药物组成区分大、小承气汤的关键是有无芒硝。当然枳实、厚朴药量及二方煮服法亦不同。后世有医家名此为探法。

3."但初头鞕，后必溏，不可攻之，攻之必胀满不能食也。欲饮水者，与水则哕"属太阴虚寒。在此病机基础上"后发热者，必大便复鞕而少也"，说明由太阴热化进入阳明界面。因本气不足的太阴发生热化，临证时只宜用"小承气汤和之"来试探，药后不转矢气说明未达到可用降泄法治疗的阳明腑实热证的程度，此时不可用攻法。这是"凡病皆为本气自病"指导临床的重要意义。

第210条：夫实则谵语，虚则郑声。郑声者，重语也。直视谵语，喘满者死，下利者亦死。

参悟：

1. 谵语表现为声音大、狂言乱语、说胡话；郑声表现为声音小、重复之语、呢喃之语。

2. 谵语不一定死。大的证型可分为阳实与阴虚内热炽盛。伤寒温病均有。部分心脏搭桥术后的患者也会出现。

3. 直视说明身之本——精的衰亡，部分危重患者终末期因下焦肝肾阴津耗竭，不能上承滋润瞳孔，会出视此症。喘满一为气脱于上，一为内热盛，肺阴绝亦可出现。下利属邪热迫水下泄，气阴皆脱于下，而阳实于上，阴阳相隔离决，死证矣。

此条论述了气脱、阴竭伴谵语，必死。临床上既有以气脱为主，又有以阴竭为主的情况，两者也可能同时出现。

故阳明病无论是经热证还是腑实热证，陆九芝均提出了"阳明无死证"。危急时治疗不可犹疑。杂病中及早给阳明伏热以出路，可截断病势。临床意义重在大病中的治未病。

第 211 条：发汗多，若重发汗者，亡其阳。谵语，脉短者死，脉自和者不死。

参悟：

1. 此条"汗出亡阳"于太阳病篇多见，并可推断出津液重伤才会亡阳。依汗血同源，脉短指脉内外液津气血俱衰，即元气衰少。谵语说明阳已上浮，故必难治。

2. 阴阳自和病自愈，阴阳的量、势、力自和，必有最小的圆运动恢复，故曰不死。临床体弱多病者平素注意摄生养护，反而长寿。

第 212 条：伤寒若吐、若下后不解，不大便五六日，上至十余日，日晡所发潮热，不恶寒，独语如见鬼状。若剧者，发则不识人，循衣摸床，惕而不安，微喘直视，脉弦者生，涩者死。微者，但发热谵语者，大承气汤主之。若一服利，则止后服。

参悟：

1. "不大便五六日，上至十余日，日晡所发潮热，不恶寒，独语如见鬼状。若剧者，发则不识人，循衣摸床，惕而不安，微喘直视"属秽浊热毒扰乱神明、蒙闭神窍的阳明腑实热证的危急重期。

2. 依据脉象反映的元气运行状态与阳明大实热证是否相符而进行生死判断。脉弦属阴、为阴有余，涩为阴不足。阳热虽剧，脉弦反映阴未绝而犹可生；脉涩则有绝阴之象，故曰不可治。

3. 阳明邪热相对上述为轻，只是上扰神明出现发热谵语，急予大承气汤釜底抽薪、急下胃热，中病即止，故得利止后服。

第213条：阳明病，其人多汗，以津液外出，胃中燥，大便必鞕，鞕则谵语，小承气汤主之。若一服谵语止者，更莫复服。

参悟：

此条论述了阳明腑实热证形成的原因和典型的症状。未出现直视、抽搐、高热等症，说明腑实热较第212条程度轻。大便因津液少而转鞕，未至坚的程度，故用小承气汤泄热和胃以治之。谵语止则停后服反映的是中病即止的原则。须注意第213条原文用的是“小承气汤主之”。

第214条：阳明病，谵语发潮热，脉滑而疾者，小承气汤主之。因与承气汤一升，腹中转气者，更服一升，若不转气者，勿更与之。明日又不大便，脉反微涩者，里虚也，为难治，不可更与承气汤也。

参悟：

1. 此条用脉滑疾反映除了邪热还有湿邪，同时说明肠胃“燥坚实热”之势未至大承气汤的程度，但已出现谵语、潮热，属承气汤证，故用轻下热结、除满消痞之小承气汤。

2. 服后实热气结打开，必有矢气，继服即可。若无矢气，说明虽有阳明实热，但尚未至用小承气汤治疗的程度，故不可再服。若前一天服后大便通畅，过了一日又不大便并且脉转微、涩，则已经出现了三阴本气不足及阴分亏损的里虚证，治本为主，不可再服承气汤。三阴虚寒本证兼阳明热化、阴血不足之变证相对难治。

第215条：阳明病，谵语有潮热，反不能食者，胃中必有燥屎五六枚也。若能食者，但鞕耳，宜大承气汤下之。

参悟：

1. 以潮热、大便鞕、谵语作为判断大承气汤的主要症状，说明只有胃肠皆燥热成实才是大承气汤证，甚者伴壮火食气的全身虚证，严重者出现蒙闭神窍之症。燥屎反映肠实而胃满、腑气不通畅的病机，此时必伴不能食。笔者赞同第215条订正为“阳明病，谵语，有潮热，反不能食者，胃中必有燥屎五六枚也，宜大承气汤下之”的观点。

2. 此条最后用“能食但鞕”说明邪热只导致肠燥，而胃戊土阳明之燥等同于第213条之程度，若用药不是大承气汤，应为小承气汤。临床大便但鞕须找源头，很多情况下是阳明气血分伏热，这便是不用芒硝而用大黄之理。如明医堂之逆气方。

3. 第104条柴胡加芒硝汤之所以用芒硝不用大黄，除了反映阳明病的潮热外，原文所述之“实”对应前医用下法出现了微利，说明存在阳明燥坚的病机，故第104条先用小柴胡汤解外，后用柴胡加芒硝汤。芒硝功效重在软坚化燥，清阳明，1/3小柴胡汤借恢复少阳枢机助阳明之阖、太阳之开，达三阳共治、恢复一气圆运动之功。

第216条：阳明病，下血，谵语者，此为热入血室，但头汗出者，刺期门，随其实而泻之，濈然汗出则愈。

参悟：

1. “阳明病，下血，谵语者，此为热入血室”缘于阳明多气多血，热入血室表现为下血，必与属阳明的大肠相关。大肠与胃又对应至阴之地，邪热迫血妄行，未随谵语从上出，说明中土之气不足而易下陷，由此也可说明“但头汗出”虽属阳明，但邪热盛与中气虚而下陷并存。阳明病本多汗，之所以在此条只有头汗，与“夺血者无汗”也相关。

2. 针对此种阳明邪热郁伏血室，可借刺期门疏散肝胆郁阻之经气，以散血室之热（详解见第142条），即原文“随其实而泻之”。“濈然汗出”说明中气斡旋之力恢复，脉内外荣卫得通，故病愈。此条与太阳病篇热入血室同理。同为刺期门说明形成此阳明病之源头在东方甲乙木气机运行失常，即王松如“肝胆为发温之源”的机理。

第217条：汗出谵语者，以有燥屎在胃中，此为风也，须下者，过经乃可下之。下之若早，语言必乱，以表虚里实故也。下之愈，宜大承气汤。

参悟：

1. “汗出谵语者，以有燥屎在胃中”结合之后的“过经乃可下之”，说明汗出反映邪仍在太阳，但已出现阳明腑实热证。

2. 原文针对此种情况提出，表未解而下之太早会出现引风邪入里，风为阳邪，风火相煽壅阻神窍，或风阳上扰神明则出现语言必乱。如此表更虚、里更实。

3. 过经后下法用的是“宜大承气汤”，而非主之。临床可先遵仲景法度与小承气汤微和之，令小安，待屎定鞕才可用大承气汤下之。

4. 临床在疑难杂病中常见汗出、烦躁、大便干鞕、怕热、口干、口臭，则属阳明经腑实热同病。

第218条：伤寒四五日，脉沉而喘满，沉为在里，而反发其汗，津液越出，大便为难，表虚里实，久则谵语。

参悟：

联系前后条文，此条在阳明界面出现脉沉，说明病不在表之太阳，也不属阳明经热证，已属里之腑实热，故喘满一症乃为肺阳明失降，反用汗法必致已损之津液外出，故胃中更干，加重胃、大肠阳明之燥实程度，大便必难。久则秽浊邪热扰乱心神、脑窍，则发谵语。

第219条：三阳合病，腹满身重，难以转侧，口不仁，面垢，谵语遗尿。发汗则谵语，下之则额上生汗，手足逆冷。若自汗出者，白虎汤主之。

参悟：

1. 第219条说明三阳合病证可遵“三阳统于阳明”对治，本条明确了“自汗出”是阳明经热证最典型的症状，自然伴怕热、蒸蒸发热、头痛、脉洪大等。

2. 腹满为阳明经热导致肺胃大肠阳明失降。身重一症太阳、阳明两个界面邪热证均有，同时也要考虑湿邪的内停，故仅有此二症不可用下法，可同时对治太阳邪热及阳明经热的药是石膏。胃之窍在口，胃和则能知五味矣，胃热上攻，不知五谷之味。阳明主面，热邪蒸越于上故面垢也。太阳或阳明界面热迫膀胱均会出现遗尿，这是实热证。

3. 若从太阳之表发汗，则津液愈竭，而胃热愈深，必加重谵语；若下之，则阴阳俱损，伤及少阴，阳浮于上则额汗出，阳不达四末则手足逆冷也。

4. 蒸蒸发热、自汗出者，属阳明经热证，主以白虎汤。

暑天在临床会出现此类患者，若兼有太阳桂枝汤风寒表虚证、少阳小柴胡汤寒热气结，宜三方合用。

第 220 条：二阳并病，太阳证罢，但发潮热，手足漐漐汗出，大便难而谵语者，下之则愈，宜大承气汤。

参悟：

虽前有太阳阳明的二阳并病，目前邪已全部入里，形成大承气汤阳明腑实热证，下不厌早。此方必有症状：发潮热、手足漐漐汗出（手足为脾胃所主，邪气壅于胃，胃热逼迫津液外渗，故手足漐漐汗出）、大便干鞕、谵语（胃肠津液干燥，燥热上冲于脑）。

第 221 条：阳明病，脉浮而紧，咽燥口苦，腹满而喘，发热汗出，不恶寒反恶热，身重。若发汗则躁，心愦愦，反谵语。若加温针，必怵惕烦躁不得眠。若下之，则胃中空虚，客气动膈，心中懊憹，舌上胎者，栀子豉汤主之。

参悟：

1. 阳明界面脉浮而紧，易误认为太阳表用汗法，则伤津化燥，阳明失降，邪热上扰神明、脑窍则出现心愦愦、谵语。此条紧脉反映邪实，结合“咽燥口苦、腹满而喘、发热汗出、不恶寒反恶热”，属阳明经热盛。而身重则反映已出现了壮火食气之虚证，此时若用下法，结合前面的症状，必伤中气。

2. 若用温针，更助邪热伤液、损津、耗血，会出现热扰心神之怵惕、烦躁不得眠。

3. 中气受损在阳明界面首先体现为戊土胃中空虚，胃气不降，逆上动膈，邪热上扰胸膈，胸膈阳明失降，心中懊憹不知所措。舌上苔之形成说明有胃热的同时必有脾虚生湿，这与条文中身重之虚有相同病机线路。对治方药是栀子豉汤，功为清膈上邪火、宣散土中瘀浊之气。

第 222 条：若渴欲饮水，口干舌燥者，白虎加人参汤主之。

第 223 条：若脉浮发热，渴欲饮水，小便不利者，猪苓汤主之。

猪苓汤方

猪苓（去皮）、茯苓、泽泻、阿胶、滑石（碎）各一两。

上五味，以水四升，先煮四味，取二升，去滓，内阿胶烊消，温服七合，日三服。

第224条：阳明病，汗出多而渴者，不可与猪苓汤，以汗多胃中燥，猪苓汤复利其小便故也。

参悟：

1. 上三条为接上第221条论述阳明病。阳明病法多汗，津液亏损，故其虚重在亡阴。在人身上亡阴主要涉及亡肾中之阴与胃家之津液也，加之肾主血（元·滑寿及明·万密斋之观点），阳明多气多血，故阳明本体液津血不足及阳明伏热与肾水不足三者相互影响。

2. 第222条阳明界面“渴欲饮水，口干舌燥者”，邪热盛已损及气津，故为白虎加人参汤主之。

3. 第223条表有郁热，故脉浮发热。表里不通，里有水邪，水热互结，水不化气，津不上承，故上有渴欲饮水、下有小便不利。症状似五苓散，根本机理却相反。

4. 第224条“汗多、胃中燥、渴”说明阳明本体已不足，临床体会既有猪苓汤证又有胃中燥，可在增强阳明本体的前提下合用之，如此可避免原文猪苓汤利小便而导致的伤阴之弊，故原文从利小便伤阴的角度提出“不可予猪苓汤”的警示之语。

由“胃中空虚、上焦邪热”之栀子豉汤、中焦邪热之白虎加人参汤到“脉浮、邪热在下焦”的猪苓汤，反映了阳明邪热致病的其中一个规律。

5. 白虎加人参汤证与猪苓汤证的区别在于，白虎加人参汤证是阳明邪热炽盛并且已损伤气津液，猪苓汤证的饮邪缘于津液不气化而停留，导致了水热互结，且是热邪大于水邪之病机，非真的阴分不足，故方中用阿胶导液浚血之源、用滑石行三焦开邪出路以增强阴分，此乃第223条之理。第224条即第222条之证。这三条加第221条应作一条，可前后对比参悟。

6.【拓展】太阳病用五苓散者，以太阳寒水表达的就是元气，太阳又主表，而“三焦膀胱者，腠理毫毛其应”，故用桂枝以温之，助元气之别使以行水火之道也；于阳明、少阴两个界面用猪苓汤者，以二经两关津液及血，特用阿胶导液以浚血之源；滑石分消湿热之邪，反以润之，是滋养无形以行有形也。吴瑭先生曰："欲行三焦，开邪出路，则加滑石"。两方利水虽同，寒温迥别，但病机均为水热气结，五苓散水邪大于热邪，而猪苓汤则热邪大于水邪。

第 225 条：脉浮而迟，表热里寒，下利清谷者，四逆汤主之。

第 226 条：若胃中虚冷，不能食者，饮水则哕。

参悟：

1. 阳明界面包涵其他 5 个界面，第 225 条"表热里寒、下利清谷、脉浮而迟"表明尽管病在阳明界面，但已出现阳浮于外、里阳不足、阴寒气盛的少阴病，非四逆汤莫属。

2. 第 226 条提出中阳不足之里寒盛，不能食说明受纳、运化功能均已下降，此时阳不化气、气不化水，胃气最易逆上。故饮水则哕。

若在重大疾病出现上症，危矣。分清病位深浅、病情轻重是学习中医的关键。

第 227 条：脉浮发热，口干鼻燥，能食者则衄。

参悟：

1. 足阳明胃经起于鼻之交頞中，旁纳太阳之脉，下循鼻外，"脉浮发热，口干鼻燥"属肺胃阳明邪热盛，但属经热，非大肠热结燥屎之腑实热。能食说明胃中火邪消谷，此种阳明邪火循经熏蒸于鼻窍，故衄。

2. 衄为红汗者，正以其泄郁热故也。阳明戊土胃之气虚才会有阳热上浮，曹颖甫老先生认为血之溢出者，乃由鼻交頞中，下注鼻孔，于是热随衄解。凡遇此证，頞上不可早拍凉水，诚恐热泄未尽，转为他证。供临床参考。

第 228 条：阳明病，下之，其外有热，手足温，不结胸，心中懊憹，饥不能食，但头汗出者，栀子豉汤主之。

参悟：

1. 依据阳明病的表里规律之一：腑实热证属里，经热为表，此条用了下法，原文"外有热，手足温"即指明病机属阳明经热证。

2. 不结胸排除了胸阳明的水热气结实证。

3. “心中懊忄农，饥不能食，但头汗出者”，结合前两条病机线路，说明经热未解，但也未入里与水结，属余热上扰胸膈，但下法已伤中气。饥属胃中邪火所致。不能食有两条病机线路，一为膈下中气受损的虚证，二为邪热不杀谷。邪热上扰，胸膈阳明不降，郁火逼津上出于诸阳之会的头部，便有心中懊忄农、但头汗出之症。第228条出现了与第221条相同的病机。即“若下之，则胃中空虚，客气动膈，心中懊忄农，舌上胎者，栀子豉汤主之”。

第229条：阳明病，发潮热，大便溏，小便自可，胸胁满不去者，与小柴胡汤。

参悟：

1. 第229～234条说明每个界面都有六个界面，从太阳到厥阴，不管在哪个界面，均可用病机统万病，当遵“有是气、有是证、用是药”的原则。小柴胡汤、麻黄汤、桂枝汤用的均是“与”，而非主之。

2. 第229条分辨大小柴胡汤，结合柴胡类方，原文一偏重在阳明土之燥热实（心下急、心中痞鞕），一偏重在人参、炙甘草、生姜、大枣对治的太阴土之不足，此即第97条“血弱气尽”之意。原文“阳明病，发潮热”属阳明腑实热，但“大便溏”的病机为太阴虚，结合“小便自可”，说明中气未虚至太阴病的虚寒程度，阳明也未热至尿少的程度。此时“胸胁满不去”一症说明此条兼有阳明、太阴、少阳三个界面的邪气，唯有少阳枢可同时兼治，故原文有“与小柴胡汤”，非小柴胡汤主之。

第230条：阳明病，胁下鞕满，不大便而呕，舌上白胎者，可与小柴胡汤。上焦得通，津液得下，胃气因和，身濈然汗出而解。

参悟：

1. 阳明界面之邪有轻重，一旦出现太阳、太阴、少阳、阳明四个界面的邪气同时存在，依少阳为阴阳之枢的理论，首用少阳枢对治。

此条“白胎”在临床部分人反映出病在太阳寒水，部分人反映出病为太阴湿邪。“胁下鞕满、不大便”属阳明。呕与胁下部位又对应少阳，与第229条同理，“与小柴胡汤”。

2.“上焦得通，津液得下，胃气因和，身濈然汗出而解”属阳明汗法取胜。这个阳明对应同俱土金合德的肺胃。原文恢复的是“上焦云雾精，则上应白露得下”的气运状态，一是表达了上焦肺胸膺膈肋阳明主阖、主降功能的恢复，二是表达了肺为水之上源，三是表达了肺、胃同属阳明、同主降，阳明一阖、坎水自足。故元气增强后太阳、太阴二者的主开功能增强，气血化生有源，营卫自和，腠理疏通，邪气由里至表终借汗出而解。胃降脾升，中气恢复斡旋，原文中的“胁下鞕满，不大便而呕”的局部实证之气结自解。

第 231 条：阳明中风，脉弦浮大而短气，腹都满，胁下及心痛，久按之气不通，鼻干不得汗，嗜卧，一身及目悉黄，小便难，有潮热，时时哕，耳前后肿，刺之小差，外不解，病过十日，脉续浮者，与小柴胡汤。

参悟：

1.“阳明中风，脉弦浮大而短气”属阳明土气不足，土失载木，风木直升而耗散元气。

2.“腹都满，胁下及心痛，久按之气不通，鼻干”，结合病机线路 1 属中土气虚、气滞，太阴脾不升，阳明胃肺均失降。

3.“不得汗，嗜卧，一身及目悉黄，小便难，有潮热，时时哕”属中土壅阻之气进一步郁而化热，太阴湿邪与阳明燥热之邪形成土中湿热实证，深陷土中，邪实，腠理不通，阳明右降之力进一步受阻，终致深入血分，形成瘀热在里的黄疸。

4.“耳前后肿，刺之小差”属少阳邪火循经至耳，局部经脉不通，刺后局部郁热得散，但对全局作用不大。故曰“小差”。

5. 此条阳明对应的是第 184 条“居中、主土至里之阳明”的内涵，即河图中五之土对应的阳明。根据原文，阳明为里，则少阳为表。故原文有“外不解，病过十日，脉续浮者，与小柴胡汤”。

总结：第 231 条涉及阳明、少阳、太阴三个界面。

第 232 条：脉但浮，无余证者，与麻黄汤。若不尿，腹满加哕者，不治。

参悟：

第 232 条是接着第 231 条而言，用脉但浮说明邪在表之毛皮，故与麻黄汤。

第233条：阳明病，自汗出，若发汗，小便自利者，此为津液内竭，虽鞕不可攻之，当须自欲大便，宜蜜煎导而通之。若土瓜根及大猪胆汁，皆可为导。

蜜煎导方

食蜜七合。

上一味，于铜器内，微火煎，当须凝如饴状，搅之勿令焦著，欲可丸，并手捻作挺，令头锐，大如指，长二寸许。当热时急作，冷则鞕。以内谷道中，以手急抱，欲大便时乃去之。

猪胆汁方

又大猪胆汁一枚，泻汁，和少许法醋，以灌谷道内，如一食顷，当大便出宿食恶物，甚效。

土瓜根方（附方佚）

参悟：

1.人体水分是固定的，水之出路普遍规律为汗、大小便。本条借此三个症状说明病机。

2.阳明病本汗多，再发汗加之小便自利，说明体内津液竭乏导致大便鞕，非因邪热形成肠内燥热大实证，故不可攻之。待津液还入胃中，有便意时外用润肠之药，助干硬大便排出即可。

第234条：阳明病，脉迟，汗出多，微恶寒者，表未解也，可发汗，宜桂枝汤。

参悟：

虽为阳明病，但脉迟，说明无邪热，且里气不足，那么汗出多不属阳明邪热逼津外泄。此时有微恶寒，首先说明表未解，但因“脉迟、汗多”反映毛皮肤肌防御功能的下降，故病机为太阳表虚证，可用桂枝汤发汗调和营卫以解表。此非一定之法，至于不足的里气体现在阳明哪一个方面，临床须根据患者的具体情况而定。

第 235 条：阳明病，脉浮，无汗而喘者，发汗则愈，宜麻黄汤。

参悟：

1. 本条与第 234 条同理，虽曰阳明病，但症脉与太阳风寒表实证相同，理解的关键在于肺除了对应太阳、太阴，因其位于西方，属辛金，也对应阳明。

2. 此条属阳明中寒，病机表现为寒邪闭肺，肺外合之皮毛被束，阳明失降，故有脉浮、无汗而喘。有是气，有是证，用是药，“宜麻黄汤”，而非主之。疑难杂病常有麻黄汤证对应的病机线路，此时已形成伏邪，至于所伏界面及是否化热，则随患者而变化。这是中医的变与不变，如何变是判断的难点，也是中医学的特色。

第 236 条：阳明病，发热汗出者，此为热越，不能发黄也。但头汗出，身无汗，剂颈而还，小便不利，渴饮水浆者，此为瘀热在里，身必发黄，茵陈蒿汤主之。

茵陈蒿汤方

茵陈蒿六两，栀子十四枚（擘），大黄二两（去皮）。

上三味，以水一斗二升，先煮茵陈，减六升，内二味，煮取三升，去滓，分三服。小便当利，尿如皂荚汁状，色正赤，一宿腹减，黄从小便去也。

参悟：

1. 伤寒所论发黄常见病机为湿热内蕴。“阳明病，发热汗出者，此为热越，不能发黄也”中，热越即邪有出路，热与湿分离则“不能发黄”。

2. “但头汗出，身无汗，剂颈而还，小便不利，渴饮水浆”，说明湿热、郁热内陷土中。依阳明多气多血的特点，伤气表现为湿热郁热向上，熏蒸于诸阳之会的头部，则出现“但头汗出，身无汗，剂颈而还”；伤血表现为熏灼血分，致血液黏滞、运行不畅。湿热致气、血、水三道均运行不利，出现“小便不利，渴饮水浆”。

3. 病机线路 1+2 说明湿热、郁热在“中焦如沤”的作用下，终致“瘀热在里”。湿热熏蒸于身，发生黄疸，涉及太阴阳明两个界面。这是仲景此条给出发黄的根本病机。重用君药茵陈，并先煮，因其苦泄下降，善清解土中湿热，为治黄疸要药。臣以栀子，清热降火以凉血，通利三焦，助茵陈引湿热从小便而去。佐以大黄泄热逐瘀，通利大便，导气血分热从大便而下。茵陈蒿汤证也属阳明腑实热的其中一个证型。

第237条：阳明证，其人喜忘者，必有蓄血。所以然者，本有久瘀血，故令喜忘。屎虽鞕，大便反易，其色必黑者，宜抵当汤下之。

参悟：

1. 此条阳明证喜忘属实证，因阳明主降，又多气多血，脑为髓海，邪热深入血分形成蓄血，随阳明燥热之气逆上影响脑窍，则出现喜忘。而人年老后喜忘属虚证，源于阳明本体不足，导致主阖功能下降，元气化生下降。

2. 为何形成蓄血之喜忘？此条告知一个同气相求之理，即原文“本有久瘀血”。

3. 此条阳明不降一出现屎鞕，二逆上脑窍，屎鞕因有蓄血，故大便排解畅顺。

4. 只要浊瘀燥热实邪速去，阳明得降，神魂自清。故宜用抵当汤峻攻。用的是“宜”，说明证有轻重，在于临证斟酌。

5. 久瘀血与宿便很多时候存在的道理是相同的，人只要气弱，推动力下降，血行缓慢必有瘀，只是程度不同而已。此条启发治疗思路，说明阳明火与血、水二道运行的重要。

第238条：阳明病，下之，心中懊侬而烦，胃中有燥屎者，可攻。腹微满，初头鞕，后必溏，不可攻之。若有燥屎者，宜大承气汤。

参悟：

1. “阳明病，下之，心中懊侬而烦，胃中有燥屎者，可攻”说明下后邪热未除，上扰胸膈，阳明失降。胃中有燥屎说明形成了阳明燥结大实热证，宜大承气汤治疗。

2. “腹微满，初头鞕，后必溏”属太阴，多为附子理中汤病机，故不可攻。

第239条：病人不大便五六日，绕脐痛，烦躁，发作有时者，此有燥屎，故使不大便也。

参悟：

1. 脐乃大小肠所过之处，不大便五六日，屎无去路，壅堵滞涩处必作痛。

秽热上攻故烦躁。

2. 有燥屎不大便属阳明腑实热证，发作有时指在日晡，因申酉时辰乃阳明应阖、下降之时，故此时发作或加剧说明患者阳明邪热炽盛，主降之力不足。此乃仲师“以日晡所剧者属阳明”之理。

第240条：病人烦热，汗出则解，又如疟状，日晡所发热者，属阳明也。脉实者，宜下之；脉浮虚者，宜发汗。下之与大承气汤，发汗宜桂枝汤。

参悟：

“病人烦热，汗出则解，又如疟状”属营卫不和之表证兼有轻微阳明热化，或为太阳表虚兼用石膏的如大青龙汤证的太阳热化。在这种情况下条文给了两条常见病机线路。一为“日晡所发热者，属阳明也，脉实者，宜下之”。一为“脉浮虚者，宜发汗”。下之与大承气汤，发汗宜桂枝汤。

第241条：大下后，六七日不大便，烦不解，腹满痛者，此有燥屎也。所以然者，本有宿食故也，宜大承气汤。

参悟：

大下后经过一个周期的经气运行，燥屎内结腑实热证之“不大便，烦不解，腹满痛”症状依然存在，理由为同气相求。因“本有宿食”属阳明腑实热。治疗“宜大承气汤”。

第242条：病人小便不利，大便乍难乍易，时有微热，喘冒，不能卧者，有燥屎也，宜大承气汤。

参悟：

1. “病人小便不利，大便乍难乍易”说明邪热已伤津液，燥结初成。

2. “时有微热，喘冒，不能卧”属里之结热已盛，“时微热”属热伏于内不得发泄。“喘冒”属秽浊热毒上乘于心肺。“不得卧”属胃中结热、阳明不降，即“胃不和则卧不安”也。凡此者，皆是“有燥屎”三字反映的阳明腑实热证，故云：宜大承气汤。

第243条：食谷欲呕，属阳明也，吴茱萸汤主之。得汤反剧者，属上

焦也。

吴茱萸汤方

吴茱萸一升（洗），人参三两，生姜六两（切），大枣十二枚（擘）。

上四味，以水七升，煮取二升，去滓，温服七合，日三服。

参悟：

1.“食谷欲呕”首先说明胃一受纳即想呕的根本病机为阳明中土虚寒，即胃中虚寒。欲呕属风木之气横逆中土，阳明失降，对应肝胃虚寒，故为“吴茱萸汤主之”。吴茱萸欲温胃、暖肝、降逆，须土中有气液津，此乃方中人参、红枣使用之理。临床体会，吴茱萸所破的沉寒痼冷里面包裹的是寒水之气，此乃方中六两生姜使用之理。

2.“得汤反剧者，属上焦也”，说明上焦有邪火。

可以考虑小柴胡汤、大黄泻心汤。若上热下寒，可与第173条“胸中有热，胃中有邪气，腹中痛，欲呕吐者”互参，应当使用黄连汤，寒温并用。

第244条：太阳病，寸缓关浮尺弱，其人发热汗出，复恶寒，不呕，但心下痞者，此以医下之也。如其不下者，病人不恶寒而渴者，此转属阳明也。小便数者，大便必鞕，不更衣十日，无所苦也。渴欲饮水，少少与之，但以法救之。渴者，宜五苓散。

参悟：

1.“太阳病，寸缓关浮尺弱，其人发热汗出，复恶寒”属少阴元气不足，兼有太阳风寒表虚证，但关浮说明阳明已有邪热，尺弱说明元气已虚。病在太阳、阳明、少阴三个界面。

2.不呕排除少阳界面。误下致心下痞，结合关浮属邪热在上，宜大黄黄连泻心汤。关浮、尺弱宜附子泻心汤。

3.在病机1的前提下出现“不恶寒而渴者”，此转属阳明也。因阳明居中主土，临床还有一种情况为水寒龙火飞，此火飞到阳明界面形成阳明经热证时，也可有不恶寒而渴。

4.“小便数者，大便必鞕，不更衣十日，无所苦也”，为水液偏渗于前阴，不能还于胃中，依“脾主为胃行其津液”之理，责之于脾之升清功能下降。“大便必鞕，不更衣十日，无所苦也”，故排除了有燥屎之阳明大实热证，属太阴己土之气不足导致的阳明屎鞕。尺弱反映少阴元气不足，依元气生中气之理，元气不足可成为脾气虚、失于濡养之源头。临床这一症状很常见，即使有少阴不足，也可统于太阴论治，首先选用重剂白术、人参。

5.“渴欲饮水，少少与之，但以法救之。渴者，宜五苓散”。这句话描述在上述界面的水热气结，依上分析，元气不足是根本。在这一前提下，气化不利出现的热证或津不上承之虚证对应的“渴”，均可用五苓散发挥三焦元气之别使的功用，打通缝隙、腔隙之水火道路而对治。

第245条：脉阳微而汗出少者，为自和也，汗出多者，为太过。阳脉实，因发其汗，出多者，亦为太过。太过者，为阳绝于里，亡津液，大便因鞕也。

参悟：

1. 在阳明界面，“脉阳微”反映邪热少，与汗少属同一病机，阴阳可自行协调，原文为“自和”。此条之症与脉说明阴阳、营卫、汗、尿、津液均属一元气的变现。

2. 文中提到两个太过的汗多，是形成阳明病邪热盛、亡津液、大便鞕的常见原因，即原文“阳绝于里”。

第246条：脉浮而芤，浮为阳，芤为阴，浮芤相抟，胃气生热，其阳则绝。

参悟：

此条接上条论述，与下一条应一起参悟。

1. 浮芤脉同时出现，说明既有外之阳盛，又有内之阴液不足。

2. 如果津液衰少，阳气过盛，立足胃家而论必生热，就会出现阳孤绝于里与阴不调和之证。若接第247条，则属麻子仁丸主治的脾约证。

第247条：趺阳脉浮而涩，浮则胃气强，涩则小便数，浮涩相搏，大便则鞕，其脾为约，麻子仁丸主之。

麻子仁丸方

麻子仁二升，芍药半斤，枳实半斤（炙），大黄一斤（去皮），厚朴一尺（炙，去皮），杏仁一升（去皮尖，熬，别作脂）。

上六味，蜜和丸如梧桐子大，饮服十丸，日三服，渐加，以知为度。

参悟：

1. 趺阳脉反映后天胃气的强弱，“浮为胃气强”指有邪热，“涩则小便数”指整个土中包括脾、胃、大肠、小肠中阴分不足，土中邪热盛并液津少则大便鞭。依标本中之理，本条病机指脾阴不足，胃阳偏盛，这也是脾约的由来。

2. 胃阳明不降，脾自身阴液不足，均可导致“脾主为胃行其津液”功能下降，故名脾约。方中杏仁既降肺，又能宣血络中之气而对治太阳阳明，同时润肠滋脾；芍药降甲胆，可对治形成阳明腑实热之源；火麻仁味甘性平，禀生气于至阳，性极柔，可生阴津，却善宣阴津于阳分，故具行阳滞、布阴气而达补中益气、破积血、复血脉、滋液润肠通便之功。加蜜制丸，丸者，缓也，重在恢复太阴阳明土气的升降功能。原文服法强调以知为度。

第248条：太阳病三日，发汗不解，蒸蒸发热者，属胃也，调胃承气汤主之。

参悟：

1. “太阳病三日”反映已向阳明界面发展，“发汗不解”排除太阳表及阳明经热证，“蒸蒸发热”属在里之胃热熏蒸，未提及大便鞭，说明调胃承气汤重在和胃泄热。热邪的表现可以没有大便干鞭。第249条中有适合用调胃承气汤对治的另一种胃中邪热的症状，表现为腹胀满。

2. 名“调胃承气”，主要针对因胃的燥热而导致的胃气不和，而不是大便定鞭的燥坚实热证。因此不能用小承气汤试探，当然更不能用大承气汤了。

3. 方药分析：戊己土中尽管有邪热，但阳明作为人身第二道防线，欲抗邪必须先防自身土气不能虚化，此时用药泻火最怕伤及太阴己土。欲达和胃以润土之燥、益土降泄燥火之功，关键药物是助阳明阳土抗邪又可防其虚化之炙甘草，方中芒硝、大黄是借炙甘草的和胃作用才能够发挥通利腑气泄热的功效。

第249条：伤寒吐后，腹胀满者，与调胃承气汤。

参悟：

此条伤寒吐后出现腹胀满说明吐与腹胀满均属胃中邪热，此即病机十九条“诸逆冲上，皆属于火，诸胀腹大，皆属于热”之理。这是调胃承气汤主治的又一症状表现。原文用的是“与”调胃承气汤。

第250条：太阳病，若吐、若下、若发汗后，微烦，小便数，大便因鞕者，与小承气汤和之，愈。

参悟：

1. 太阳病吐、下、汗后出现微烦，属已向阳明界面发展的热证。如何发展？原文给出了反映水分减少、邪热进入阳明里的症状“小便数，大便因鞕”，也可以反过来说大便鞕导致小便数。未给出“大便定鞕、潮热腹痛”等燥坚大实热证。原文用“与小承气汤和之愈”，非“小承气汤主之”。

2. 不与大承气汤，说明不是燥鞕屎或下文的定鞕屎，而是大便刚成鞕，故可与小承气汤调和肠胃。

第251条：得病二三日，脉弱，无太阳柴胡证，烦躁，心下鞕，至四五日，虽能食，以小承气汤少少与，微和之，令小安，至六日，与承气汤一升。若不大便六七日，小便少者，虽不受食，但初头鞕，后必溏，未定成鞕，攻之必溏；须小便利，屎定鞕，乃可攻之，宜大承气汤。

参悟：

1.“得病二三日，脉弱”一反映三阴本气不足，二反映壮火食气。此条属后者，故放在阳明病篇。

2.“无太阳柴胡证，烦躁，心下鞕，至四五日，虽能食”已将病机定为阳明界面的腑实热证，“心下鞕、烦躁、能食”说明未至大承气汤之燥结大实热程度，故“以小承气汤少少与，微和之，令小安，至六日，与承气汤一升”。

3. 接下来从太阴虚、阳明实两个方向的发展进行了论述。“若不大便六七日，小便少者，虽不受食，但初头鞕，后必溏，未定成鞕，攻之必溏”，这段尽管有小便少、不能食，看似指向大便定鞕，但原文给出的是属太阴的初鞕后溏，故不能用攻法。等“须小便利，屎定鞕，乃可攻之”，才可考虑选用大承气汤。

第252条：伤寒六七日，目中不了了，睛不和，无表里证，大便难，身微热者，此为实也，急下之，宜大承气汤。

第 253 条：阳明病，发热汗多者，急下之，宜大承气汤。

第 254 条：发汗不解，腹满痛者，急下之，宜大承气汤。

第 255 条：腹满不减，减不足言，当下之，宜大承气汤。

参悟：

第 252 ～ 255 条均为大承气汤证。“目中不了了，睛不和，大便难，身微热，发热汗多，腹满痛，腹满不减、减不足言”之症均为阳明痞满燥坚之大实热证的不同临床表现，宜治以釜底抽薪、急下存阴。

第 256 条：阳明少阳合病，必下利，其脉不负者，为顺也。负者，失也，互相克贼，名为负也。脉滑而数者，有宿食也，当下之，宜大承气汤。

参悟：

1. “阳明少阳合病，必下利，其脉不负者”指少阳甲木胆与阳明戊土胃合病，木陷土中，重在土气强健，益土方可载木。胃气强则脉不负，不负为顺，负则为木贼少阳火盛、胃土败，谓之失。核心归于天地的土载木规律。

2. “痰生百病食生灾”，食就是宿食，滑脉反映的是实证，是对应宿食的脉。此条反映的是阳明腑实热证。不管是食滞化火还是太阳邪热进入阳明，抑或是三阴热化至阳明界面，只要形成腑实热证，对治方法是一样的，宜用大承气汤。

第 257 条：病人无表里证，发热七八日，虽脉浮数者，可下之。假令已下，脉数不解，合热则消谷喜饥，至六七日不大便者，有瘀血，宜抵当汤。

参悟：

1. 此条无典型的太阳表证及阳明里实证。用“发热七八日、脉浮数”表达邪热深陷于阳明胃并熏蒸于外，这与第 184 条阳明病的内涵相符，故可用下法。

2. 如果已用下法而脉数不解，依阳明多气多血的特性，气分热已解而血分热未除，故合热指胃火与瘀热，火盛则消谷喜饥。等到六七日还不大便者，血分邪热致使血液运行涩滞形成瘀血，浊瘀燥热内结，治宜速下，宜抵当汤。方同第 237 条。

第 258 条：若脉数不解，而下不止，必协热便脓血也。

参悟：

此条接第 257 条，服了抵当汤脉数不解，加之下利不止，此下利属热证，即《黄帝内经》的病机十九条中“诸呕吐酸，暴注下迫，皆属于热”之理。必出现热迫血行、热盛腐肉的脓血便。这是阳明界面有协热、便脓血的实热证。本条再一次说明阳明邪热与水、血两道的密切关系。

第 259 条：伤寒发汗已，身目为黄，所以然者，以寒湿在里不解故也，以为不可下也，于寒湿中求之。

参悟：

1. 黄疸分阴阳，湿热壅阻、瘀热在里的发黄属阳黄，此条属寒湿发黄。缘于寒湿之邪对应三阴病，非汗法之宜，伤寒发汗可祛表之风寒热，里之寒湿需温化。

2. 为什么是寒湿发黄？说明此类人先天禀赋太阴己土之气不足，寒湿内生，汗后己土之气更加不足，甚则伤了中阳，故出现了身目为黄的阴黄。此时自然不可用下法。遵本气自病及治病求本之理，即原文中“于寒湿中求之”。临床体会茵陈五苓散、茵陈术附汤均宜。

第 260 条：伤寒七八日，身黄如橘子色，小便不利，腹微满者，茵陈蒿汤主之。

参悟：

1. “伤寒七八日”反映经气运行一周后又进入阳明界面，即为太阳初传阳明之期。“身黄如橘子色，小便不利，腹微满者”说明土中湿热内盛，且湿热并重，湿热气结犹如油滴入面中难解难分，熏蒸于身而发黄疸。

2. 热不得外越，湿不得下泄，故小便不利。湿热壅阻肠胃，腑气不降，但未至阳明大实大满之程度，故曰腹微满。

3. 茵陈蒿汤中，茵陈分消湿热从小便而出，栀子泻火除烦、通利三焦，大黄通腑泄热，清解阳明气血分邪热，则湿减热除而黄疸自退。详解参第236条。

第261条：伤寒身黄发热，栀子檗皮汤主之。

栀子檗皮汤方

肥栀子十五个（擘），甘草一两（炙），黄檗二两。

上三味，以水四升，煮取一升半，去滓，分温再服。

参悟：

1. 此条发黄伴身热，必已进入阳明界面。因无第260条之明证如“身黄如橘子色，小便不利，腹微满”，说明未向阳明腑实热证发展，故非“茵陈蒿汤主之”。

2. 同属阳黄，病机线路不一。依方药分析，本条属土气先虚，阳明失降，无形邪火及湿热内蕴，不但伤及气分，也影响到血分，湿热熏蒸于身而发黄。

3. 炙甘草益土，栀子泻火解毒凉血，黄柏清解湿热、靖相火，故为栀子柏皮汤主之。

拓展：针对离位之相火，封髓丹、滋肾通关丸、乌梅丸之用黄柏与第261条同理，主要功效为靖相火，故可益肾所生之髓。其苦寒坚阴、清热燥湿之功针对的病机是土虚、土中湿热、伤及肾阴、导致髓的化生不足。

第262条：伤寒瘀热在里，身必黄，麻黄连轺赤小豆汤主之。

麻黄连轺赤小豆汤方

麻黄二两（去节），连轺二两（连翘根是），杏仁四十个（去皮尖），赤小豆一升，大枣十二枚（擘），生梓白皮一升（切），生姜二两（切），甘草二两（炙）。

上八味，以潦水一斗，先煮麻黄再沸，去上沫，内诸药，煮取三升，去滓，分温三服，半日服尽。

参悟：

1. 此条发黄与腠理闭塞导致的阳郁有关。相对而言在表，茵陈蒿汤证为最里，栀子柏皮汤证在中。

2. 麻黄开毛皮之阳郁，宣发一身之腠理，为表药。连轺、赤小豆对治毛皮之里——肌肉中的火湿热瘀，为里药，连轺清解气血分之热毒，散肌中气血壅滞形成的瘀热；赤小豆禀气于火，利水消肿排脓。杏仁降肺通络。生姜、大枣味甘、辛，护中土助邪清解外出，复加生梓白皮之苦寒以清解肌里之水湿、瘀热，目前无此药，临床用泻肺热、达表并利水消肿的桑白皮代之。

第三节　少阳病篇

第 263 条：少阳之为病，口苦、咽干、目眩也。

参悟：

1. 少阳为阴阳之枢。少阳之上，火气治之。病进入少阳阶段，本气已较阳明为少，因少阳既为三阳之枢，又为三阴之枢，故少阳火邪所致病证中寒热虚实同时存在。少阳对应甲木，位东方，若欲恢复枢机功能所需的本气，依据土载木的天地规律，土气的肥沃是少阳枢机功能恢复的关键，此乃小柴胡汤用人参、炙甘草、生姜、大枣之理。

2. 少阳本位本气为火，火性炎上，少阳郁火上熏孔窍，胆经所过者口咽目也，口咽目一开一阖恰合枢转之态，因非腐肉之火，乃郁热也，出现口苦非口舌赤烂，咽干非咽痛，目眩非目赤痛。伤寒体系少阴界面咽痛者多。

3. 少阳病以甲胆逆上为主，甲木位东方，土载木是天地规律。胆既为六腑，又属奇恒之腑，名中正之官，为中精之府，恰合中气的作用；又体现人身少火之气的生机。故一旦此少阳火郁、壅于土中，苦乃火之味，首见口苦。凡中焦现湿热火，不能忘记“肝胆为发温之源”这一病机线路。

4. 肝胆之热上于目，风火之势也，既有火邪，又有津损，部分可夹坎中之水邪，故目眩也。

第 264 条：少阳中风，两耳无所闻，目赤，胸中满而烦者，不可吐下，吐下则悸而惊。

参悟：

1. 少阳之上，火气治之，少阳病本气已少，再加风邪，风火均为阳邪，此条较第 263 条邪热盛。耳目胸胁乃手、足少阳经所过之部，“经脉者，所以行血气而营阴阳者也”，阳邪炽盛，气血不利，经气郁遏，故出现耳聋、目赤、胸满而烦。

2. 少阳病为少火生气之萌芽的生机活力病了，萌芽生机最怕戕伐。因属少阳木火之枢机郁结，对治方法重在枢转、条达、疏畅其气，从而恢复少火生气之萌芽生机之力，根本治法应遵循土载木之天地规律。故此种实邪在上禁用吐，在下禁用下。

3. 吐、下均首伤中气，耗损气津，甚则伤阳。中气虚则生热，土失载木则易出现厥阴疏泄无度，心神失养则悸而惊。另一常见病机线路为土失载木，胆胃失降，郁火扰神，悸惊为实。中气不足，在上之宗气贯心脉行呼吸功能下降，在下之元气抟聚无力，胆虚神怯，精神涣散，临床亦常见既悸又惊。

4. 临床可以分虚实论惊悸。难理解的是除了六种邪气，还有“痰饮水湿瘀积滞”等病理产物，均可影响对应南方心主之神明，南方主火，火热扰神，君火不明，会出现心悸、心慌、心烦、气躁等精神神志症状。如《金匮要略·血痹虚劳病脉证并治第六》中的小建中汤可治悸，《伤寒论》第 107 条柴胡加龙骨牡蛎汤治烦惊，第 118 条桂枝甘草龙骨牡蛎汤治烧针烦躁。

第 265 条：伤寒，脉弦细，头痛发热者，属少阳。少阳不可发汗，发汗则谵语，此属胃，胃和则愈，胃不和，烦而悸。

参悟：

1. 邪入少阳界面，本气已较太阳、阳明为少，此条用脉细弦排除太阳伤寒。

2. 第 265 条禁汗乃源于 3 个原因，一：少阳病为少火生气之萌芽生机活力得病，萌芽生机最怕伤伐，发汗亡阳又伤阴，故忌汗；二：少阳病寒热气结，木气郁滞，根本病机为土虚，土失载木，非表之汗法治疗范畴；三：少阳少血，汗血同源，故禁汗。264、265 两条提出了少阳三禁。

3. 少阳之上，火气治之，少阳从本为火；少阳主枢，且为阴阳之枢；少阳少血，故少阳界面无论中风、伤寒，只宜用和法。

4. 发汗伤津，邪火愈重，少阳主升发，火陷土中，胃中干而成实，神明被扰，出现谵语、烦、悸、躁。阳明病篇第 229、230 条予小柴胡汤，第 230 条曰“上焦得通，津液得下，胃气因和，身濈然汗出而解”。

第266条：本太阳病不解，转入少阳者，胁下鞕满，干呕不能食，往来寒热，尚未吐下，脉沉紧者，与小柴胡汤。

参悟：

1. 太阳病易理解的普通规律为麻桂剂证。凡病皆为本气自病，由太阳病转入少阳界面，说明本气更弱，由麻黄汤之炙甘草到桂枝汤之生姜、大枣、炙甘草，再到少阳病篇第266条小柴胡汤之人参、生姜、大枣、炙甘草。一部《伤寒论》，一个河图尽之矣。此即仲景体现河图运行“以土为中心论”的方药。方药体现的是天地规律，临床只要用对必效如桴鼓。

2. 少阳病形成之源，乃日出之太阳即人之生机初之气厥阴风木之气，因土气虚，土失载木，木气下陷土中，土气包括太阴阳明，正常为一脏一腑、一寒一热、一湿一燥、一升一降，气下陷为寒，少阳本气为火及气郁化火，土中之邪在第266条转变为土中郁滞之寒热气结及相火郁结之气，少阳之枢无力转动，壅阻经气所过要道之胁里，故出现胁下鞕满。

甲木失降，影响胃气之降，土气本已不足，加之郁火致胆胃不降，故干呕不能食。少阳郁滞之气欲从土中舒展升发，郁结形成本有寒热，故有往来寒热症状。不论是按《伤寒论》排序少阳前为阳明、后为太阴，抑或少阳枢转涉及厥阴阖太阳开，均可出现寒热往来。

3. 第264条已明确告知不可吐下，吐下则悸而惊，说明吐下发生了变证。尚未吐下之后的脉沉紧，是与太阳病浮紧脉相对而言，回应了前文“转入少阳者”，反应枢机被郁滞于内。说明还在少阳界面，欲恢复此枢机，在太阳、阳明、厥阴三篇仲景均用小柴胡汤，故此条用“与”字，非小柴胡汤主之。

第267条：若已吐下、发汗、温针，谵语，柴胡汤证罢，此为坏病。知犯何逆，以法治之。

参悟：

1. 柴胡汤证即指少阳病，和法之治。汗、吐、下、温针后病机已发生变化，故名坏病，应知犯何逆，以法治之。谵语一症，阳明、少阴、厥阴界面多见，太阳界面之第107条“胸满烦惊、谵语者”，用柴胡加龙骨牡蛎汤。

2. 第107条谵语为太阳少阳阳明三个界面的实热证。“谵语者”在第142、143条原文中，轻者刺期门，若重者热入阳明，表现为“如狂”，可用第106

条的桃核承气汤，尤重者表现为发狂的第124条、如狂的第125两条，均用抵当汤。

第268条：三阳合病，脉浮大，上关上，但欲眠睡，目合则汗。

参悟：

1. 合病是同时发作，没有前后。

2. 脉浮大说明邪在太阳、阳明两个界面，上关上说明邪热盛。

3. 但欲眠睡属热盛之昏睡。

4. 目合则汗出为盗汗。是阳盛争于阴中之异常汗出，其源为甲胆逆上。部分小儿刚入睡后，背部出汗持续半小时或一小时，即此理。

5. 少阳为阴阳之枢，此条可利用枢机之和法同时对治太阳、阳明、少阳三个界面的热证。但临床应根据年之所加，分清三个界面热盛以哪个为主，同时须考虑厥阴失阖是形成太阳、阳明热盛的源头这一病机线路，在疑难杂病中临床意义重大，明医堂的三阳大方即是针对这一病机。

第269条：伤寒六七日，无大热，其人躁烦者，此为阳去入阴故也。

参悟：

1. 此条阴阳反映的是表里，而人身表里是相对的。“伤寒六七日，无大热”属在表的阳邪衰弱，出现的躁烦这一热症在临床中大的范围属三阴病。三阴病中躁比烦重，躁属阳气外浮，烦属内热扰神。此条“阳去入阴”指少阴、厥阴两个界面。

2. 另一临床病机线路：少阳为阴阳之枢，小柴胡汤首见于太阳病篇第37条，少阳反映的是人的生机活力。“伤寒六七日，无大热”可指太阳外无大热，入阴躁烦则是进入太阳之里的阳明界面。此条须分清烦躁与躁烦之先后。因人只活一口气，六气为一气的变现，每个界面都有六经，同一患者在寒热虚实夹杂病机中，阳明躁烦与少阴、厥阴躁烦可同时出现。

第270条：伤寒三日，三阳为尽，三阴当受邪，其人反能食而不呕，此为三阴不受邪也。

参悟：

1. 按《伤寒论》排序规律，从太阳病到厥阴病本气越来越少，少阳之后是太阴，而原文有“太阴之为病，腹满而吐，食不下”，既然能食又不呕，说明未传至太阴。

2. 能食不呕同时也反映了阳明太阴这一中气燥湿相济的关系，一旦阳明胃防御功能下降，除了本位本气燥化、热化，最易从中向太阴发展，发生寒化、湿化，无论哪一种皆可出现不能食而呕，故此条及第 269 条须从“六合一元气论”认识三阴三阳。有此中医思维，第 397 条竹叶石膏汤治气逆欲吐则不难理解。

第 271 条：伤寒三日，少阳脉小者，欲已也。

参悟：

1. 伤寒脉大为进，三日少阳脉转小，说明邪衰欲自已也。

2. 此条与第 37 条“太阳病，十日以去，脉浮细而嗜卧者，外已解也”同理。

第 272 条：少阳病，欲解时，从寅至辰上。

参悟：

“寅至辰”是一天当中阳气由少至多、其势最大的时辰，对应《素问·金匮真言论第四》“鸡鸣至平旦，天之阴，阴中之阳也”，此即少阳，对应少火生气的内涵，故此为少阳病的欲解时。

临床体会：小柴胡汤的使用对应至阴土温度、湿度、厚度、密度的失常，方中已配有人参、炙甘草、生姜、大枣。三阴病若使用柴胡枢转少阳，通过欲解时的参悟，提示必须配扶益生命三要素——根气、中气、萌芽相应的方药。

第四节 太阴病篇

第 273 条：太阴之为病，腹满而吐，食不下，自利益甚，时腹自痛。若下之，必胸下结鞕。

参悟：

1. 太阴为最大的阴，立足河图运行以土为中心论，及立足脏腑学说认为人身五脏为核心，太阴脾土这一阴土是后天胃气之根本。太阴之上，湿气治之，太阴从本，患病后本位本气虚而寒湿内生，脾失升清，胃失降浊，腹中清浊相干则腹满，胃气逆上则吐，己土之气虚及腹中浊气充塞则食不下。若出现阳虚停饮，则较气虚更甚。

2. 脾气虚本身有下利，复加“清气在下，则生飧泄”会加重下利，即原文“自利益甚”。

3. 湿寒之气内盛，中气失于斡旋，当气机郁结到人体无法协调的程度，必会因不通则痛而发作腹痛。临证时须注意，部分患者并不是单一的使用温法对治的太阴虚寒证，因肝脾同主升，此类人会同时出现厥阴风木之气下陷、横逆的病机线路。此即第 279 条使用桂枝汤之理。

4. 误下后中土更加匮乏，土失载木，土中寒湿水饮随厥阴风木上逆，局部气机壅阻出现胸下结鞕，此即“病发于阴，而反下之，因作痞也”。

第 274 条：太阴中风，四肢烦疼，阳微阴涩而长者，为欲愈。

参悟：

1. 太阴为最大的阴，在《伤寒论》排序中本气较少阴、厥阴多。中风乃中阳邪也，脾主四肢，四肢为诸阳之本，阳邪入阳位，太阴本气不足，经脉壅滞不畅则既烦又疼。

2. 风脉本浮，第 274 条阳脉转微，说明风邪已减，涩反映阴血不足，阴脉由涩转长说明太阴本气增强，土之生化运载功能渐复，加之邪气已减，由阴出阳故为欲愈。

第 275 条：太阴病，欲解时，从亥至丑上。

参悟：

1. 从太阴病“湿寒之邪属阴”立论，“亥至丑”是一日当中阳气收敛至蛰伏于地下水阴中并且历经天开于子、地辟于丑的向阳过程，太阴为由表入里、由阳入阴的第一道防线，阴病遇阳故曰为欲解时。

2. 从太阴本气自病分析，天地一气的运行在亥、子、丑时辰体现出阴藏的状态，为阴中之至阴，对应太阴脾脏，当此旺时，邪不能胜而易自解矣。

第 276 条：太阴病，脉浮者，可发汗，宜桂枝汤。

参悟：

1. 此接第 274 条，太阴脉浮说明邪已由里出表、由阴转阳，但毕竟本气对应太阴，故用汗法祛邪外出，宜选对治“太阳风寒表虚证”的桂枝汤，非主之。

2. 第 16 条曰“桂枝本为解肌”，而脾属太阴，主肌肉，太阴中风脉浮，其病机与第 16 条相同，故第 276 条“宜”用桂枝汤。

3. 第 276 条属太阴之表中风，与第 274 条相同，第 273 条“腹满而吐，食不下，自利益甚，时腹自痛”之中寒属里，这是太阴病表里中风、中寒两大特点的条文。临床常同时出现，尤其是桂枝汤的使用，已属疑难杂病治疗中常用的托透大法之方药。

第 277 条：自利不渴者，属太阴，以其脏有寒故也，当温之，宜服四逆辈。

参悟：

1. 太阴之上，湿气治之，太阴从本，故本位本气之病为虚寒湿，无热化之脏寒，必自利不渴。

2. 因釜底火是釜中火之根，太阴脏寒中阳虚，久必损及下焦元阳，或二者同时出现。尽管有主次，总的治法为温之。临床体会：四逆辈可选用理中汤加味（如五味子、乌梅、山茱萸三个酸药，肾四味）、四逆汤、附子理中汤、桂附理中汤等。

3. 三阴均有下利，因元阳还有一个化水蒸腾于全身之功，少阴下利会伴有津不上承之渴。厥阴下利因中化为少阳火，会伴有一个厥热胜复规律的消渴。

第 278 条：伤寒脉浮而缓，手足自温者，系在太阴。太阴当发身黄，若小便自利者，不能发黄。至七八日，虽暴烦下利日十余行，必自止，以脾家实，腐秽当去故也。

参悟：

1. 本条与第 187 条相同："伤寒脉浮而缓，手足自温者，是为系在太阴。太阴者，身当发黄；若小便自利者，不能发黄。"属太阴中风。风为阳邪，其性宣散向外，脾主肌肉，故脉与太阳中风同；四肢为诸阳之本，故手足自温。阳明为通身自里向外都热，太阳为热在皮肤。

2. 太阴当发身黄，既有本位本气寒湿之阴黄，又有内陷于居中主土之阳明而变化为湿热、瘀热之阳黄。但发黄之根源为湿邪，一旦小便利，则太阴无湿邪，如此便截断了发黄之源。

3. 太阴病至七八日，若病势有进展，必入少阴、厥阴，但原文先烦说明太阴本气增强，邪正相争，与第 94 条"太阳病未解，脉阴阳俱微者，必先振栗，汗出而解"机理相同。针对太阴这一最大阴，正气增强必是阳气来复，故表现出先暴烦，之后排出风寒湿热之邪。属正打邪，虽日十余行，不须治之，必自止，名"脾家实"，腐秽当去。

4. 邪正是一家，邪去正自复。这是临床常见的现象，治疗后大便次数增多，但人觉便后舒畅、无疲劳感、纳食如常、必自止，即属脾家实。

第 279 条：本太阳病，医反下之，因尔腹满时痛者，属太阴也，桂枝加芍药汤主之。大实痛者，桂枝加大黄汤主之。

桂枝加芍药汤方

桂枝三两（去皮），芍药六两，甘草二两（炙），生姜三两（切），大枣十二枚（擘）。

上五味，以水七升，煮取三升，去滓，温分三服。本云桂枝汤，今加芍药。

桂枝加大黄汤方

桂枝三两（去皮），大黄二两，芍药六两，甘草二两（炙），生姜三两（切），大枣十二枚（擘）。

上六味，以水七升，煮取三升，去滓，温服一升，日三服。

参悟：

1. 太阳病反映的是人之生机初之气厥阴风木（甲乙木）和缓有序升发的失常。相对在外、在表，典型的代表方为对治风寒表实之麻黄汤、风寒表虚之桂枝汤。

2. 依普遍规律，误用下法，表之毛皮肤肌防御功能下降后邪气入里，以桂枝汤证多见，第279条正是完整的桂枝汤证因误下伤及本已不足的太阴己土之气，同时邪气内陷后发生了甲木失降逆上、横逆脾土之气滞实证。己土之气虚是根本，标为甲胆失降，故为太阴病，相对属轻者，桂枝汤加芍药汤主之。

3. 重者在前基础上顺着病势进一步内陷入里，向阳明方向发展，在桂枝加芍药汤的基础上热化为阳明腑实热证，名大实痛，在前方的基础上加大黄。原文为“桂枝加大黄汤主之”。

4. 虚则太阴，实则阳明，太阴则满痛不实，阴道虚也；阳明则大实而痛，阳道实也。

第280条：太阴为病，脉弱，其人续自便利，设当行大黄、芍药者，宜减之，以其人胃气弱，易动故也。

参悟：

1. 第280条中太阴、胃气弱可统于师父学术思想中后天胃气中，即人身中土——脾胃中气。

2. 立足人身先后天两本认识生命，三阴为本，故师父提出“阳明之燥热永不敌太阴之寒湿”。此条“太阴为病，脉弱，其人续自便利”属太阴本位本气之虚寒湿。假设第279条发生了向阳明里内陷之病势而用“大黄芍药者”，“其人胃气弱”属后天胃气本自不足，“宜减之”用小量或不用。

3. 中气如轴，对应人身即脾胃中气，左升右降，斡旋运转不停则五脏得养，生命欣欣向荣。故本气不足者，尤其是阳明界面的变化，一旦发生了从中太阴的湿化、虚化、寒化，临床则常见既存在太阴虚寒湿，又存在阳明燥热火，此时过用酸寒、苦寒之药易伤本已不足的中气。此条也可理解为第 279 条的进一步阐述。

凡遇此类病机只要把握健运太阴为主，给“温之源薮”之邪以出路即可。更多见的是三阴虚寒湿本证为主，兼发生了阳明热化，包括经腑热证，在温益三阴的同时清解阳明邪热，则可标本同治。明医堂的逆气汤类方即此理。

第五节　少阴病篇

第281条：少阴之为病，脉微细，但欲寐也。

参悟：

1. 少阴对应坎卦元气，既包括阴，也包括阳，但此团和气中的阴阳以阳为主，阳为先天起点。

2. 按《伤寒论》排序，遵本气越来越少的规律，少阴本气较厥阴多。临床凡遇少阴病，应尽早截断邪气，以防向厥阴发展。

3. 微脉为阳虚，细脉为阴虚，但阴不足的根本源头为元阳的不足，元阳即坎中一丝阳爻，又名先天起点，通俗可理解为原动力。脉微细反映少阴的阴阳皆虚，但以阳虚为主。

4. 少阴病阴盛阳虚，但人只有一口气，邪正是一家，少了的阳去到哪里了？因阴寒盛，逼阳外浮，故患了少阴病原动力不足，生机活力下降，总想睡觉，但因外浮之阳扰神，又不能安然沉睡，就是“但欲寐”。

5. 对治须同时增强阴阳二气，故少阴病大的治法是增强“火生土，土伏火”的化合之力，如此才能阴阳同治，非用辛温燥烈之药简单地寒而热之。这个方就是四逆汤，这个条文对应的本气就是先天肾气。源头为先天乾卦纯阳火与先天坤卦纯阴土，二者利用冲和之气化合生成的后天坎卦便是少阴元气。人身元气是一团和气，不分阴阳，气的运行状态如祥云一样，静中有动。

6. 少阴主枢，为一身阴阳之枢，因其坎卦中一阳爻为先天起点，即生命原动力。枢机不利，阳被阴寒所伤、所困，欲出不能，此时既可出现元阳不振的寒证，也可出现因原动力这个火被压抑、郁滞而无法振奋的阳郁证。此即第318条四逆散证出现在少阴篇之理。

第282条：少阴病，欲吐不吐，心烦，但欲寐，五六日自利而渴者，属少阴也，虚故引水自救。若小便色白者，少阴病形悉具。小便白者，以下焦虚有寒，不能制水，故令色白也。

参悟：

1. 少阴病即坎卦元气阴阳俱虚，但以先天起点之阳不足生寒为主。尽管按《伤寒论》排序，少阴本气较厥阴为多，但因少阴更是人之阳根之所、生生之原，而人的活力、生机是用阳来表达的，故少阴病篇的论述以阳虚阴寒证为多。

2. 少阴元阳虚、寒水内生，无形寒水之气随初之气厥阴风木逆上，故表现为“欲吐不吐”及“心烦”。另可用开阖枢解释：少阴主枢，为一身阴阳之枢，枢折则阳被阴寒所困，欲出不能；厥阴主阖失常则疏泄太过，寒水随之上冲，则欲吐不吐及心烦。这里的欲吐不吐依“戊癸化火”之理，胃中必虚冷而影响其主降功能，但根源在少阴，涉及厥阴，病机以无形寒水之气夹风木直升为主，已表达出元气有失守之端倪。

3. “心烦”有两条病机线路：下利伤阴生热，及水寒龙火飞，均可导致邪热扰神而烦。但欲寐属少阴阳虚阴盛，即原动力振奋无力的典型症状。

4. 少阴病五六日出现自利，乃阳虚内生寒水。渴有两条病机：下利则津液受损，加之少阴阳虚，气化失常，津液无法上承，故渴而饮水自救。两症均为阳虚寒盛，非实热证，亦非下利而不渴之太阴病，故病仍在少阴界面。阳虚而引水自救必是喜热饮或极热饮。

5. 少阴坎卦元气乃二阴抱一阳之态势，即是一团暖水的运行之态，故又名水火一家。自利、小便色白、渴，均属人之根本处元阳不足，一方面阳虚生寒，一方面阳虚（命门火弱）水液气化不利，这是典型的少阴虚寒证，即原文“少阴病形悉具，小便白者，以下焦虚有寒，不能制水”。小便白或清与小便黄是判断寒热的依据。

第283条：病人脉阴阳俱紧，反汗出者，亡阳也，此属少阴，法当咽痛而复吐利。

参悟：

1. 少阴病即坎卦元气阴阳俱虚，但以先天起点阳不足生寒为主。尽管按

《伤寒论》排序少阴病本气较厥阴病为多，但因少阴更是人之阳根之所、生生之原，而人的活力、生机是用阳来表达的，故少阴病篇的论述以阳虚阴寒证为多。

2. 病人患少阴病，寸尺脉均紧，即原文的阴阳俱紧。此紧脉属少阴阳虚生寒、寒凝经脉之里寒证。符合少阴病第一条的特点。

3. 元阳不足、水寒龙火飞表现为浮阳在外、在上的“汗出、咽痛”之症，同时少阴阳虚生寒，伤及中阳，火不燠土，水湿寒邪犯上则吐、犯下则利。此乃少阴阳虚常见的寒热症状，对应原文的“亡阳”“属少阴”。

4. 第 283 条少阴病脉证在临床非常多见，而且少阴虚寒证易发生阳明热化变证，切记不可一味使用温阳、温补之药。若为单一的水寒龙火飞，上假热可用偷渡上焦的服药方法对治，即热药冷服。一旦气阴耗损严重，疲劳明显，可直接用师父的破格救心汤。

第 284 条：少阴病，咳而下利谵语者，被火气劫故也，小便必难，以强责少阴汗也。

参悟：

1. 少阴病即坎卦元气阴阳俱虚，但以先天起点阳不足生寒为主。此条前论阳不足，后论强行发汗后阴不足。应分清主次问题，但临床分析病机只有阴阳和合一元气。

2. 咳而下利，立足《灵枢 · 本输第二》“少阳属肾，肾上连肺，故将两脏”之理，少阴阴寒盛，水饮内停，寒水之气上攻肺则咳，寒水下趋大肠则利。这是单纯的少阴坎卦元气中阳虚、寒、水三个因素致病的一条病机线路。另一条病机线路是在此基础上，寒水随人之生机初之气厥阴风木直升壅阻南方，形成在上的水热气结，而在下为元阳不足、在中为寒湿内盛，同样可出现咳、利，代表方为真武汤。第三种病机线路为在下元阳不足，在上寒湿阴霾逆气壅阻，代表方为温氏奔豚汤、明医堂之三阴寒湿方。

3. 少阴本为二阴抱一阳的元气，阴阳互根互用，而且对治少阴虚寒证的治法为“火生土，土伏火”，恢复的是升降出入圆运动的一气周流，非“寒者热之”的直线思维，非单一火攻祛寒法。故误用火攻首先劫阴，次必伤阳，导致人起步之生机厥阴风木因体不足而疏泄失常，阴阳再次受损，上则出现邪扰神明、蒙闭脑窍之谵语，下则出现水液气化失常之小便不利。即原文“谵语者，被火气劫故也，小便必难，以强责少阴汗也”。

第 285 条：少阴病，脉细沉数，病为在里，不可发汗。

参悟：

1. 少阴病即坎卦元气阴阳俱虚，但以先天起点阳不足生寒为主。尽管按《伤寒论》排序，少阴病本气较厥阴病为多，但因少阴更是人之阳根之所、生生之原，而人的活力生机是用阳来表达的，故少阴病篇的论述以阳虚阴寒证为多。

2. 少阴病脉沉微、沉微细，反映坎卦元气原动力不足，以阳虚为主。但人身阴阳不是半斤对八两，而是以阳主阴从、阳生阴长、阳杀阴藏的规律体现。少阴病之水寒、水浅均可出现龙火飞离。浮阳在外脉必数，但其根源在坎卦元气的不足。先天之本不足，汗法当禁用。不但禁汗法，第 284 条火法同样禁用。而增强“火生土，土伏火”之力是遵循天地生命规律的治法。

第 286 条：少阴病，脉微，不可发汗，亡阳故也。阳已虚，尺脉弱涩者，复不可下之。

参悟：

1. 少阴病即坎卦元气阴阳俱虚，但以先天起点阳不足生寒为主。尽管按《伤寒论》排序，少阴病本气较厥阴病为多，但因少阴更是人之阳根之所、生生之原，而人的活力生机是用阳来表达的，故少阴病篇的论述以阳虚阴寒证为多。

2. 明白少阴坎卦元气为二阴抱一阳的一团和气，则可理解病机线路 1，那么 284 ～ 286 三条的内涵自然明了。第 286 条以脉微反映元阳不足，甚则阳亡之微欲绝，故“不可发汗，亡阳故也”。

3. 人身少阴元气阳化阴、阳统阴，在阳虚的基础上，尺脉弱涩反映阴血也已亏损，甚则液涸、津枯、血少，即使有热，不可用下法。较第 284、285 条的禁汗多了禁下。三条从不同角度论述了少阴的特点为卦坎阴阳一元气，病了阴阳俱损，临床可见寒热之象，但须分清真假阴阳，凡动摇、伤害先天之本的方法均禁用。

4. 少阴之不可汗下，与少阳同。

第 287 条：少阴病，脉紧，至七八日，自下利，脉暴微，手足反温，脉紧反去者，为欲解也，虽烦下利，必自愈。

参悟：

1. 七八日阳气来复，脉紧之少阴病属里寒证，一阳来复出现的下利属寒湿之邪外出，脉暴微是相对脉紧而言，因反映阳气强弱的手足由冷转温，此微脉反映的是阴寒消退、阳气渐回，邪盛之势顿杀，故曰暴微，阳回病必欲解，阳复与阴寒之邪相争则“烦”。此条正气增强的“烦、下利”属正打邪，邪有出路，必自愈。

2. 此条即师父说的三阴虚寒证向愈之转机重在阳气，阳回则生，阳去则死，阳虚则病，阳衰则危。

第 288 条：少阴病，下利，若利自止，恶寒而蜷卧，手足温者，可治。

参悟：

此条接上条继续通过症状论述阳复是治疗的关键。少阴下利止反映里阳增强，此时尽管全身阳气未同步恢复，但是代表诸阳之本的手足已温，那么阳复局势已定，故曰“可治”。

第 289 条：少阴病，恶寒而蜷，时自烦，欲去衣被者，可治。

参悟：

此条与第 287、288 条机理相同，尽管有少阴阴寒盛之典型恶寒而蜷，只要有阳气回复之症，出现如此条之“时烦、欲去衣被”，疾病可治。“烦、利止、手足温、欲去衣被”是少阴阳复的典型症状，故曰可治。

第 290 条：少阴中风，脉阳微阴浮者，为欲愈。

参悟：

此条论述少阴中风后出现寸微、尺浮之脉，说明少阴里阳复，风邪退，故为向愈之兆。

第291条：少阴病，欲解时，从子至寅上。

参悟：

“子至寅”是一日当中阳气收敛状态，表现为“一阳生”至人气生对应的元气萌动的三个时辰，对应《素问·金匮真言论第四》“合夜至鸡鸣，天之阴，阴中之阴也”，此即少阴。也是由最大阴逐渐由阴出阳的时辰，体现了主枢之少阴的作用，故为少阴病的欲解时。这三个时辰与太阴厥阴少阳部分重叠。

第292条：少阴病，吐利，手足不逆冷，反发热者，不死。脉不至者，灸少阴七壮。

参悟：

1. 少阴病即坎卦元气阴阳俱虚，但以先天起点阳不足生寒为主。尽管按《伤寒论》排序少阴病本气较厥阴病为多，但因少阴更是人之阳根之所、生生之原，而人的活力生机是用阳来表达的，故少阴病篇的论述以阳虚阴寒证为多。

2. 尽管吐利为少阴阳虚寒盛，但反映阳气之本的手足未出现逆冷，并伴发热，说明阳气渐复，阳回则生，故曰不死。脉不至者，说明原动力启动无力，“灸少阴七壮”旨在启动振奋元阳这一先天起点。

第293条：少阴病，八九日，一身手足尽热者，以热在膀胱，必便血也。

参悟：

1. 少阴坎卦元气的另一种表达方式为太阳寒水之气，而少阴与太阳相表里，救太阳表与少阴里普遍规律为桂枝汤证和四逆汤证。

2. 立足少阴乃北方壬癸水和合一气，在脏之肾与腑之膀胱互为表里，肾热可移热于腑，出现热在膀胱。因膀胱又属太阳，太阳主表，邪热充斥于表，故一身手足尽热；邪热侵及膀胱，郁热既伤阴又灼伤血络，气化不利，出现尿血。可用猪苓汤、明医堂之双苓汤。

3. 少阴界面最怕阳衰、阳脱、阳亡，此条接第292条“手足不逆冷，反发热者不死”之论述，不但发热，而且是一身手足尽热，加之尿血，说明少阴阳复太过。

4. 临床体会：若膀胱局部的邪热郁而发生了阳明界面的热化，大小便均可出血。如第106条之桃核承气汤。

第294条：少阴病，但厥无汗，而强发之，必动其血，未知从何道出，或从口鼻，或从目出者，是名下厥上竭，为难治。

参悟：

1. 少阴指元气，除了元阳为原动力，就阴而言有肾主水、肾主津液、肾主血。

2. 少阴病阴阳俱损，但厥无汗说明汗之源头匮乏，而厥乃四肢厥冷，属真寒，本气亏虚理应禁汗。若强发汗开腠理，更加耗竭元气。一方面必助本已体阴不足的厥阴风木出现风火相煽，血随风木之气直升而出于上窍，则口、鼻、目出血；一方面表现为在下之阳虚阴寒更盛，生机萎顿。元气已有被榨干之端倪，气血阴阳不交通，名下厥上竭，故难治。

第295条：少阴病，恶寒，身蜷而利，手足逆冷者，不治。

参悟：

1. 此条为内外表里纯阴无阳，故曰不治。而第288条除了里寒，用“手足温”说明阳气渐复故曰可治。

2. 手足厥冷不过肘膝说明微阳未绝，厥阴病多见。

第296条：少阴病，吐利，躁烦，四逆者死。

参悟：

1. 凡曰死、不治或难治，必涉及师父学术思想的先后天两本，一为先天肾气重在先天起点坎中一丝阳爻，即元阳、真阳；一为后天胃气，即脾胃中气。二者互为其根。此条病机为独阴无阳，必死。

2. 吐利重在后天胃气，中气斡旋失常，此条根源在釜底火元阳虚衰，症状反映后天胃气将绝。

3. 对于四肢厥逆，师父在临床用触诊法依据是否冷过肘膝以判断阳气的强弱，此条反映中阳、元阳俱衰，即先后天两本俱绝于里。

4. 躁乃里阴寒盛，逼阳外浮，烦乃里阴寒致阳邪内扰，躁烦以肢体躁动不安为主，第296条先躁后烦，反映阴阳离脱。烦躁以热证多见，这两证的区分是判断真假寒热的关键，尤其对危重患者尤为重要。其中躁重于烦。

第297条：少阴病，下利止而头眩，时时自冒者死。

参悟：

1. 人身阴阳离决有许多象，“气一元，象万千”，第297条乃元气阴竭于下而阳脱于上的表现。

2. 头为诸阳之会、清阳之府，脑为髓海。第297条利止并非向愈，而是无物可下，后天胃气将绝，阳根绝于下也。精气竭又出现了厥阴风木直升的头眩而时时自冒，阳脱于上。人之根本下绝上脱，主死。

3. 利止阳回则生，利止阴尽则死矣。

第298条：少阴病，四逆，恶寒而身蜷，脉不至，不烦而躁者，死。

参悟：

1. 此条综合了292、294、295、296、297五条属死证的典型症状。

2. 脉不至反映生命的根气、中气、萌芽三要素已绝，危重患者可触下三部脉——太溪、太冲、趺阳，此三脉不至，加之只躁不烦，已到了有阴无阳、生气将绝、神欲离散的程度，必死。

第299条：少阴病，六七日，息高者死。

参悟：

1. 少阴肾对应元气，为生气之根、阳根之所。肺为气之标，肾为气之根。呼出心与肺，吸入肾与肝。

2. 少阴病六七日，历经一个周期规律，若向愈应阳回气纳，阳根渐深固，厥阴体阴渐充足，升发渐和缓有序，第299条反出现阳根被拔，厥阴疏泄无度，为元气将脱之出多入少的垂危阶段，属现代医学的呼吸衰竭，故曰死。

第300条：少阴病，脉微细沉，但欲卧，汗出不烦，自欲吐，至五六日自利，复烦躁，不得卧寐者死。

参悟：

1. 少阴病之“脉微细沉、但欲卧、汗出不烦、自欲吐、至五六日自利”属一派里阴寒、外阳浮、甚则阳亡之势，欲吐已累及后天胃气。

2. 凡少阴病出现吐利，涉及水饮、寒水、寒湿等有形、无形之气。须同时考虑先后天两本。胡希恕老认为少阴之里为太阴，实是河图运行以土为中心论之理。因少阴元气坎卦坎为水，太阴之上，湿气治之，肾为胃之关，先天肾气全赖后天胃气的滋养灌溉，而釜底火又是釜中火之根，二者互为其根，此条症状说明两本危如累卵。

3. 不烦，阳根未拔，依据原文症状排序，此时虽阳外浮，但未至生死顷刻，一个周期规律未见少阴阳复寒减，反在欲吐的基础上又出现下利，说明少阴里的阴寒更甚，由不烦转烦躁说明水寒龙火飞，浮阳在外，阳根被拔。此时再加阳不入阴之不得卧寐，阴阳离决之势已成，故曰死。

4. 少阴为一身阴阳之枢，正是因为少阴坎卦元气中的中一阳爻乃先天起点，此火一动，四维升降各循其道，生命欣欣向荣。少阴病只要此阳能回，萎顿的生机顿醒。有阳则生，无阳则死，独阴不生故也。

第 301 条：少阴病，始得之，反发热，脉沉者，麻黄细辛附子汤主之。

麻黄细辛附子汤方

麻黄二两（去节），细辛二两，附子一枚（炮，去皮，破八片）。

上三味，以水一斗，先煮麻黄，减二升，去上沫，内诸药，煮取三升，去滓，温服一升，日三服。

参悟：

1. 少阴元气其中之一的表达为终之气太阳寒水之气。少阴与太阳相表里。此条乃表里同时受寒邪所伤后出现了腠理闭塞，既需治里扶阳，又需治表开闭，表里之间又需一个二传手沟通，将因寒闭塞之腠理温通，属典型的既托又透之法。故师父李可老中医将麻黄细辛附子汤作为从最里少阴到最表太阳托透法的代表方。

2. 少阴病脉沉反映最多的是阴寒证，第 301 条初得病发热前加一“反”，说明非少阴本位本气之热，而是太阳表闭之热，而太阳表闭之源乃少阴阳虚，属寒邪直中少阴。配细辛说明汗孔即气孔、毛孔、玄府、鬼门这一腠理的闭塞。故细辛是一二传手，将附子之力借细辛宣通传给麻黄，表里同治。

第 302 条：少阴病，得之二三日，麻黄附子甘草汤微发汗。以二三日无

里证，故微发汗也。

麻黄附子甘草汤方

麻黄二两（去节），甘草二两（炙），附子一枚（炮，去皮，破八片）。

上三味，以水七升，先煮麻黄一两沸，去上沫，内诸药，煮取三升，去滓，温服一升，日三服。

参悟：

1. 与第 301 条相比，此条患者的本气更少，疾病的反应时间也长了，非始得，乃是二三日后未见少阴里阴寒的呕、利、厥逆、烦躁，对应原文“二三日无里证”，说明病势较前一条为缓。

2. 同用太阳、少阴表里双解之汗法，却用了“微发汗”三字，故用药差异在沟通表里之间的药，由急温少阴、散寒开闭之细辛换成了炙甘草，温益土气以伏火，从而增强元气，配麻黄宣通腠理、开表闭。同样是由至里之少阴到至表之太阳的托透大法，但因本气不同，用药宜缓，且用的是“火生土，土伏火，土载木”之理，遵循的依然是河图运行以土为中心论的天地规律。

第 303 条：少阴病，得之二三日以上，心中烦，不得卧，黄连阿胶汤主之。

黄连阿胶汤方

黄连四两，黄芩二两，芍药二两，鸡子黄二枚，阿胶三两。

上五味，以水六升，先煮三物，取二升，去滓，内胶烊尽，小冷，内鸡子黄，搅令相得，温服七合，日三服。

参悟：

1. 第 303 条少阴热化证之方对应朱雀汤。病机为南方离卦位的外二阳爻太过明亮，按圆运动一气周流，此条离火太过不济肾水，必涉及离卦中一阴爻土之不足、东方木生火太过两条病机线路。

依标本中“少阴之上，热气治之”，心肾同属少阴，故此条论述的是心、肾少阴的热化证。

2. 为何只表现出“心中烦，不得卧”在上之火证？分析如下：一，依据“肾主藏精、身之本精也”之理，肾精不足属阴虚，阴虚生热，手足同经一气贯通，邪热上扰心神；二，依据“君火之下，阴精承之”，肾精不足，在上之心火必盛，出现了水火相互失济的恶性循环，而火性炎上乃自然属性，故均导致心烦、失眠。

3. 离卦中一阴爻来源于先天坤卦土，故对治外二阳之太过的药应具有恢复沃土的功能，土之肥沃属阴者，在人身上对应土中之液津血精四者，故治疗重在两个方面，一为清心火，一为增强土中液津血及肾精的化生。清热药易理解，兼顾增强土及肾两方面阴精的药相对难理解。从临床和生活体会详述方药如下：

（1）黄连泻火，为君。

（2）黄芩清热毒，配黄连清上焦心、肺、三焦之火以除烦。

（3）芍药降甲胆、收阴气而泄营热，截断生热之源，具有既可深固阳根（在第303条体现为壮肾水），又可助乙木和缓有序的升发从而截断木生火太过的双相作用。

（4）鸡子黄，鸡属酉金，对应巽卦位之木。鸡子黄外有极薄之膜，其气厚，并具涵育真阴之功，水足、阳潜、风定，心火自降；另因其内禀南方火色，火为土之母，故此物亦可培养中气，进而生津、化液、养血，使燥涸之土得以滋润，既可载木定风，又可发挥土之渗灌之力，增强肾精化生。体弱者或年老者脾胃虚弱时，食用沸水泼鸡蛋，再用慢火炖，可滋养身体即此理。两个方面均有助心肾相交之功。细思南方产妇食用之猪脚姜醋蛋中，蛋清日久发硬，而蛋黄却不会，有助理解其功效。

（5）阿胶补血之功缘于其具有导液、浚血之源的功效。阿胶配鸡子黄，但使液津血渐复，补脾精、滋燥土，一可助君火承降，二可增强肝体以息风，截断木生火太过之势，心火自能下济肾水。

归纳：心气得下交于肾，肾气得上交于心，这是此条方的目的。此乃人身水火不济的一条病机线路。是少阴界面的特性。涉及肾水、肾精用药的差异。

第304条：少阴病，得之一二日，口中和，其背恶寒者，当灸之，附子汤主之。

附子汤方

附子二枚（炮，去皮，破八片），茯苓三两，人参二两，白术四两，芍药三两。

上五味，以水八升，煮取三升，去滓，温服一升，日三服。

参悟：

1. 少阴对应肾、冬、元气，为一点真阳居于二阴之中。病至少阴，本气已很弱，多阴寒证。因肾少阴之脉循喉咙、夹舌本，故少阴病有口干、舌燥、咽痛、心烦不得眠等热证。此条云“口中和”，说明无燥、无渴、无痛，反映病机属阳虚有湿。

2. 背为阳之府，乃足太阳膀胱经、督脉所过之处，结合病机线路1，“背恶寒”明确了阳虚寒盛，非第169条阳明白虎人参汤证之背微恶寒，其机理是太阳表虚寒，而此太阳表虚寒的源头是阳明里实热。这是临床非常常见的病机，也是最易混淆的病机。

3. 灸法对治陷下之寒，可助阳消阴。

4. 口中和，虽无热，但第304条并未给出更多的阴寒证表现，说明有从生生之原处因阳虚而水气逆上顶在南方，形成水热气结，同时釜底火不足导致太阴土虚生湿。此乃茯苓、芍药、白术三药使用之理，但三药源头为元阳不足，故用附子启动原动力，量为二枚。

5. 发生元阳不足、水湿随甲胆逆上，说明其人中土气虚，故配人参。此乃附子汤茯苓、芍药、白术、附子、人参五药之理。

第305条：少阴病，身体痛，手足寒，骨节痛，脉沉者，附子汤主之。

参悟：

此条用方同第304条。虽有身体痛、骨节痛（麻黄八证之二），但手足寒、脉沉则非太阳表麻黄汤证，属少阴阳虚阴盛之寒凝经脉。少阴阳虚所致疼痛说明有水湿随风木之气逆上，壅阻南方为水热气结。中土气虚机理见第304条。两条病机相同，亦为附子汤主之。

第306条：少阴病，下利便脓血者，桃花汤主之。

桃花汤方

赤石脂一斤（一半全用，一半筛末），干姜一两，粳米一升。

上三味，以水七升，煮米令熟，去滓，温服七合，内赤石脂末方寸匕，日三服。若一服愈，余勿服。

第 307 条：少阴病，二三日至四五日，腹痛，小便不利，下利不止，便脓血者，桃花汤主之。

第 308 条：少阴病，下利便脓血者，可刺。

参悟：

1. 少阴下利自然属虚寒证。寒甚伤及血脉，不但导致寒凝血瘀，同时也可出现因阳虚气不摄血的出血，第 306 条即此病机。

2. 脓之形成必与土气相关，便血必伤液津。而 306、307 两条均出现了大肠滑脱、关门不固，故治疗首为固脱止泻而用重剂赤石脂。土中液津不足，失去兜涩作用，除了固脱，亦需养中、益气、滋液，故用粳米。大肠滑脱因中土液津不足，中阳必馁，故用少量干姜暖土止血。师父用紫油桂、赤石脂治久利。对治虚寒性便脓血，临床可以考虑用理中汤或附子理中汤加田七粉。阴证转阳酌加清解之品。

3. 第 307 条少阴病到了四五日，未见阳复之热证，出现了“腹痛，小便不利，下利不止”，说明阴寒进一步加剧，阳气失去温化、蒸腾水液的作用，水渗大肠则下利不止，三焦气化无力则小便不利。此时再出现因阳虚气不摄血、气不统液的便脓血，病机仍属虚寒，急须固脱止血。方亦用桃花汤。

4. 第 308 条乃少阴下利热化证。故用刺法袪邪散热。

5. 现代之溃疡性结肠炎、直肠炎均可出现下利、便脓血。已不是简单的桃花汤证了。立足凡病皆为本气自病，少阴阳虚是根，但因元阳虚、阴血化生不足，及元阳是中阳之根，元阳虚则脾胃中气生化运载能力下降，不仅只出现阳虚生寒生湿、水饮不化之症。依土能生万物之理，土气不足后六气之病皆可内生，便脓血同样是寒热虚实夹杂证。

第 309 条：少阴病，吐利，手足逆冷，烦躁欲死者，吴茱萸汤主之。

参悟：

1. 此条反映的是少阴病元阳不足的阴寒证，因有里阴寒之“吐利逆冷”，其与四逆汤的区别重在条文中的“手足逆冷”，非四肢厥冷，由此细微差别，病机方药完全不同。故第 309 条论述的是元阳不足后生机、萌芽失其温煦，升发无力而下陷于土中，形成了厥阴久寒。

2. 元阳不足，依戊癸合化为火之理，釜底火不足则中阳不足、胃中寒。如此在共同的元阳不足的前提下出现了肝胃俱寒，并成为主要矛盾。故治疗上除了温肝胃之寒外，重在益土，吴茱萸汤配伍也是土载木大法的体现。

3. 元阳不足、肝胃俱寒，上吐下利、手足逆冷易理解，“烦躁欲死”的机理为厥阴寒极，一丝微阳内陷土中，欲伸不能，生机欲勃发而又无力挣脱阴寒之压抑。

4. 既然此一丝微阳能与阴争，说明只是土中阴寒甚，文中的“手足逆冷”非冷过肘膝之重证、死证，故化此厥阴寒冰、温中降逆成为治疗的首要任务。

5. 厥阴属木，久寒乃因土气之虚，风木之气内陷其中，凝滞气血津液，木土不和，升降乖乱。治疗大法依然遵循天地规律之土载木。君药吴茱萸破厥阴寒并温中降逆，此药开破之力极大；扶益土气之药为人参、大枣、生姜，重点在气津液，生姜重用六两，散寒温胃止呕，并对治寒冰被温化后出现的大量寒水之气。

第 310 条：少阴病，下利，咽痛，胸满，心烦，猪肤汤主之。

猪肤汤方

猪肤一斤。

上一味，以水一斗，煮取五升，去滓，加白蜜一升，白粉五合，熬香，和令相得，温分六服。

参悟：

1. 临床若见三阴病之咽痛，及患者易感冒首发症状为咽痛，服用抗生素或清热解毒药咽痛难愈者，首先考虑少阴病，因手足少阴经脉均过咽喉，有热邪在上则出现此症。

2. 少阴水寒龙火飞，水浅不养龙，火邪循经刑咽，均有咽痛。

3. 第 310 条病机为土虚而涸，液津不足，此时少阴水火不能相交，出现水在下的下利，热在上的扰心胸咽。故治法不在温下清上，而是治疗土之虚与涸。

4. 肾属水脏，为阳根之所，猪属水畜，其肤液津最足，为君药；白蜜益中焦脾胃之气、上润肺燥，肺胃阳明不燥而降，土金合德，上之邪热无源自消。白粉熬香益中气，三药煮、熬、和后使虚燥的土气得以滋润，人身水火自然相济。同时水之上源恢复，阳明阖坎水足，元气增强，则下寒上热无源。

第311条：少阴病，二三日，咽痛者，可与甘草汤，不差，与桔梗汤。

甘草汤方

甘草二两。

上一味，以水三升，煮取一升半，去滓，温服七合，日二服。

桔梗汤方

桔梗一两，甘草二两。

上二味，以水三升，煮取一升，去滓，温分再服。

参悟：

1. 第311条为少阴热化证，属阴火，不宜苦寒清解。

2. “少阴病，二三日，咽痛者”为什么与一味生甘草？其理为少阴坎卦元气的形成规律为“火生土土伏火”，此条病机为伏火的土先虚后生热化毒，故此条直接用益土清热解毒之国老——甘草。

3. “不差”说明土虚下陷、火邪郁伏土中，故配一能入土中、升提中气、升散火邪又能开降肺气、散结排脓之桔梗，肺胃阳明得降，土金合德恢复，失常之圆运动自复。

4. 第311条对临床的帮助是这一病机线路说明可利用此二药对治火毒而增强肾水。

第312条：少阴病，咽中伤，生疮，不能语言，声不出者，苦酒汤主之。

苦酒汤方

半夏（洗，破如枣核）十四枚，鸡子一枚（去黄，内上苦酒，着鸡子壳中）。

上二味，内半夏，著苦酒中，以鸡子壳置刀环中，安火上，令三沸，去滓，少少含咽之，不差，更作三剂。

参悟：

1. 第312条亦为少阴热化证，已见热盛腐肉，但根本为元气虚弱，土虚生热，又阳明不降，热燥二邪使咽部津液凝滞成痰瘀，其进一步郁而化热，导致生疮。虽然本虚，但属急症，打开此结发出声音为首要治法。本条同第311

条，不宜苦寒清解。

2. 李可中医药学术流派国家传承基地医生遇此病用的是师父李可老中医专辑讲的方法治疗。临床体会：开声后会出现风寒郁热之邪，自当随证治之。

3. 鸡蛋清滋阴润燥中有宣散浊气之功。苦酒是醋，可伸郁阳，有解毒、行瘀、敛疮的作用，广东从化米醋用于产妇或百姓冬季调养之品。半夏为主药，对治的正是生疮局部肉中绞结之燥气，虽为辛温之药，却能发挥"辛以润之，致津液，通气也"的功效，直达病所打开气结，与蛋清、苦酒相配，共奏滋阴润燥、酸敛辛散、化痰行瘀、开闭降浊之功。

第 313 条：少阴病，咽中痛，半夏散及汤主之。

半夏散及汤方

半夏（洗），桂枝（去皮），甘草（炙）。

上三味，等分，各别捣筛已，合治之，白饮和，服方寸匕，日三服。若不能散服者，以水一升，煎七沸，内散两方寸匕，更煮三沸，下火，令小冷，少少咽之。半夏有毒，不当散服。

参悟：

1. 少阴咽痛与肺胃阳明相关。燥热逆上，阳明不降，无论阴虚生热还是阳虚生寒，均可形成阳明燥结。第 312 与第 313 条均用半夏之辛温，犹如"挖土机"而开此结。结合半夏秫米汤，临床体会半夏一药可作用于少阴、太阴、阳明三个界面。

2. 形成此条咽中痛之源为土虚生寒、土失载木，风木之气下陷之后直升，壅阻于咽部，阳明不降，燥结形成。开此局部肉中即土中燥结乃半夏之"挖土机"功用，升提下陷之风木之气乃桂枝之用，温益土气为炙甘草之用。

第 314 条：少阴病，下利，白通汤主之。

白通汤方

葱白四茎，干姜一两，附子一枚（生，去皮，破八片）。

上三味，以水三升，煮取一升，去滓，分温再服。

参悟：

1. 凡少阴下利，必为阴寒内盛、寒水下注。此条用白通汤说明元阳被重重阴寒压抑于下，欲通此阳，在附子、干姜破冰回阳的同时，加一能入人身少阴阳根所居之处而散郁气、宣腠理、引阳出的葱白，则阳复寒退。

2. 葱白通肺以行营卫阴阳，入少阴处通阳散郁、宣腠理，临床本气相对弱者，托透风寒之邪亦常用之。

第 315 条：少阴病，下利脉微者，与白通汤。利不止，厥逆无脉，干呕烦者，白通加猪胆汁汤主之。服汤，脉暴出者死，微续者生。

白通加猪胆汁汤方

葱白四茎，干姜一两，附子一枚（生，去皮，破八片），人尿五合，猪胆汁一合。

上五味，以水三升，煮取一升，去滓，内胆汁、人尿，和令相得，分温再服。若无胆，亦可用。

参悟：

1. 继第 314 条用白通汤后，下利、脉微未改善，伴厥逆乃少阴阳虚寒盛本有之症，微脉转无脉说明阴寒进一步加重，元阳无力振奋，同时又出现了阴寒逼阳至膈上，胃气不降则呕，扰神则烦，此时应遵循“甚者从之”治法，加人尿引浮阳直入至阴之地，猪胆汁为水畜之精汁，苦寒不伤阳，引膈上之阳下入肾中，故呕烦无源，且二药可骗过膈上之假热、引阳药入阴，干姜、附子才能由上焦而入中焦、下焦，发挥散寒温阳回阳之功。

2. 师父遇此类情况常用偷渡上焦之热药冷服法，于每天子午时初刻冷服。

3. 少阴病已至格阳之危证，阳复寒退向愈体现在脉象是脉微续；若脉暴出，犹如烛尽焰高，孤阳飞离，主死。

第 316 条：少阴病，二三日不已，至四五日，腹痛，小便不利，四肢沉重疼痛，自下利者，此为有水气，其人或咳，或小便利，或下利，或呕者，真武汤主之。

真武汤方

茯苓三两，芍药三两，白术二两，生姜三两（切），附子一枚（炮，去皮，破八片）。

上五味，以水八升，煮取三升，去滓，温服七合，日三服。若咳者，加五味子半升，细辛一两，干姜一两；若小便利者，去茯苓；若下利者，去芍药，加干姜二两；若呕者，去附子，加生姜，足前为半斤。

参悟：

1. 此条少阴病的特点体现在表达元气的太阳寒水之气这三个要素：一是阳虚阴寒内盛，阳不化水，寒水之气上泛、下注，随三焦缝隙、腔隙、腠理、毫毛内停；二是釜底火不足致中阳不足，土中虚寒湿内生；三是寒水之气随厥阴风木之气直升，壅阻于局部南方，形成水热气结。第 316 条与第 82 条病机相同，症状不一。

2. “少阴病，二三日不已，至四五日”，说明病势继续向里发展，为原文的“此为有水气”，从而出现了上述三条病机线路。

3. 腹属太阴，主四肢、肌肉，四肢为诸阳之本，阳虚寒凝，寒湿阻滞经脉，气化不利，故有腹痛、小便不利、四肢沉重疼痛；其中四肢疼痛说明寒湿内停后已经出现了水热气结之热化，热之源头为甲胆失降，此乃茯苓、芍药、白术三药使用之理。附子启动原动力、温益元阳，生姜温散土中寒水之气。第 305 条附子汤治身痛、骨节疼痛也用茯苓、芍药、白术组药。

4. 如果涉及元气之别使三焦的功能，依“三焦膀胱者，腠理毫毛其应”，真武汤已具托透之功，可用之。

5. 咳为少阴寒水犯肺，依小青龙汤用药之法度，“姜辛味”温敛肺气、散寒蠲饮，因水饮乃元阳不足所生，而且此饮随厥阴风木直升壅阻于胸肺，但未形成燥结痰饮，故此条咳与呕未用半夏，只用生姜降逆；呕为寒水在中土，故去附子，重用生姜半斤散寒水之气、温胃降逆。下利者，涉及中土太阴虚寒，故去芍药，防其伤阳，加干姜；小便利者，说明水道未伤，故去茯苓之利。

第 317 条：少阴病，下利清谷，里寒外热，手足厥逆，脉微欲绝，身反不恶寒，其人面色赤，或腹痛，或干呕，或咽痛，或利止脉不出者，通脉四逆汤主之。

通脉四逆汤方

甘草二两（炙），附子大者一枚（生用，去皮，破八片），干姜三两（强人可四两）。

上三味，以水三升，煮取一升二合，去滓，分温再服，其脉即出者愈。面色赤者，加葱九茎；腹中痛者，去葱，加芍药二两；呕者，加生姜二两；咽痛者，去芍药，加桔梗一两；利止、脉不出者，去桔梗，加人参二两。病皆与方相应者，乃服之。

第370条：下利清谷，里寒外热，汗出而厥者，通脉四逆汤主之。

参悟：

1.《灵枢·经脉第十》云：“谷入于胃，脉道以通，血气乃行。”说明通脉重在胃气。《伤寒论》第317和370条“里寒外热”属格阳于外，面赤者为戴阳危证。故所有热象之源均为少阴阳虚，里阴寒盛。但此条文未写四肢厥逆或厥冷，而是手足厥逆，说明中阳虚较四逆汤证为重，故干姜加量为三两（强人可四两）；中阳之根——元阳不足者，用附子大者一枚（生用），即干姜、附子均较四逆汤用量大，炙甘草守二两不变，此乃脉以胃气为本及河图运行以土为中心论之理。本方为破阴回阳急救之法。

2. 手足厥逆与四肢厥逆在此条文的差别体现在见证之加减用药上。腹中痛者，去葱加芍药二两，芍药在三阴阴寒证中使用，必是出现了土失载木、甲胆逆上向阳明方向发展化热之势。既然里阴寒，干姜、附子较四逆汤增量。

为何腹痛不是像真武汤证下利去芍药？分析如下：第317条格阳于外是人最易感知和眼见为实之象，此种阴寒除了格阳于外，在内之元阳被重重寒冰所困后，反会表现出人之生机初之气中甲胆之气先内陷于土中，之后再逆上，欲伸不能表现为木土不和之腹痛。腹痛因寒，对治有大量干姜、附子，热之源在甲胆，故用芍药。

3.“面色赤加葱九茎”同白通汤解，呕加生姜同真武汤解，因此条浮阳在外，故未去附子。咽痛去芍药加桔梗说明水土均寒，逼火刑咽故用桔梗开之降之。利止脉不出者，气津血俱亏，故去桔梗加人参益元气以复脉。有的医家认为通脉四逆汤必用人参，非或然证。

第318条：少阴病，四逆，其人或咳，或悸，或小便不利，或腹中痛，或泄利下重者，四逆散主之。

四逆散方

甘草（炙），枳实（破，水渍，炙干），柴胡，芍药。

上四味，各十分，捣筛，白饮和服方寸匕，日三服。咳者，加五味子、干姜各五分，并主下利；悸者，加桂枝五分；小便不利者，加茯苓五分；腹中痛者，加附子一枚，炮令坼；泄利下重者，先以水五升，煮薤白三升，煮取三升，去滓，以散三方寸匕，内汤中，煮取一升半，分温再服。

参悟：

1. 此条少阴病之理解需参悟《灵枢·本输第二》所言“少阳属肾，肾上连肺，故将两脏”这句话，此中少阳指生生之原——阳气的启动力。人身少火生气之力之宅窟在肾，一日中人身初之气生于寅，寅时肺经当令，故一日中人之生机活力这一少火生气之力体现于肺。一旦这一少火被抑，形成阳郁不达，在内必有一为肺对应的太阳失开、其气下陷；二为肺对应的阳明不降、气机郁滞；三为肺对应的太阴虚寒；四为肺对应的少阳即初之气东方甲乙木中甲胆不降、乙木下陷。上述病机共同形成土中寒热气结、气滞实证。

四逆散证之根在少阴坎卦元气，应重点理解坎卦中一阳爻为先天起点，在人身上为元阳，为生命的原动力。师父曰：“此火一动，四维升降各循其道。”此火体现为人身少火生气之力。此阳一旦被压抑形成阳郁实证，便是此条方证。

2. 第 318 条病机为少火生气之力被压抑、难伸舒，阳气郁憋在里化热，导致阴阳气不相顺接，从而出现了四肢逆冷。

3. 少阴阳气从地下水阴中通过土气太阴阳明借厥阴风木之气升发，故阳郁之部位在土中。阳气郁而不升，壅阻土中，土不载木，风木下陷为寒，甲胆在局部逆上为热，故形成土中寒热气结。升散、打开此寒热气结，需借助少阳枢转之力，此为用柴胡之理；甲胆逆上用芍药；气有余便是火，向阳明方向发展的气滞实证用枳实；木气失常，遵循自然规律，治法为益土载木，用炙甘草。尽管是阳郁不达之实证，根源为少阴阳虚，故益土之药用炙甘草而非生甘草。

4. 少阴阳郁不达，元阳不化水饮，上焦心肺之阳不足，水饮上泛，咳用干姜、五味子温化寒饮、温敛肺气；悸用桂枝通阳强心降逆；小便不利者用茯苓淡渗；腹中痛属元阳不足，用附子直温之；泄利下重者，属局部厥阴下陷之壅阻气滞实证，用薤白开结散滞升陷。

第 319 条：少阴病，下利六七日，咳而呕渴，心烦不得眠者，猪苓汤主之。

参悟：

1. 坎为水，因人身阴阳一气以阳为主，故少阴多阳虚阴盛证。此条乃肾水不足、邪水内停，但其阴虚非引火汤之肾水不足，而是有水湿、有阴液，但阴液运行蹇涩，无法化血，表现出阴分不足、液津亏损。这是猪苓汤理解的难点。如何恢复正常的阴津是关键。故用阿胶独有的"洁水之流，浚血之源"以导液益血，达和血滋阴、除风润燥、化痰清肺、利小便、调大肠之功。《本经疏证》曰："仗其取气熏津灌之皮，假水火烹炼成胶，胶成之后，随亦水消火熄，恰有合于澄水使清，各归其所，俾外廓之气悉会于中，中宫之津，得行四末，流澈则源自清，外安则内自定也。"

2. 临床下利、渴、呕三症反映水饮内停，结合"第223条：若脉浮，发热，渴欲饮水，小便不利者，猪苓汤主之。第224条：阳明病，汗出多而渴者，不可与猪苓汤。以汗多胃中燥，猪苓汤复利其小便故也"，说明猪苓汤治津液亏损、水饮内停、水热气结证。

3. 凡呕、利必与中土相关，中土包括太阴、阳明，一湿一燥，此条土气阴阳俱不足，既燥又湿，二者相互绞结形成了土中湿热，方中用滑石分消湿热，行三焦、开邪出路，滋养无形以行有形。

4. "猪苓、茯苓、泽泻"组药可对治阴阳两虚之水道不利。贯通上下、伐肾浊、清降相火非泽泻莫属；利水下行、安虚阳内扰之烦、理先天元气非茯苓莫属；通彻上下、由里出表而开腠理、利水通阳，非色黑之猪苓莫属。三药对治水热气结正合三焦之功。故此三药配温阳或益阴之药，均可增强三焦元气之别使、拓宽水火道路的功效，可同时对治水火两邪。

5. 五苓散、猪苓汤两方利水虽同，寒温迥别，但病机均为水热气结，五苓散证水邪大于热邪，猪苓汤证则热邪大于水邪。

第320条：少阴病，得之二三日，口燥咽干者，急下之，宜大承气汤。

参悟：

1. 少阴热化基本特点为水寒龙火飞或水浅不养龙，元阳由终之气被逼至五之气阳明界面。宜用大承气汤者，此阳明界面理解为第184条居中主土的阳明内涵，形成了痞满燥实坚大实热证，应急下存阴救津，依"阳明阖坎水足"之理可扭转局势。

2. 第 320 条口燥咽干的少阴热化证发生在“得之二三日”后，立足凡病皆为本气自病，说明此类人先天禀赋土气的特点为土虚、易生热化火成毒，这样的土“伏火之力”必不足，化合而成的坎卦元气中的相火易离位。故此类人患少阴病易出现土不伏火、水不济火，只不过此条以火邪循经上炎反映已经形成阳明大实热证而已。治法为急下泄热毒、救肾水、增胃津，宜大承气汤。

3. 临床意义在于截断病势，凡遇此类先天禀赋特点的患者，应及早加强开南方、清血热、泄营热、降甲胆之力，可截断向阳明大承气汤证发展的病势。若有宿食直接用大黄。

4. 320 ～ 323 四条原文用的都是“宜大承气汤”，此乃因形成阳明腑实热证的源头在少阴元气不足，泻的是实热，恢复的是坎卦元气，故“阳明阖坎水足”是天地生命规律。

第 321 条：少阴病，自利清水，色纯青，心下必痛，口干燥者，可下之，宜大承气汤。

参悟：

1. 少阴热化基本特点为水寒龙火飞或水浅不养龙，元阳由终之气被逼至五之气阳明界面。宜用大承气汤者，此阳明界面理解为第 184 条居中主土的阳明内涵，形成了痞满燥实坚大实热证，应急下存阴救津，依“阳明阖坎水足”之理可扭转局势。

2. “自利清水、色纯青”一症看似属寒，实则属热结旁流。青色属肝寒，这与太阴已土、厥阴肝木相关。戊土胃、甲胆均已实化、热化，导致与之相表里的已土之气无法载乙木之气，乙木下陷后不断疏泄仅存的胃津，出现下利清水。津液已虚耗至无法上承，故口干燥，而心下由于阳明腑实热壅阻、胃胆不降，故必痛，属用下法之急重症。此条除了实热，尚表现出乙木下陷、已土虚弱，故也是“宜大承气汤”。

第 322 条：少阴病，六七日，腹胀不大便者，急下之，宜大承气汤。

参悟：

此条腹胀不大便是典型的痞满燥实坚之大实热证的症状。治以急下存阴救津。

第323条：少阴病，脉沉者，急温之，宜四逆汤。

参悟：

此条少阴对应师父李可老中医提出的先天肾气。立足凡病皆为本气自病，则一首四逆汤可通治百病，此论先天肾气。坎中一点真阳乃人身之本。本寒急温之，宜四逆汤。详见前四逆汤解。

第324条：少阴病，饮食入口则吐，心中温温欲吐，复不能吐。始得之，手足寒，脉弦迟者，此胸中实，不可下也，当吐之。若膈上有寒饮，干呕者，不可吐也，当温之，宜四逆汤。

参悟：

1. 少阴元阳不足，除了有形或无形寒水之气随初之气厥阴风木直升，临床另一常见规律分二种证型，一是阳虚为主阴虚为辅，二是寒湿阴霾之气逆上，二者可以表现为寒证，也可因壅堵于局部南方而化热，均表现为气机有升无降。原文“饮食入口则吐，心中温温欲吐，复不能吐。始得之，手足寒，脉弦迟者，此胸中实，不可下也，当吐之”属上焦寒实为主，依“高者越之”，用吐法打开气结。临床常见部分患者药后气结打开，会出现吐大量黏涎、口水，即与此条病机相同，但病情较本条较轻，病势较缓。

2. 干呕乃寒水之气上泛胸膈，属元阳虚、阳不镇阴，直温之，宜四逆汤。临床也可用三阴寒湿方。

第325条：少阴病，下利，脉微涩，呕而汗出，必数更衣，反少者，当温其上，灸之。

参悟：

1. 少阴下利，阳虚伤津，脉微属阳虚，脉涩属血少，血之生成之源乃津液和调，血之化生之根在中气脾胃。故第325条反映了阴阳俱损。

2.“呕而汗出”为阴阳俱损，既然是少阴病，结合病机线路 1 属先天肾气虚衰，现在又出现了后天胃气的受损，若二者皆虚寒，必数更衣。但第 325 条不是单纯的阳虚寒盛，而是出现了浊阴逆上，清阳不升而反下陷，欲便却因阴阳俱损而无物可下。

3. 依据先后天两本互为其根，325 条的治法应先复后天胃气，治太阴保少阴。故“温其上，灸之”应指下焦之上的中焦——中土脾胃中气。

第六节　厥阴病篇

第326条：厥阴之为病，消渴，气上撞心，心中疼热，饥而不欲食，食则吐蛔，下之，利不止。

第338条：伤寒脉微而厥，至七八日，肤冷，其人躁，无暂安时者，此为脏厥，非蛔厥也。蛔厥者，其人当吐蛔。令病者静，而复时烦，此为脏寒。蛔上入其膈，故烦，须臾复止，得食而呕，又烦者，蛔闻食臭出，其人当自吐蛔。蛔厥者，乌梅丸主之。又主久利。

乌梅丸方

乌梅三百枚，细辛六两，干姜十两，黄连十六两，当归四两，附子六两（炮，去皮），蜀椒四两（出汗），桂枝六两（去皮），人参六两，黄柏六两。

上十味，异捣筛，合治之，以苦酒渍乌梅一宿，去核，蒸之五斗米下，饭熟捣成泥，和药令相得，内臼中，与蜜杵二千下，丸如梧桐子大，先食饮服十丸，日三服，稍加至二十丸，禁生冷、滑物、臭食等。

参悟：

1. 厥阴的两个基本特点：一为阴之将尽，一丝微阳；一为人身初之气少火生气之表达。

2. 生病后按《伤寒论》排序特点，厥阴为本气最小的界面，阴寒在内，只有一丝微阳。若有沉寒痼冷，此时破冰通阳、温化厥阴寒冰是扭转局势的关键治法。

3. 生病后厥阴病除了有阴寒盛，中化太过为火则表现为热证。邪气中除了本位本气之风邪，寒邪、火邪常常同时存在，故寒热错杂是厥阴病的一大特点。

4. 厥阴又对应人身初之气，故患病后又是生机和活力下降的体现。立足一日天地规律，初之气对应日出一刹那的气机运行，而日出之前又恰好是两阴交尽，名厥阴，故“阖厥阴开太阳”用初之气认识这一生机，开到太阳的气机运行也名厥阴，体现的却是少阳。如此日出一刹那之前与之后均叫厥阴。规律使然，日出之后一刹那由夜到日出天亮，共有太阳、厥阴、少阳三个概念的表达。这个是难点。总结为“开到了太阳，起步为厥阴，体现为少阳”。

5. 厥阴初之气运行方式是和缓有序的升发，一旦生病，首先出现的是风木之气的下陷。凡气下陷则为寒，下陷之后甲乙木升降失常，常常见于在六合内的直升、横逆，这样就证明下陷是直升、横逆的源头，故治应扶益厥阴下陷之气，最常用的药是桂枝。风气异常不论是太阳病篇的麻桂柴葛剂，还是芍药甘草汤、甘草附子汤，治法均为益土载木。

6. 根据疾病的普遍规律，在东方，若甲胆逆上，出现脉内邪热，用赤白二芍可对治异常的营热、血热。依据《黄帝内经》营卫体系，此二药可入筋、骨、肉、脉，治法仍然遵循“土载木”大法，这样便形成了一条常见的病机线路——厥阴中气营卫血脉。多见于桂枝汤证类方。

7. 土气虚，土不载木，风木下陷，体现为甲木对应的少阳下陷至一脏五腑至阴土中，形成寒热气结、火毒及土气虚内生之湿邪，导致膈阳明为主的阳明不降，土中燥湿胶结，此为小柴胡汤证形成之理，故首见太阳病篇第 37 条。方中半夏对应太阴、阳明两个界面，打开的是燥湿胶结之气结。

8. 脏厥是死证。病机为五脏生机衰败、精气绝或阳亡、阴竭、气脱。常见阴盛之脉微、肤冷，逼阳外浮、阳气欲脱之“其人躁，无暂安时者”。蛔厥是暂时的阴阳气不相顺接，属脏寒范畴，可统于脾寒。

9. 师父李可老中医提出了“一部《伤寒论》，一个河图尽之矣”及“凡病皆为本气自病”。326、338 两条病机规律是天地一气中少阴坎卦阳虚生寒。水之源乃木之根，此条水木对应的少阴、厥阴均寒，而元阳又为中阳之根，故太阴亦寒，此为乌梅丸方中附子、干姜、花椒使用之理。又因厥阴为日出一刹那的初之气，此条厥阴病其根源是少阴元阳不足，其升发所依赖之中土阳气亦虚。在元阳中阳俱不足而内生寒邪的前提下，厥阴之生机和活力必下降，一气周流的初之气厥阴风木升发之气首先表现为下陷，而能起此陷、扶益厥阴风木之气升发的药首选桂枝。

10. 立足《伤寒论》排序认识疾病规律，第 326、338 条乌梅丸证所论均遵循了厥阴界面本气较少阴界面少的规律，故此条之厥阴寒乃由太阴寒（干姜主之）、少阴寒（附子主之）发展而来。结合麻黄细辛附子汤、当归四逆汤、小青龙汤、大建中汤、己椒苈黄丸、升麻鳖甲汤等方，总结出乌梅丸中当归重在补肝体，人参益气津，细辛对治少阴寒凝气阻反生郁火，花椒对治中土寒凝气壅反生湿秽，黄柏对治土中湿火秽。

11. 本已不足的土气因寒湿壅阻郁而化热，出现了脾陷胃逆的升降乖乱，既导致生虫，又导致中气失于斡旋，出现了对应五脏的脾肝之气下陷、对应六腑的胃胆及膈阳明逆上的下寒上热证。此乃人这一物种禀天地阴阳五行之气而生的共同病机规律。邪自外来如此，邪自内生亦如是。当今社会极少有生蛔、吐蛔之患者，但凡与乌梅丸之病机相同，则泛应曲当。

12. 第 326 条之厥阴病病机规律：土虚，既有寒又有热，尽管元阳不足为本，但厥阴乃阴中之生阳，从中、主阖，一旦发生中化太过的火邪为患，因肝主藏血，不但食气伤津，且热伤血络，反形成实热证。此条之热化乃胃胆逆上，膈阳明失降，相火离位，火耗水少，中下焦虚寒，无法蒸腾、运化、输布水液于上，故渴而饮、饮后又渴，故有"消渴"之症。其邪火一为离位相火，一为土中湿热之火，故以乌梅、黄连为主，黄柏为辅。土虚，土中寒热错杂，土失载木，风木直升，表现为风火相煽；又因手足同经一气贯通，手厥阴心包经亦为相火主之，终致火邪灼津耗气、经脉失濡不通，故有"气上冲心，心中疼热"之症。胃火盛、脾土寒则有"饥而不欲食"。木腐生虫，而生蛔之环境正是此病机，肝胆与脾胃土木不和，蛔闻食臭出，蛔得食上窜膈上，则有"食则吐蛔"。厥阴寒之源乃少阴元阳及中土脾阳不足，兼生寒湿之邪，用下法直接伤损中下焦阳气，寒邪更甚，水湿下注，故"下之利不止"。

总结 326、338 两条矛盾为：上焦热为最重；中焦寒热夹杂次之；下焦寒为最轻，反为根本。此乃乌梅丸中所用药量大小之理。

13. 此两条为土气虚而寒热错杂，气机壅阻，故重用米。粳米乃"禾，木也"，益土而无壅滞之弊，亦为不用生炙甘草之理。温阳开闭杀虫用附子、干姜、细辛、花椒，益气阴、补肝体用人参、当归。而土中湿热之源有两个，一为水寒龙火飞，一为肝胆内寄相火，普遍规律为离位之相火首用乌梅，黄连既可清心胃之火，又能清解土中湿热，此药可通彻三焦湿热邪火。黄柏作用部位以肠胃、中下焦为主，从其靖相火、坚阴之功治疗黄疸、下利二证，则可知黄柏所治之热必因少阴之虚而夹湿。

14. 人之身以膈为中线分上下，上热下寒指膈阳明失降，膈上下阴阳气不相顺接，膈下太阴寒，膈上乃胃热上逆之火。此乃人之疾病规律，也是黄连、干姜组药之理。

15. 第 338 条乌梅丸证体现了厥阴界面典型的寒热错杂病机，原文之旨重在给出厥阴寒热病机线路的源头及对治方药。这是学习《伤寒论》的关键。

16. 属上述病机的久利，乌梅丸亦主之。临床房颤、神经性皮炎、男性乳腺增生也常用此方。对药：干姜黄连、细辛黄柏、乌梅附子。因黄柏靖相火，临床黄柏附子、黄柏乌梅也是常用寒温搭配的组药。

第 327 条：厥阴中风，脉微浮为欲愈，不浮为未愈。

参悟：

1. 此条包涵了日出刹那前后两个厥阴的概念（详解见前）。其最普遍规律为厥阴是六个界面中本气最少的界面，其病多为阴盛阳微，故本位本气虚寒证之脉是沉细微。今微浮反映阴证出阳，开到太阳，里证转表，为向愈；不浮则仍在里，属阴，为未愈。

2. 附：太阴病是脉阳微阴涩而长者，为欲愈；少阴病是脉阳微阴浮者，为欲愈；厥阴病是脉由沉微变成微浮，为欲愈。太阴脉阳微阴涩，反映出后天化生能力的不足，而脉长说明土的生化运载功能增强，后天胃气渐复。少阴脉阴浮说明尺中阳气即元阳复。厥阴脉微浮说明生机显现。

第 328 条：厥阴病，欲解时，从丑至卯上。

参悟：

“丑至卯”是一日当中阳气开始萌动至阳气浮升运行的时辰，对应一个事物萌芽的生发和升发的状态，对应人身界面、五脏即为厥阴、肝，此即张锡纯所曰“人之元气萌芽于肝，肝为元气萌芽之脏”，对应人一气周流圆运动之初之气，故为厥阴病的欲解时。

第 328 条也反映了《伤寒论》太阳病最显著的病机——人之生机初之气厥阴风木和缓有序升发的失常，此乃桂枝汤为《伤寒论》第一方之理。因为桂枝汤表达的是营卫二气阴阳的失常，营属阴，卫属阳，阴虚生热，阳虚生寒，故立足“从太阳病到厥阴病本气越来越少”之理，人患病普遍规律为由表入里、由浅入深、由阳入阴。

临床许多疾病寒热的源头即为东方甲乙木和合一气的失常。热之源头即王松如的观点“肝胆为发温之源”。寒的源头为初之气厥阴风木下陷，若下陷程度较轻，常用扶益厥阴风木之气的药，如桂枝；若下陷表现为太阴之寒，常用药为干姜；若表现为少阴之寒，常用药为附子；若表现为厥阴界面之久寒，常用药为吴茱萸。此种“下陷为寒”只是最简单的一条病机线路和用药，临床如太阴篇的第279条的桂枝加芍药汤、桂枝加大黄汤，两方中包含了厥阴风木之气（甲乙木肝胆）下陷土中，即太阳风寒表虚证桂枝汤证下陷于太阴、阳明两个界面，既有寒，也有热。

第329条：厥阴病，渴欲饮水者，少少与之，愈。

参悟：

1. 此条论述的是厥阴病阳复后出现的渴症，因阳微、中气虚是厥阴病的两大根本病机，此时少火之气刚恢复，渴欲饮水不宜多饮，有两个原因，一为阳气虚，难化水；二为中气虚，难化湿。

2. 若是中化太过为火出现“渴欲饮水，少与愈”，说明热化不重，但毕竟土气亏虚，宜少与之以和其胃气。

第330条：诸四逆厥者，不可下之，虚家亦然。

参悟：

1. 基本概念：凡厥者，阴阳不相顺接，便为厥。厥者，手足逆冷是也。须分清四肢厥的程度，严重者冷过肘膝。这是师父在临床触诊非常重视的一点。

2. 厥阴病阴盛阳微，已由太阴、少阴进入厥阴并出现四逆厥，说明先后天两本的阳气俱虚衰，故不可用下法是原则。

3. 临床若厥阴中化太过为火，表现为离位的相火，同时手足厥冷未过肘膝时，常出现热化至阳明界面的实热证，如第335条“厥深者热亦深，厥微者热亦微，厥应下之，而反发汗者，必口伤烂赤”。在疾病的危重阶段，医者须用心留意，知常达变则少犯错误。

4. 虚家未出先后天两本之虚衰范围，普遍规律亦是寒多热少，故亦不可下。但劳损虚人另一规律是因虚生热，临床体会：从兼具土金合德之肺胃阳明入手治疗是上策。

5. 临床出现四肢厥的另一条病机线路是脉内血热鸱张，脉外卫气失用。恢复阳明本体液津血是治疗此类厥的根本。当然方药须兼具春之发陈、夏之蕃秀之功。

第 331 条：伤寒，先厥后发热而利者，必自止，见厥复利。

参悟：

1. 厥阴病阳微阴盛，又主阖从中，极易热化太过，故厥热胜复是其特点。可参考土载木之天地规律。

2. 凡厥阴界面的阴寒重证（厥、利、呕、哕）均涉及元阳中阳两阳的虚衰。“先厥后发热”体现了一个阳复的过程，“利者，必自止”说明此“利”为寒利，当阴阳自和时利必自止。

3. 从另一角度分析，按《伤寒论》排序，厥阴界面本气最小，故绝处逢生的关键是阳进阴退，阳复则生。《伤寒论》中六个界面都可以出现发热，由厥阴界面的发热转为少阴、太阴、少阳、阳明、太阳界面的发热，均属上述机理。因发热反映阳复或阳进阴退，元气增强，故只要生命之根（元气）增强，即使出现下利，因此时属“正打邪”，利“必自止”。

4. “见厥复利”中的“厥”与“利”反映阴盛阳衰，故再次出现厥说明阴进阳退，寒湿下注而“复利”。

第 332 条：伤寒始发热六日，厥反九日而利。凡厥利者，当不能食，今反能食者，恐为除中。食以索饼，不发热者，知胃气尚在，必愈，恐暴热来出而复去也。后日脉之，其热续在者，期之旦日夜半愈。所以然者，本发热六日，厥反九日，复发热三日，并前六日，亦为九日，与厥相应，故期之旦日夜半愈。后三日脉之，而脉数，其热不罢者，此为热气有余，必发痈脓也。

参悟：

1. 凡厥阴病无论寒热，土虚、土失载木是普遍病机规律，寒证之厥、利、呕、哕均涉及元阳中阳两个，危重程度直接反映先天肾气与后天胃气的存亡。热化证处于标急阶段，可直折其火，如白头翁汤。

2.“后日脉之，其热续在者”反映了中气滋养灌溉了先天肾气，元阳渐复。旦日对应第三天的平旦，夜半即子时三更，丑至卯时天地一气之阳由生至渐渐升发，此与前第328条厥阴病欲解时同理，阳进则阴退，邪衰，病向愈。故原文有“期之旦日夜半愈”。

3.第332条用发热与厥的天数反映厥阴界面阴阳进退的势与力是否匹配，若患者“旦日夜半愈”，说明能顺应天地一日的阴阳消长盛衰变化规律，故可得天助而达阴阳自和。

4.“厥利”“不能食”反映元阳中阳俱虚衰。若能索饼后不发热者，说明后天胃气与谷气匹配，土能伏火，土能载木，厥阴阳复并且未出现中化太过之火，元气得中气滋养灌溉，根气、中气、萌芽生命三要素俱增强。即原文“知胃气尚在，必愈”，亦是《黄帝内经》“有胃气则生，无胃气则死”之理。

5.依“河图运行以土为中心论”“一部《伤寒论》一个河图尽之矣”，若后天胃气绝，土不伏火又失载木，索饼后可能出现突然发热之后热骤退而气衰阳亡，此为除中，即原文“暴热来出而复去也”。

6.“后三日脉之，而脉数，其热不罢者，此为热气有余，必发痈脓也”属厥阴热复太过。根源还是厥阴风木之气下陷土中，产生中化太过之火，此时邪气集中在同属“在里、在内、在深”“同具主阖功能”的厥阴、阳明两个界面，一旦热化便形成局部火实热证，热盛则腐肉成脓、灼伤血脉而发痈脓。

第333条：伤寒脉迟六七日，而反与黄芩汤彻其热。脉迟为寒，今与黄芩汤，复除其热，腹中应冷，当不能食，今反能食，此名除中，必死。

参悟：

1.厥阴病阴盛阳微又易从中化火，寒热错杂是其特点。厥阴又为初之气，其病无论寒热，首先出现下陷，故厥阴寒是其热化、火化之源。

2.“伤寒脉迟六七日”反映此类患者先天禀赋为三阴虚寒，根据原文“与黄芩汤彻其热”，应是病情出现了热化。但此条表达的病机为“阴寒是热化之根”，此时元阳中阳俱衰，与黄芩汤出现“腹中应冷”及“当不能食”，伤阳根及中气也。反能食属中气大虚、土不伏火、浮阳在外的索食。此种情况说明中气将绝，故名除中。无胃气则死，有胃气则生，故原文有“必死”。

3.太阳病篇第81条：“凡用栀子豉汤，病人旧微溏者，不可与服之。”太阴病篇第280条："设当行大黄芍药者，宜减之，以其人胃气弱易动故也。"此两条均强调了后天胃气的重要性。

第334条：伤寒，先厥后发热，下利必自止，而反汗出，咽中痛者，其喉为痹。发热无汗，而利必自止，若不止，必便脓血，便脓血者，其喉不痹。

参悟：

1."伤寒，先厥后发热，下利必自止"属阳复阴退。

2.在病机线路1阳复的前提下出现了"反汗出，咽中痛者，其喉为痹"，此属阳复太过，即厥阴中化太过为火，火邪循经上炎；"汗出"说明已出现了阳明经实热证或少阳火毒证。

3.发热属阳复阴退，病向愈，无汗属津液未从表泄，说明阴气内守，利必自止说明阴阳自和。反之"利不止又发热、无汗"说明阳复太过，由厥阴寒利转为热利。而"便脓血"的原因为厥阴下陷至中央戊已土中发生热化，涉及"肝主藏血""阳明多气多血""阳明本体为液津血"的阴分亏损，因此出现湿热及火邪腐肉化脓、伤及血络的出血。

4."便脓血者，其喉不痹"说明阳复太过，为下病上不病。这也是厥阴界面本气最少的特点和体现，一丝微阳下陷后，热化只发生在下陷的局部。

第335条：伤寒一二日至四五日厥者，必发热。前热者，后必厥；厥深者，热亦深；厥微者，热亦微。厥应下之，而反发汗者，必口伤烂赤。

第336条：伤寒病，厥五日，热亦五日，设六日当复厥，不厥者，自愈。厥终不过五日，以热五日，故知自愈。

参悟：

1.此两条依原文"厥应下之"属厥阴热厥。热在前，厥在后，先热后厥。仲景用厥和热的天数是否一致判断阴阳是否自和。自2013年下半年至今，临床阳明伏热者甚多，且内陷于在里、在内、在深的"居中主土，无所复传"之第184条阳明阳土中。

2.阳明伏热必耗肾水，壮火食气，壮火食精，因汗津血同源，厥阴热厥已发生了阳明热化实热证，反用治表的发汗法，必伤阳明本体之液津血，《素问·热论第三十一》曰“阳明主肉”，故其邪火上炎必口伤烂赤。

第337条：凡厥者，阴阳气不相顺接，便为厥。厥者，手足逆冷者是也。

参悟：

从不同角度认识阴阳：

1. 天地人：人身阴阳分不同时空，大到太虚即无，小到人身最典型的四末与核心五脏。就人肉眼所见，可以说中医学大而无外、小而无内。

2. 人身五体皮肉筋脉骨：同样是阴阳气的顺接，如《素问·阴阳应象大论第五》曰：“故善治者治皮毛，其次治肌肤，其次治筋脉，其次治六腑，其次治五脏。治五脏者，半死半生也。”

3. 手足十二经脉：十二经脉交接于手足末端，且井穴乃人与天地阴阳交通之处。

4. 四季五方一元气之周流是一年天地规律的阴阳气顺接。每季又分孟、仲、季之阴阳气顺接。一年的二十四个节气、一日的十二时辰、黎明前的肝肺顺接等同理。

第338条见前。

第339条：伤寒，热少微厥，指头寒，嘿嘿不欲食，烦躁，数日小便利，色白者，此热除也，欲得食，其病为愈。若厥而呕，胸胁烦满者，其后必便血。

参悟：

1. “伤寒，热少微厥”属厥阴阴阳错杂之热厥轻证。第339条寒热错杂的病机涉及厥阴肝胆、中气脾胃、木气与至阴土（一脏五腑）之间的关系。“指头寒，嘿嘿不欲食”属厥阴寒并横逆中土，土木不和，厥阴下陷、土中生气不畅故“嘿嘿”。胃阳不振则不欲食。二症均属寒。

2. 烦躁属热，但症轻，故其病机为厥阴之气下陷土中、郁而化热，火性炎上，上扰神明。

3. “数日小便利，色白”结合“烦躁”推断，之前应是小便不利、色黄。原文“此热除也”说明之前土中的湿热、郁火得以转化，土气得以健运。“欲得食，其病为愈”，属后天胃气恢复。此乃河图运行以土为中心论之理，亦是彭子之“中气如轴，轴运轮转”之理。

4. 如果因寒出现呕及胸胁烦满，说明厥阴下陷后土中形成寒热气结，进一步导致胃气不降、甲胆逆上化火，并影响到了少阳枢机。厥阴界面因寒发生中化太过之火邪内陷，灼伤血络则便血。与前第 334 条便脓血病机类同。

第 340 条：病者手足厥冷，言我不结胸，小腹满，按之痛者，此冷结在膀胱关元也。

参悟：

手足厥冷有寒厥、热厥之分。第 340 条排除了结胸热证。小腹满痛属厥阴寒，生机起步无力，寒凝经脉，伤及阳根之所的元气，因膀胱关元对应元气所居之地，故原文有“冷结在膀胱关元”。

第 341 条：伤寒，发热四日，厥反三日，复热四日，厥少热多者，其病当愈。四日至七日，热不除者，必便脓血。

第 342 条：伤寒厥四日，热反三日，复厥五日，其病为进。寒多热少，阳气退，故为进也。

参悟：

伤寒进入厥阴界面可见厥热胜复，阳进阴退病向愈，阳退阴进为病进。但因为此界面本气少，从中热化太过为火，故易出现阳复太过之便脓血。详见第 334、339 条参悟。

第 343 条：伤寒六七日，脉微，手足厥冷，烦躁，灸厥阴，厥不还者，死。

参悟：

1. 伤寒六七日，若阳复则不会有“脉微，手足厥冷”，第 343 条说明阴寒盛极，逼阳外浮，扰神出现烦躁。

2. 陷下则灸之，厥阴一丝微阳被重重阴寒压抑，故用灸法回阳。灸厥阴以回阳，启动生机之初之气升发之力。厥冷不退者，阳亡则死。常用穴为太冲穴、大敦穴、神阙穴、关元穴。

第 344 条：伤寒，发热，下利，厥逆，躁不得卧者，死。

参悟：

1. 厥阴病阴阳胜复是其规律，源于厥阴界面阴盛，只有一丝微阳，但却具有“本气最少，最易下陷形成久寒及中化太过形成火毒”的特点，故是六个界面寒温熔于一炉最典型的界面。立足气一元论及凡病皆为本气自病，每个界面均可出现寒热错杂，如李可变通小青龙汤、明医堂厥阴阳明同治方、明医堂阴阳双枢方。

2. 厥阴“伤寒”“下利”“厥逆”是阴寒盛，发热为中化太过为火的离位相火所致，若是阳复，下利、厥逆应止，第 344 条反出现了阴寒逼阳外浮、神气将散的躁不得卧这一危症的程度。下利反映里阳内脱，发热反映阳气外散，故此条阴寒盛，阳气将绝，主死。

第 345 条：伤寒，发热，下利至甚，厥不止者，死。

参悟：

厥阴界面伤寒出现了阳衰寒盛之“厥不止”，里阳衰并阴下竭之“下利至甚”，阳外脱之“发热”，属亡阳竭阴，故为死证。

第 346 条：伤寒六七日，不利，便发热而利，其人汗出不止者，死。有阴无阳故也。

参悟：

1. 伤寒六七日，邪应传厥阴出现下利，第 346 条却未出现，原方给出了“便发热而利”，这是厥阴病阴寒盛，格阳于外则发热，里阳亡失则下利，同时出现了汗出不止说明阳脱、阳不敛阴。本条已经到了亡阳、阴竭、气脱之危证，主死，故云有阴无阳。

2. 此条突出了厥阴病阳亡的典型症状，对于危重病患者，尤应注意大汗亡阳。张令韶曰：厥阴病发热不死，发热亦死者有三证：一在躁不得卧，一在厥不止，一在汗出不止。

第 347 条：伤寒五六日，不结胸，腹濡，脉虚复厥者，不可下，此亡血，下之死。

参悟：

1. 此条用“不结胸”“腹濡”排除了里实热证（大小陷胸汤、承气汤等证），用“腹濡”“脉虚”反映了血虚，故此为血虚之厥。多发生于先天禀赋血虚之人。

2. 误汗则亡阳，误下则亡阴，元气为一团和气，不分阴阳，凡此亡血者若用下法，临床常出现三种死状。一为加重血虚，下血不止，气散阳脱而死；二为出现下利，阴竭阳亡，气脱而死；三为败其中气，后天之本绝而死。此条与前第 330 条“诸四逆厥，不可下，虚家亦然”同理。

第 348 条：发热而厥，七日下利者，为难治。

参悟：

第 348 条是接前面的条文论述厥阴病在先热后厥的情况下，若遵七日一阳来复，理应阳复阴退，但原文出现下利，说明阴进阳退，先后天两本俱衰，故为难治。

第 349 条：伤寒脉促，手足厥逆，可灸之。

参悟：

促脉有寒热之分，结合“伤寒”“手足厥逆”，脉促说明元阳启动不力、阳气内阻。可用灸法以通其阳，此乃“火气虽微、内攻有力”之理。此条中的促脉属阳虚，与葛根黄芩黄连汤之脉促机理相反。

第 350 条：伤寒，脉滑而厥者，里有热，白虎汤主之。

参悟：

“脉滑”属实热，“里”指第 184 条居中主土之阳明。厥阴虽有一丝微阳，但中化太过发生热化至阳明界面可形成经实热证。此条因热而厥，乃热深厥深的经热证。临床很多见，如感冒高热的部分人存在此病机。

附：伤寒，脉微细，身无热，小便清白而厥者，是寒虚厥也，当温之。脉乍紧，身无热，胸满而烦厥者，是寒实厥也，当吐之。脉实，大小便闭，腹满痛而厥者，热实厥也，当下之。

第 176 条亦是白虎汤证：伤寒脉浮滑，此以表有热，里有寒，白虎汤主之。阴阳、表里、寒热、虚实均是相对的，第176条太阳病篇之表指太阳、阳明两个界面，里指太阴，这是临床常见的阳明太阴相表里的普遍规律。另一种里指少阴，这是太阳少阴相表里的普遍规律。源于这两条相反原文的参悟，明白了三阴虚寒本证兼可发生热化至阳明界面而出现阳明经实热证。腑实热证同理。如明医堂逆气方或明医堂逆气方去大黄加石膏可治之。

第351条：手足厥寒，脉细欲绝者，当归四逆汤主之。

当归四逆汤方

当归三两，桂枝三两（去皮），芍药三两，细辛三两，甘草二两（炙），通草二两，大枣二十五枚（擘，一法十二枚）。

上七味，以水八升，煮取三升，去滓，温服一升，日三服。

参悟：

1. 此条属厥阴寒之轻证。

2. “细脉”在临床多见于两种情况，一为因出血而导致的血量减少，二为阳气不足、寒凝血脉、血行缓慢不畅而导致的充盈脉管之血少。第351条表达的是第二种情况。

当归补肝体，养血温经，此方用25枚大枣，炙甘草汤用30枚，皆合河洛数理。25为奇数之和，治阳虚之厥阴寒证；30为偶数之和，治太阳界面阴虚液枯。大枣入土、膏汁多，无论寒热，益土载木之土的津液不足均可用，常配伍生姜、炙甘草恢复河图中土之湿度、厚度、密度、温度四度的不协调。桂枝汤部分类方、小柴胡汤、葛根汤均遵循这一规律。炙甘草汤方解详见《中气与临床》（广东科技出版社）第107页。

3. 此方源头为人之生机初之气厥阴风木之气的下陷，血少涉及脉内之营，故用桂枝汤起陷，调和营卫。因在厥阴界面经脉寒凝，故去生姜加细辛、通草散寒通经。细辛走窜力极强，且厥阴萌芽升发须有充足的阴精，故方中用当归及重剂大枣养阴血、补肝体。

4. 第351条未至四肢厥冷或厥逆，且体现肝体的血已不足，故不符合四逆汤病机，自然不用干姜、附子。这是少阴与厥阴的区别。六经不同程度的阴阳与血气不足的关系须用心在临床体会。六经辨证涵盖了其他方法，但临床之象乃万千之千万，患者禀赋不一，需结合历代医家之学术精髓方可少犯错误。

第352条：若其人内有久寒者，宜当归四逆加吴茱萸生姜汤主之。

当归四逆加吴茱萸生姜汤方

当归三两，芍药三两，甘草二两（炙），通草二两，大枣二十五枚（擘），桂枝三两（去皮），细辛三两，生姜半斤（切），吴茱萸二升。

上九味，以水六升，清酒六升，和煮取五升，去滓，温分五服。

参悟：

依据《伤寒论》排序，“其人内有久寒者”指寒邪深伏厥阴界面，肝主藏血，寒凝血脉，因胃主血所生病，此寒邪必伤胃阳明戊土出现胃寒，如此则出现肝胃之寒深伏。故在第351条基础上加吴茱萸、生姜温中降逆、破沉寒痼冷，因涉及阴血分，故加黄酒益液养血温经。不似少阴水火一家，可启动元阳、燠中土、化寒湿，直接用四逆汤。

第353条：大汗出，热不去，内拘急，四肢疼，又下利厥逆而恶寒者，四逆汤主之。

参悟：

1. 大汗后热不去，内拘急、四肢疼，既可为寒证也可为热证，一旦发现“又下利厥逆恶寒”，病机卡死为元阳中阳俱虚，寒湿盛，反证“大汗出发热”属浮阳在外，“内拘急四肢疼”属阳虚里寒，寒主收引。故用四逆汤救阳，“火生土，土伏火”以复元气。

2. 当归四逆汤对治界面在厥阴，四逆汤为救先天肾气之方，界面在少阴，须明白此少阴对应生生之原、阳根之所的坎卦元气。

第354条：大汗，若大下利，而厥冷者，四逆汤主之。

参悟：

大汗亡阳也伤阴，一旦再出现大下利，必是少阴元气阴阳俱损。厥冷属阳衰也。保得一丝阳气便有一线生机，故为四逆汤主之。天地规律、生命规律之坎卦元气的形成均是“火生土，土伏火”，少阴坎卦元气实已包括先天肾气与后天胃气两个。

第355条：病人手足厥冷，脉乍紧者，邪结在胸中，心下满而烦，饥不

能食者，病在胸中，当须吐之，宜瓜蒂散。

参悟：

1. 手足厥冷有寒厥、热厥，同时也有虚实。

2. “厥而脉乍紧”属实寒，“邪结在胸中”理解的重点是以膈为中线分上下六合的阴阳不交通，由于膈阳明不降，此条膈上表现为胸中寒实。

3. “心下满而烦”“饥”均属膈下中土虚热，与栀子豉汤的虚烦同理，但“不能食”结合病机线路1和2，说明膈上以寒实为主，膈下以虚热为辅。主要矛盾在胸中邪实，宜用吐法之瓜蒂散。

第356条：伤寒厥而心下悸，宜先治水，当服茯苓甘草汤，却治其厥；不尔，水渍入胃，必作利也。

参悟：

1. 伤寒之厥普遍规律为阳虚寒厥，而阳虚反映的是终之气太阳寒水之气的阳气不足，故阳不化水，火失燠土，水气随厥阴风木直升、逆上凌心则心下悸。水邪的对治是关键，茯苓乃治水、安虚阳内扰之烦、理先天元气之不二之药。依“戊癸化火”及“肾为胃之关”之理，下焦阳不燠土，土中寒水之气盛乃生姜配伍之理，原文“不尔，水渍入胃，必作利也”正是这一机理。桂枝起陷，加强厥阴原点起步之力，反具降逆、降冲、温心脉之功。

2. 水邪虽源于下焦，但水性趋下，之所以逆上，其源头为水随厥阴风木之气上逆，故益土载木是截断风木直升的大法和捷径。此乃四个苓桂剂均用炙甘草之理。

3. 此条水邪是主要矛盾，故若先治其厥，水入胃中，必损伤本已不足的釜底火及加重胃中寒水之气，依水性下趋之性必作利。

附第73条：伤寒，汗出而渴者，五苓散主之；不渴者，茯苓甘草汤主之。

第357条：伤寒六七日，大下后，寸脉沉而迟，手足厥逆，下部脉不至，喉咽不利，唾脓血，泄利不止者，为难治，麻黄升麻汤主之。

麻黄升麻汤方

麻黄二两半（去节），升麻一两一分，当归一两一分，知母十八株，黄芩十八株，葳蕤十八铢（一作菖蒲），芍药六铢，天门冬六铢（去心），桂枝六铢

（去皮），茯苓六铢，甘草六铢（炙），石膏六铢（碎，绵裹），白术六铢，干姜六铢。

上十四味，以水一斗，先煮麻黄一两沸，去上沫，内诸药，煮取三升，去滓，分温三服，相去如炊三斗米顷，令尽汗出，愈。

参悟：

1.“伤寒六七日，大下后，寸脉沉而迟，手足厥逆，下部脉不至”，关卡在中土，中气失于斡旋。临床体会：此类患者多属先天禀赋土气偏薄，犹如贫瘠的土壤，且此土对应“一脏五腑至阴土”。太阳病之表浅者均用益土载木法，大下后不但表邪内陷，而且直接伤中阳，累及元阳。

2.此条已出现元阳受损并启动无力之阴寒证，后之“泄利不止者”也佐证了阴寒盛于下、寒湿下注大肠，但在上却出现了土中伏邪郁而化火、熏蒸腐肉灼伤脉络之喉咽不利、唾脓血之热证。进一步说明交通上热下寒之中土已匮，但未至后天胃气衰败及寒冰凝滞、元阳将亡之危重阶段，故曰难治。

3.依凡病皆为本气自病，说明土气自身不足之后内伏热、寒二邪。热邪之源头为太阳表之阳郁之邪内陷，故麻黄重用为君药，此乃“邪之入路即邪之出路”之理，是典型的托透大法。但邪入土中后第357条发生了进一步的化火生毒，故次用升麻。麻黄、升麻两味发越郁阳、清热解毒，针对主要病机而为主药。上热下寒，膈上热表现为少阳和阳明之热，这是黄芩、芍药组药及石膏、知母组药配伍之理。膈下寒表现为太阴己土之气不足，先湿后寒，湿气伤到了阳就变成了寒湿，故配伍甘姜苓术汤。方中内寓苓桂术甘汤。

4.立足一脏五腑之人身粮仓，结合五腑所主血、气、津、液、筋所生病，升麻具有升提下陷之中气、升散土中郁火、解毒之功。升麻、当归、甘草则是仲师升散血中之热、解咽喉腐毒的常规配伍，如《金匮要略》治阴阳毒之升麻鳖甲汤及其减雄黄蜀椒方。《金匮要略》阴阳毒病亦有“咽喉痛、唾脓血”之症。

5.其寒湿乃源于中土之阳虚，由于厥阴中气的下陷已伤及少阴元阳，但因同时存在邪热伤及清虚之脏——肺，郁热耗损肺津、腐败肺络而成“喉咽不利，唾脓血”之热证，此方属治太阴保少阴法，故用肾着汤治中下焦阳气虚陷、郁而不伸且阴寒沉伏之候。

6.土中伏邪之源及对治如下：太阳界面用麻黄、桂枝，少阳界面用黄芩、芍药，阳明界面因下利一症，推断必为经伏热，故用石膏、知母；肝、肺、胃阴分不足，用当归、天冬、葳蕤；至阴土中之毒用升麻。

总结：常用此方病机线路分析疑难杂症。对治上焦郁热伤津、毒热腐败血络而有燥渴、血衄（见于齿龈、咽喉、气管、肺部等），中下焦阳虚阴寒重而有便溏泄利、遗精白浊、小便清长、脘腹腰连及下肢冰冷不仁者，皆属此证。

第 358 条：伤寒四五日，腹中痛，若转气下趋少腹者，此欲自利也。

参悟：

1. 此条用“伤寒四五日，腹中痛”说明邪在三阴，源于厥阴风木之气下陷生寒，陷入土中，与太阴同气相求，出现太阴寒而腹痛。若寒湿内盛，出现气下趋少腹，说明里气更虚，由中阳损及少阴元阳则自利。这是临床常见的三阴虚寒下利。

2. 若厥阴风木之气下陷生寒，陷入土中，发生了阳明热化，如第 279 条桂枝加芍药汤证，也有腹痛，但不会持续腹痛，也不会转气下趋少腹。这两条旨在分辨阳明腑实证与虚寒利，若为阳明腑实热证，服用小承气汤后有矢气。如阳明篇第 209 条：“若不大便六七日，恐有燥屎，欲知之法，少与小承气汤，汤入腹中，转矢气者，此有燥屎也，乃可攻之。”

第 359 条：伤寒本自寒下，医复吐下之，寒格更逆吐下，若食入口即吐，干姜黄芩黄连人参汤主之。

干姜黄芩黄连人参汤方

干姜、黄芩、黄连、人参各三两。

上四味，以水六升，煮取二升，去滓，分温再服。

参悟：

1. “伤寒本自寒下，医复吐下之”，必是有实热之象方用下法。立足凡病皆为本气自病，第 359 条反映此类人先天禀赋为中阳不足，才会出现“本自寒性下利”，但土虚既可出现太阴从本之寒化、湿化，脾失升清，也可同时出现阳明燥化、热化，胃失和降，还可因土中燥湿胶结，形成湿热火毒并熏蒸于上，膈阳明不降，导致上热下寒。此条正是此上热下寒病机。但根本在于土气之虚寒，故用干姜。上热，火逆，食入即吐，故用黄芩，黄连。

2. 膈下太阴己土寒，胃火上逆，膈上湿热火毒蕴蒸。根本为寒，故名寒格。凡以膈为中线出现膈阳明不降的上热下寒，均与中土本气不足，斡旋失常密切相关，更何况此条反复吐下大伤元气，故配人参。

3. 若食入口即吐，乃因膈上之火，为“诸逆冲上，皆属于火”之理。

第 360 条：下利，有微热而渴，脉弱者，今自愈。

参悟：

1. 凡厥阴下利，既可为寒证，也可为热证，更多为寒热夹杂证，此条在临床若是寒利，出现正常阳复之热渴，脉弱说明未出现阳复太过，病脉证相符，阳进阴退利必愈。结合下三条，此为普遍规律。

2. “下利，有微热而渴”病机属热，但脉弱为未出现厥阴界面阳复太过，证明邪热已衰，必自愈。临床小儿多见此象。

第 361 条：下利，脉数，有微热汗出，今自愈，设复紧，为未解。

参悟：

此为厥阴寒利的正常热复，“脉数，有微热，汗出”说明里气足，表气和，营卫调，故自愈。脉由数转紧说明阴进阳退，故为未愈。

第 362 条：下利，手足厥冷，无脉者，灸之不温，若脉不还，反微喘者，死。少阴负趺阳者，为顺也。

参悟：

1. 此条为厥阴寒厥危证的典型症状：下利，手足厥冷，无脉。急救用灸法起陷回阳，如果脉不还，反出现了一丝悠悠之气从上脱之微喘，即呼吸衰竭，必死。

2. 人身两本之先天肾气与后天胃气二者实是混元一气，河图运行以土为中心论，人以水谷为本，先天肾气全赖后天胃气的滋养灌溉，有胃气则生，无胃气则死，少阴、趺阳对应的即此两本，原文“少阴负趺阳者，为顺也”即此理。

第 363 条：下利，寸脉反浮数，尺中自涩者，必清脓血。

参悟：

1. 此条乃基地总结的“厥阴中气营卫血脉”病机线路。

2. 下利属厥阴寒，“寸脉反浮数”用“反”表达在外的热化属阳复太过，“尺中自涩”属下焦阴血受损并瘀热内停、血行涩滞，必便脓血。

第364条：下利清谷，不可攻表，汗出必胀满。

参悟：

1. 厥阴初之气在日出一刹那，表现为太阳，体现为少火生气之少阳。日出初之气厥阴风木下陷后直升、横逆，出现的太阳表病必与厥阴病重合，故第364条在厥阴病篇提出用攻表的汗法。

2. 三阴病属里证，三阴对应的五脏亦属里，是生命的根本。已出现的三阴的下利清谷属里阳虚，阴寒盛，即使有表证，亦当先救其里，详见第91条。

若汗出攻表，首伤中气、中阳，甚则伤下焦元阳，致中寒生胀满，中土升降更加乖乱，则出现如《黄帝内经》曰“清气在下，则生飧泄，浊气在上，则生䐜胀”，这就不仅仅是简单的寒热二邪了。临床之象可涉及气、血、水、脉、络五道及寒湿、水湿、阴霾、秽浊夹杂出现。

第365条：下利，脉沉弦者，下重也；脉大者为未止；脉微弱数者，为欲自止，虽发热，不死。

参悟：

1. “厥阴下利、脉沉”属厥阴风木之气下陷，脉弦乃厥阴风木因寒直升，但因气先下陷，其直升表现在局部，反形成局部郁而难伸的气滞，此乃下重之理。

2. 脉由沉弦转大属厥阴风木疏泄更为太过，故为未止。脉若转微弱数者，属厥阴本体增强，太过疏泄渐复，故为欲自止。“虽发热”说明厥阴肝体阴增强，同时阴寒减少，太过疏泄之势得以减轻，元气可以镇守蓄健，相火不致离位至格阳、戴阳，故曰不死。

第366条：下利，脉沉而迟，其人面少赤，身有微热，下利清谷者，必郁冒汗出而解，病人必微厥。所以然者，其面戴阳，下虚故也。

参悟：

1. 此条涉及厥阴、阳明、太阳、太阴四个界面。第 366 条虽为寒热错杂，但属轻证。“面少赤，身有微热”内寓两条病机线路，一为原文“其面戴阳，下虚故也”之里虚寒格阳于上，一为阳明郁热。

2. “下利清谷”“脉沉而迟”属里阴寒证，结合上述病机，说明阳进阴退之势已不可挡，在阳气与阴寒相争过程中，因阳已复至阳明界面，必进一步向太阳托透，即原文“必郁冒汗出而解”，此属表里腠理通畅，则病愈。

3. “下虚”反映了三阴里气虚，在阳气增强正邪相争过程中，会出现暂时性的阴阳气不顺接的微厥之象。说明此条其面戴阳只是浮阳外出之轻证，而以阳明郁热为主。

第 367 条：下利，脉数而渴者，今自愈。设不差，必清脓血，以有热故也。

参悟：

1. 此条涉及厥阴、阳明、少阳三个界面。伤寒体系普遍规律之一是若阴病转阳，凡渴，属阳明热化。

2. 此条厥阴虚寒下利转化的两种结果：一为“脉数而渴者，今自愈”的阳进阴退，病愈；一为厥阴中化太过为少阳、阳明两个界面的邪火，灼伤血络，则“必清脓血”。

第 368 条：下利后脉绝，手足厥冷，晬时脉还，手足温者，生，脉不还者，死。

参悟：

1. “下利后脉绝”涉及厥阴、先天肾气少阴（元气以元阳为主）、后天胃气太阴。脉有根气、神气、胃气。脉还与不还关键在于坎中一点真阳，阳回之后后天胃气化生气血是生机的第二关钥。

2. 下利后脉绝，手足厥冷，是有阴无阳之象。“晬时”对应一个周期的圆运动规律，“脉还，手足温”说明厥退阳回，自然胃气亦复，气血有源、脉道充盈，故主生。“脉不还”，阳绝主死。

第369条：伤寒下利，日十余行，脉反实者，死。

参悟：

1.“伤寒下利，日十余行”属虚寒证，且阴阳俱衰，脉应沉微细弱。今脉实，与病机相反，说明正虚而邪盛，预后差，属死证。

2.部分癌症患者全身转移易出现此类下利。另一病机为脉内血热鸱张，致血少、涩、涸、枯，形成大实证，而脉外虚寒，也会出现此类下利。

第370条：下利清谷，里寒外热，汗出而厥者，通脉四逆汤主之。

参悟：

1.“下利清谷、厥”属厥少阴里寒，“外热”“汗出”属里寒逼阳外浮。说明厥少阴里寒盛是根本，故用通脉四逆汤。

2.本条与少阴病篇的“少阴病，下利清谷，里寒外热，手足厥冷，脉微欲绝，身反不恶寒”同理。详见第317条参悟。

第371条：热利下重者，白头翁汤主之。

白头翁汤方

白头翁二两，黄柏三两，黄连三两，秦皮三两。

上四味，以水七升，煮取二升，去滓，温服一升。不愈更服一升。

第373条：下利欲饮水者，以有热故也，白头翁汤主之。

参悟：

1.此条涉及厥阴、太阴、阳明三个界面。厥阴下陷到至阴土，并且热复太过，其火一源于厥阴中化太过，二源于下陷后郁而化火。二者导致土中形成湿热火秽邪，属湿热实证。

2.因厥阴之气下陷为根本，故湿热未上蒸，而是下注大肠出现热利，并使局部气机陷郁不畅，表现为阳明失阖的后重。湿热是阳明失阖之源，故不用通滞之气药，四药均为苦寒清热凉血燥湿之品。

3.第373条用“欲饮水”反映厥阴下利热化太过至阳明，津液亏损，但机理同第371条。

4.《金匮要略·妇人产后病脉证治第二十一》有“产后下利虚极，白头翁加甘草阿胶汤主之”。

白头翁加甘草阿胶汤方

白头翁、甘草、阿胶各二两，秦皮、黄连、柏皮各三两。

右六味，以水七升，煮取二升半，内胶令消尽，分温三服。

妇人在妊娠的时候，下利凶急，白头翁加甘草阿胶汤主之。甘草对治阳明阳土之虚而生热；导液、浚血之源之阿胶对治血热瘀滞导致的血少。

第 372 条：下利腹胀满，身体疼痛者，先温其里，乃攻其表。温里宜四逆汤，攻表宜桂枝汤。

参悟：

1. 此条涉及三阴、太阳界面。“下利腹胀满”属三阴虚寒湿，人身三阴对应五脏，为生命之核心。在三阴本气不足兼有表证时，必先治本，即先温里，后攻表。

2. 人身一元气，皆为本气自病，温里宜四逆汤，重在加强“火生土，土伏火”之力以化生元气。攻表宜用调和营卫并兼顾厥阴中气营卫血脉之桂枝汤。前太阳病篇已详论。临床重在里气强弱与表邪之轻重，可以在温益三阴里气的同时兼以透表。

第 374 条：下利谵语者，有燥屎也，宜小承气汤。

参悟：

此条涉及厥阴阳明两个界面。厥阴、阳明一为阴之极，一为阳之极，二者同主阖，同从中，同与阴血密切相关。厥阴中化太过为火，陷于土中，火灼津液形成阳明胃家实之燥屎热化证。未见典型的痞鞕，说明燥气不盛，故不用芒硝，方用小承气汤，为通因通用之理。

第 375 条：下利后更烦，按之心下濡者，为虚烦也，宜栀子豉汤。

参悟：

1. 此条涉及厥阴、胃膈阳明、太阴三个界面。厥阴下陷土中出现寒利，说明中土阳气不足，若利愈，必是阳复阴退。但第 375 条出现了阳复过程中胃中邪热上扰心神，究其源头乃此类人的中土之气不足，既有太阴虚寒，又有阳明燥热。在厥阴阳复过程中，阳明郁伏之热同气相求，胃阳明失阖逆上，说明膈阳明亦失降，上热之根源为中气虚，故名虚烦，但上热属实证。

2. 既然涉及阳明失阖，可通过“有痞为实，无痞为虚，实则里有实热，虚则里为虚热”来判断泻心汤、栀子豉汤也。

第 376 条：呕家有痈脓者，不可治呕，脓尽自愈。

参悟：

1. 痈脓之形成首先为土虚，厥阴风木之气下陷土中、郁而化火，与土中过盛之湿与燥形成湿热火邪，腐肉伤络。局部为大实热证，可见气郁、气滞、血瘀、血热，对应阳明、少阳两个界面。

2. 呕家无论寒热，总的病机为胃阳明失降。呕家出现痈脓，呕必加重，但痈脓不除不但阳明不降，而且邪热必伤津耗气，胃气将进一步虚弱。故原文有“不可治呕，脓尽自愈”。

第 377 条：呕而脉弱，小便复利，身有微热，见厥者难治，四逆汤主之。

参悟：

1. 此条涉及中气虚寒（太阴、阳明）、少阴阳虚。

2. 呕而脉弱属三阴虚寒、胃气不降。结合前后原文，“小便复利”表达的是小便频数清长，说明元阳中阳大衰，阳不制水。

3. 结合前两条病机线路，“身有微热，见厥”属里阴寒盛，浮阳在外，故曰“难治”，元阳中阳俱衰故用“火生土，土伏火”大法，非四逆汤莫属。

第 378 条：干呕，吐涎沫，头痛者，吴茱萸汤主之。

参悟：

1. 此条涉及厥阴、阳明、太阴三个界面。

2. 厥阴风木之气下陷土中，形成久寒，土中太阴虚湿，土中阳明从中湿化、虚化、寒化。整个土在第 378 条为虚、湿、寒，土失载木，土中水湿寒随厥阴风木直升，出现了干呕、吐涎沫、头痛，对应肝胃俱寒。厥阴直升，阳明不降，寒犯诸阳之会，气血凝滞，故头痛。

3. 土虚，寒水盛，用人参、大枣益土中气液，生姜六两温散寒水之气并降胃止呕。

第379条：呕而发热者，小柴胡汤主之。

参悟：

1. 大的一气圆运动失常出现在厥阴、少阳、太阳三个界面。依据河图运行以土为中心论、土载木之理，此条还涉及太阴、阳明两个界面。

2. 这是典型的厥阴中化太过为少阳的柴胡证病机。常见病危重病均可见第379条证。

3. 立足凡病皆为本气自病，小柴胡汤证表现为土中气阴、液津不足。病机为土失载木，风木下陷于此土中形成寒热气结，热毒熏蒸，胃膈阳明不降。

第380条：伤寒大吐大下之，极虚，复极汗者，其人外气怫郁，复与之水，以发其汗，因得哕。所以然者，胃中寒冷故也。

第381条：伤寒哕而腹满，视其前后，知何部不利，利之即愈。

参悟：

1. 大吐大下后已导致人体极虚，再用极汗法，必致先天肾气与后天胃气两本俱虚。此种情况界面必在三阴。

2. 上述三法误治后出现了“其人外气怫郁”，属太阳表气郁滞实证。究其源头，不是元阳不足，阴寒内盛，格阳于外，故排除了少阴。分析前“大吐大下”，极虚反映的是后天胃气之气、津、阳的耗损。依大汗亡阳，故“复极汗”加重了本已受损的胃中阳气。

3. 针对外气怫郁一症，借饮水以发汗解表散郁，却出现了哕，结合病机线路2，此属中阳不足，水饮不得运化而上逆，胃膈阳明失降。此类情况在临床依个体禀赋规律，有轻、重、危之分。

4. 第381条接第380条论“伤寒哕，伴腹满”时均可出现寒热二证。哕的病机乃气上冲，对应厥阴风木直升，腹满为厥阴横逆中土，气之上冲与横逆的关键在土，《黄帝内经》曰“中气不足，溲便为之变”，此乃临床常见病机规律，也是师父李可老中医提出的"三阴统于太阴，三阳统于阳明"之理。

人身中气脾胃斡旋运转失常，见于第381条常见阳明腑实热者，可用大承气汤"利其后"，三焦气化不利、水饮内停者，可用五苓散"利其前"。二者兼见的轻证可考虑用明医堂之宣降散。

5. 三阴有虚寒湿亦常见哕而腹满的前后同时不利，可用明医堂之三阴虚寒湿类方。一旦兼有阳明热化，首选明医堂之逆气方。

第七节 霍乱病篇

第 382 条：问曰：病有霍乱者，何？答曰：呕吐而利，此名霍乱。

第 383 条：问曰：病发热头痛，身疼恶寒吐利者，此属何病？答曰：此名霍乱。霍乱自吐下，又利止，复更发热也。

参悟：

1. 这两条给出了《伤寒论》中霍乱的概念和症状。

2. 突然发作的上吐下利是霍乱的主症，症状兼有表证，类同现代肠胃型感冒，立足“凡病皆为本气自病”，这两条吐利的根源是中气虚寒、脾陷胃逆，而发热、头痛、身疼、恶寒之表证是吐利的伴随症状，若不治中气虚寒，吐利及表证皆无法止息。藿香正气丸所治之外感风寒湿所致脾胃不和出现的吐利及表证不是《伤寒论》所述霍乱的范畴，病机也完全不同。

3. 由于中气虚寒、营卫化生乏源，毛皮肤肌藩篱疏松，霍乱吐利的同时可出现“发热头痛，身疼恶寒”之太阳表证，依据第 12、13、35 和 91 条，涉及太阳风寒表实和表虚的麻黄汤和桂枝汤两证。

4. 即使利止，又出现发热，因其根本在中气，土虚、土不伏火是发热之根，不可解表。若因中气不足，内生了湿、燥二邪，升降乖乱，对于湿热之邪所致的发热，也须立足中土治疗，不可解表。此乃河图之理，土能生万物，无土不成世界，也是“脾胃为人身后天之本”及“三阴统于太阴、三阳统于阳明”之理。

第 384 条：伤寒，其脉微涩者，本是霍乱，今是伤寒，却四五日至阴经，上转入阴，必利，本呕下利者，不可治也。欲似大便，而反矢气，仍不利者，此属阳明也，便必鞕，十三日愈。所以然者，经尽故也。下利后，当便鞕，鞕

则能食者愈。今反不能食，到后经中，颇能食，复过一经能食，过之一日当愈，不愈者，不属阳明也。

参悟：

1. 本条接前第 383 条“利止，复更发热”论述。目前因霍乱上吐下利导致了中气虚寒、脾陷胃逆、气血俱虚，故第 384 条曰“脉微涩”。

2. 霍乱利已止，今余类伤寒之症，之后均是论述在主要病机基础上所伤寒邪的病机变化。

3. 原文“四五日至阴经，上转入阴”说明邪气进一步深入三阴，加重了正气的耗损后，由太阴虚寒损及少阴，下利尤反映元阳的虚衰。原文“必下利”，出现先后天两本俱衰，必难治，原文“不可治也”。

4. 四五日后，若出现只有矢气无大便，没有出现虚寒下利，说明未入三阴之里。因病机变化集中在太阴阳明的中土，阳进病退，便必鞕是典型腑实热的症状，当属阳明病。待“十三日经尽”反映的是阳明主阖功能的恢复，故病自愈。

5. 虚寒利后如何恢复？遵循的原则不变，阳进阴退病向愈。依据霍乱根本病机，第 384 条用大便转鞕并“能食”反映了由阴转阳、中气恢复，故愈。若大便转鞕不能食，属阳明燥邪内伏，太阴己土之气未复。再转一周“颇能食”属阳明燥热伏邪由里渐出，依师父李可老中医“阳明之燥热永不敌太阴之寒湿”之理，既然伏邪渐出，说明太阴己土之气在这一时段亦渐增强。接着再过一个周期圆运动，转为“能食”，说明体现中气的燥湿二气可以相济，故两个周期后当愈，即“过之一日当愈”。

6. 经此过程不愈者，属中气大虚，尤其是颇能食一症，常属中气大虚，非佳象。临床常见三阴虚寒兼热化变证，可兼现阳明经腑热的症状，但根本病机不在阳明界面，故“不属阳明也”，不可直接用承气汤、白虎汤。

拓展 1：

一个周期圆运动的规律包括了地球的自转和公转，体现在一日的太阳升浮降沉规律，以及一年春夏秋冬四季的天地一气升浮降沉规律。既包括由夜转日之后的少阳、太阳、阳明、太阴、少阴、厥阴的排序，也包括太阳、阳明、少阳、太阴、少阴、厥阴的排序，更包括了一年相对不变的主气排序，为厥阴、少阴、少阳、太阴、阳明、太阳，如此一日之晨包括少阳、太阳、厥阴。

一日或一年天地之气由生生之原少阴处开始生发，经太阴阳明之土的过程中，气由生转为升，体现为厥阴萌芽的蓄健、升发，当太阳蓬勃而出之时，由夜转日是一天中最大的阳即太阳，故一个周期包括上述三个天地规律对应的象。

拓展 2：

1.“颇能食”依常理为胃火盛，则消谷善饥，临床另一病机为邪热不杀谷，同样是胃火盛，却不会出现颇能食。

2. 颇能食反映多食且食不知饱，即是此条的中气大虚，此种虚必生邪热。中气大虚涉及太阴、阳明两个土。太阴己土本气不足，又有邪火出现，故此种“颇能食”临床多用重剂黄芪、乌梅（五味子 / 山茱萸）益土伏火，同时根据患者本气多少用不同药量，益土气的同时翻出深伏之湿寒，恢复土之四度，则颇能食一症自消。若是阳明戊土本气不足、邪火盛出现此症，需用生地黄增强阳明本体之液津血，则邪火自消。

3. 若三阴虚寒后，发生了阳明热化变证而出现此症，在清解阳明邪热的同时扶益三阴本气，或直接对治形成三阴证的源头，如乾坤大挪移方（生甘草、炙甘草、熟附子）、风云际会方（熟地黄、石膏、五味子）、云手方（白芍、炙甘草、姜炭、柴胡、熟附子）。

第 385 条：恶寒，脉微而复利，利止亡血也，四逆加人参汤主之。

四逆加人参汤方

甘草二两（炙），附子一枚（生，去皮，破八片），干姜一两半，人参一两。

上四味，以水三升，煮取一升二合，去滓，分温再服。

参悟：

1. 此条接第 384 条论“霍乱利止后”恶寒脉微而复利。因霍乱病机同前，中土阴阳俱损，脾陷胃逆，升降乖乱，故第 385 条“恶寒脉微而复利”属中阳受损已伤及少阴，故阳虚用四逆汤，利用“火生土，土伏火”之力以加强元气。

2. 脾胃为后天气血化生之本，根据病位在中土，故亡血用人参补气津以生血。四逆汤再配以人参，利用阳生阴长及人参、干姜、甘草温益中土，加强气血生化化生之力来救已亡之血。此乃不用当归温润之品补血之理。人活一口气，先后天两本是生命存亡之关键。

第386条：霍乱，头痛发热，身疼痛，热多欲饮水者，五苓散主之；寒多不用水者，理中丸主之。

理中丸方

人参、干姜、甘草（炙）、白术各三两。

上四味，捣筛，蜜和为丸，如鸡子黄许大。以沸汤数合，和一丸，研碎，温服之，日三四，夜二服。腹中未热，益至三四丸，然不及汤。汤法，以四物依两数切，用水八升，煮取三升，去滓，温服一升，日三服。若脐上筑者，肾气动也，去术，加桂四两。吐多者，去术，加生姜三两。下多者，还用术。悸者，加茯苓二两。渴欲得水者，加术，足前成四两半。腹中痛者，加人参，足前成四两半。寒者，加干姜，足前成四两半。腹满者，去术，加附子一枚。服汤后，如食顷，饮热粥一升许，微自温，勿发揭衣被。

参悟：

此条接前“今伤寒”论述霍乱病机下类太阳表证如何治疗。

1. 霍乱之“头痛、发热、身疼痛”对应太阳表麻桂证，但根本病机中气虚寒、脾陷胃逆，必治中气里，里和，里气充实，表气自和或自解。

2. 依“虚人伤寒建其中”及“三焦膀胱者，腠理毫毛其应”，正是第386条方药使用之理。霍乱之突然的上吐下利，邪气多见于风寒湿，至于部分人转为湿热，属个体禀赋特点，霍乱篇十条未论，学人自当活学活用。

故第386条对治霍乱之风寒湿所致的“头痛、发热、身疼痛”，在本气为中气虚寒的病机下，热化必欲饮，用“热多欲饮水者”反映，此时水湿已化热，形成水热气结，治本气之虚寒用白术；表之风寒乃为初之气厥阴风木下陷，起陷、扶益下陷之乙木用桂枝，对治内停水液者为泽泻、茯苓、猪苓，详见下文。

3. 难点：水邪之源来自终之气太阳寒水之气，既然有水停，说明水之气化道路必不通，尽管水为阴邪，但此时因气郁而化热，形成的水热气结影响最大的必是主管水道的三焦，而人身三焦恰好是元气之别使，是通行水火之道，说明恢复三焦之功能，既治水邪又治火邪。另外根据“三焦膀胱者，腠理毫毛其应”，说明三焦与腠理毫毛相通。如此分析，关键是选择对治这一水热气结的药物了。能贯通上下、伐肾浊、清降相火非泽泻莫属；能利水下行、安虚阳内扰之烦、理先天元气非茯苓莫属；能通彻上下、由里出表而开腠理、利水通阳非色黑之猪苓莫属。三药对治水热气结，正合三焦之功。故猪苓汤亦用此三药，遵循的是人之生命规律。温病欲救阳，用的是“通阳不在温，而在利小便”之法，此三药亦是常用之药。

此乃“霍乱，头痛发热，身疼痛，热多欲饮水者，五苓散主之”之理；寒多即霍乱之根本病机，为理中丸主之。

第 387 条：吐利止，而身痛不休者，当消息和解其外，宜桂枝汤小和之。

参悟：

接前继续论述霍乱吐利止后风寒所致的“身痛不休者”一症的治法，因根本病机在中气的虚寒，在里气渐充实的过程中，反复身痛者属虚，关键在于这一外证的源头为土气不足，厥阴下陷，土失载木，尽管已明确为太阳风寒表虚证，也一定是在里气足以充实到在表之肤肌层之六合之内，才宜用桂枝汤小和之，此乃“消息”两字之内涵。切记凡病皆为本气自病。治病必求于本。这是《伤寒论》全书的原则。

第 388 条：吐利汗出，发热恶寒，四肢拘急，手足厥冷者，四逆汤主之。

参悟：

此条乃霍乱重证，已由中阳虚寒直接进入少阴，阴阳俱衰，阳亡阴竭，气脱已现，急用“火生土，土伏火”大法以救元气。吐利汗出，阴阳俱损，发热恶寒属里阴寒盛、逼阳外浮，非太阳表证。四肢拘急、手足厥冷者属阴盛阳衰，危证不可犹疑，四逆汤主之。

第 389 条：既吐且利，小便复利，而大汗出，下利清谷，内寒外热，脉微欲绝者，四逆汤主之。

参悟：

“既吐且利”说明阴阳俱损。下利本应尿少，现“小便复利”说明阳更衰，且阴液进一步受损。大汗以亡阳为主，但因汗血同源，汗多亦必伤津血。

此时加之下利清谷，属先后天两本俱衰。尽管一派里阴寒阳衰之象，用"外热"说明阳气未绝，也未提四肢厥逆。而脉微欲绝者结合前症分析属阴阳俱损，元气欲脱，故为四逆汤主之。临床也可以直接用师父的大破格救心汤。

第 390 条：吐已下断，汗出而厥，四肢拘急不解，脉微欲绝者，通脉四逆加猪胆汤主之。

通脉四逆加猪胆汤方

甘草二两（炙），干姜三两（强人可四两），附子大者一枚（生，去皮，破八片），猪胆汁（半合）。

上四味，以水三升，煮取一升二合，去滓，内猪胆汁，分温再服，其脉即来，无猪胆，以羊胆代之。

参悟：

此条"吐利止"值得深思，结合"厥、汗、脉微欲绝"，临床更多见元气欲脱之无物可吐下。故"汗出而厥、四肢拘急不解、脉微欲绝"反映的是里阴寒盛的格阳证。此时需用从治法，猪胆汁以阴通阳，反佐温药。

第 391 条：吐利发汗，脉平小烦者，以新虚，不胜谷气故也。

参悟：

此条用脉平说明属表里无病，但毕竟之前"吐利发汗"，霍乱根本病机为中气之虚，刚复之中气不能胜谷气，出现轻微的胃中不和而烦，故曰"小烦"，损谷则愈。大病恢复期皆宜遵此法。

第八节　辨阴阳易差后劳复篇

第 392 条：伤寒，阴阳易之为病，其人身体重，少气，少腹里急，或引阴中拘挛，热上冲胸，头重不欲举，眼中生花，膝胫拘急者，烧裈散主之。

烧裈散方

妇人中裈近隐处，取烧作灰。

上一味，水服方寸匕，日三服．小便即利，阴头微肿，此为愈矣。妇人病，取男子裈烧服。

参悟：

1. 此条病症在临床未遇到过。结合临床所见的失精家患者，有此条所述之症。

2. 无论是病后还是平素纵欲过度之人，共同病机为竭精耗损元气、戕伐萌芽、中气失于斡旋、肺之化源匮乏。

第 393 条：大病差后劳复者，枳实栀子豉汤主之。

枳实栀子豉汤方

枳实三枚（炙），栀子十四个（擘），豉一升（绵裹）。

上三味，以清浆水七升，空煮取四升，内枳实、栀子，煮取二升，下豉，更煮五六沸，去滓，温分再服。覆令微似汗。若有宿食者，内大黄如博棋子大五六枚，服之愈。

参悟：

1. 大病初愈，因元气、中气均未恢复至应有的强盛状态，过劳或早劳后，因气虚生热与体内尚余之灰中余热发生同气相求；同时脾胃中气未复，腐熟运化不力，升降失常，食积、浊秽、气滞、邪热蕴结于中则痞痛胀满；上扰于胸膈则心中懊憹。

2. 治以开结滞、除胀满、泄邪热、化秽浊，方用枳实栀子豉汤。

3. 清浆水甘酸微凉，和胃气、化滞物、清虚热、解烦渴；枳实开气结、散气滞，加强阳明主降功能；栀子泄热除烦下行；豆豉煮五六沸，重在发挥轻扬之性，散阴遏以达阳气。此方用治大病瘥后劳复常见的阳明实热证。

第 394 条：伤寒差以后，更发热，小柴胡汤主之。脉浮者，以汗解之，脉沉实者，以下解之。

参悟：

1. 此条内涵为少阳之枢不仅是三阳之枢，同时也是三阴之枢。故小柴胡汤可对治阴阳二者之枢折。

2. 明确邪为郁热，无论在太阳界面还是少阳、太阴、厥阴、少阴四个界面，少阳对应之火无法正常发挥少火生气之力时，寒热二象可同时显现。

3. 依一日阴阳二气消长盛衰的转化规律，少阴坎卦元气中一阳爻的升发，历经太阴阳明这一中土，同时依靠土载木之力，显现出人身之气阳升阴长之象，故小柴胡汤证一旦有上下、表里之气机变化，六个界面之证均可出现。

4. 在病瘥后，规律使然，中气、元气未复至强盛之时，发热乃因厥阴下陷至阴土中，形成寒热气结，少阳枢折而发热。小柴胡汤主之。

5. 若向阳明里发展则为大柴胡汤证。原文中"脉浮者，以汗解之"为麻黄汤证，"脉沉实者，以下解之"，按照规律对应大承气汤证。三证符合"六气是一气的变现"规律，且中医学之表里的相对性也完全得以体现。

6. 第 394 条有助于理解大柴胡汤、小柴胡汤、小柴胡加芒硝汤、柴桂姜汤、柴胡加龙骨牡蛎汤、柴胡桂枝汤、（明医堂方之）柴胡桂枝葛根汤、三阳大方、戊戌春困方、亢龙方、戊戌火毒方，其共同病机为厥阴升发不力或不利而下陷掉入土中，形成寒热气结，即心腹肠胃中结气，病机涉及太阳表虚、阳明里经证、阳明里腑证、太阴土寒热虚实。而微明方、折郁方中用小量柴胡，乃对治伏邪，与人参败毒散同理，属托透法，将内陷郁伏之火包括血分伏邪从内陷之处透解于外。

第 395 条：大病差后，从腰以下有水气者，牡蛎泽泻散主之。

牡蛎泽散方

牡蛎（熬）、泽泻、蜀漆（暖水洗，去腥）、葶苈子（熬）、商陆根（熬）、海藻（洗，去咸）、栝楼根各等分。

上七味，异捣，下筛为散，更于臼中治之，白饮和服方寸匕，日三服。小便利，止后服。

参悟：

1. 商陆根蜀漆未用过。海藻甘草属于十八反，可用之治疗肿瘤。

2. 葶苈子入肺络降泄水气。海藻破血络之凝结。君牡蛎、泽泻者，坠火降气泄水。栝楼根增益水津顺水而行舟也。

3. 水气除了采用利水以出，开肺、降肺是其出路之一，如葶苈子大枣泻肺汤。浮阳在上在外导致里阳不足，水液气化不力，利用镇潜之力、并具咸寒之性的药物加强里阳以化气行水是此方中祛除水邪的第三种方式——牡蛎；水邪内停津液自然相对不足、生热化燥，对应阳明邪热，此时借胸膺膈肋阳明之力对治首选栝楼根。伤寒体系中，牡蛎栝楼根乃一组对药。泽泻伐肾浊清降相火。

葶苈大枣泻肺汤、己椒苈黄丸，虽作用部位分上下，但均用葶苈子。2010年曾用破格救心汤合葶苈大枣泻肺汤三剂治愈一心包积液老年患者。曾用破格救心汤合葶苈大枣泻肺汤三剂治愈一心包积液老年患者。

第 396 条：大病差后，喜唾，久不了了，胸上有寒，当以丸药温之，宜理中丸。

参悟：

1. 此条为大病愈后之寒证，第 397 条为热证，按照天地规律之河图运行以土为中心论，人身中土脾胃中气，一对应太阴中土，本位本气为虚、湿、寒；一对应阳明中土，本位本气为实、燥、热。此乃常见病机的普遍规律。

2. 依“三阴统于太阴”之理，第 396 条之唾为肾之液，肾主水、主津液功能下降，肾水上泛，在此条表现为过多的唾，难以咯完，临床唾与涎很难分开，常同时出现。

3. 唾本为肾液，之所以上泛久不了了，其源为太阴中土虚寒，但邪停之处对应的是手太阴肺，此乃师父提出的“脾为生痰之源，肺为贮痰之器，肾为痰饮之根”理论对应的条文。因手足太阴一气贯通，三阴统于太阴，故此条之“胸上有寒”之标证，应立足太阴中土对治，宜用理中丸。

第 397 条：伤寒解后，虚羸少气，气逆欲吐，竹叶石膏汤主之。

竹叶石膏汤方

竹叶二把，石膏一斤，半夏半升（洗），麦门冬一升（去心），人参二两，甘草二两（炙），粳米半斤。

上七味，以水一斗，煮取六升，去滓，内粳米，煮米熟，汤成去米，温服一升，日三服。

参悟：

1. 此条对应阳明界面。不论是伤寒解后还是平素之患，使用竹叶石膏汤的病机为壮火食气。其源头为少阴阳虚阴盛，此寒逼真阳外越至阳明界面形成经实热证。尤其在冬季，高血压患者常常出现此病机。为了防止此方伤中、拔阳根，师父加淮山药、巴戟天与肉桂、附子相佐，名“李可变通竹叶石膏汤”。

2. 立足气一元论，阳明多气多血功能下降，脉内外之营卫及人身的津液不足与阳明火、燥二邪相互影响，则肺胃阳明失降、失阖。

若理解为阴虚之人化热化火，错矣。

3. 壮火食气则虚羸少气；肺胃皆失降则气逆欲吐。土中气津不足，脉内外液津不足，肺胃失降，邪火逆上，治用石膏清阳明经邪火、降肺胃，人参、炙甘草、粳米益土中气津，麦冬、竹叶降上焦肺心之火逆并养阴生津，麦冬、半夏对治脉内外邪火伤津所致土中火、燥二邪内陷，与土中水湿胶结，此二药可打开此气结、生津液、降肺胃阳明。竹叶、麦冬、半夏均可下气止逆。

第 398 条：病人脉已解，而日暮微烦，以病新差，人强与谷，脾胃气尚弱，不能消谷，故令微烦，损谷则愈。

参悟：

1. 此条乃病初愈后应注意之处。尤其是体弱者。“脉已解”反映病已愈。日暮对应“阳气乃闭”，阳气降沉至地下水阴中之时，微烦乃因土虚、土伏火之力下降，究其原因乃病后脾胃气未复常、运化功能尚弱，故过度进食难以消化。

2. 损谷自能恢复。

3. “日暮微烦”对应阳明、少阳两个界面。原文启发：凡因过食为因，临证时出现热症尚须考虑积滞、瘀热、郁热三种病邪。如栀子类方、四逆散、桂二芍、桃桂黄组药对治之邪等。

第三章
类方病机规律及用药

《伤寒论》115方可按以下分类学习：

桂枝汤类方21方；麻黄汤类方6方；柴胡汤类方6方；葛根汤类方3方；栀子汤类方8方；治水类方8方；泻心汤类方5方；青龙汤类方2方；白虎汤类方3方；承气汤类方8方；陷胸汤类方6方；抵当汤、丸2方；少阴寒热类方16方；厥阴寒热类方12方；降气类方2方；涩法类方2方；戊己土类方3方；禹余粮丸、烧裈散。

第一节　桂枝汤类方病机规律及用药

1. 桂枝甘草汤（第64条）

桂枝四两（去皮），甘草二两（炙）。对治厥阴风木乙木之气下陷至太阴土，桂枝扶益下陷之乙木（肝）之气，炙甘草益土以载木。恢复厥阴风木之气和缓有序的升发。

2. 桂枝甘草龙骨牡蛎汤（第118条）

桂枝一两（去皮），甘草二两（炙），牡蛎二两（熬），龙骨二两。

对治乙木之气下陷后直升，表现为元气有失镇守、阳气外浮上越。故重用龙骨、牡蛎镇潜浮阳以收敛元气，固肾摄精。

3. 桂枝汤

桂枝三两（去皮），芍药三两，甘草二两（炙），生姜三两（切），大枣十二枚（擘）。对治初之气厥阴风木之气和缓有序升发的失常，包括甲木失降、乙木失升。桂枝汤病机总括为太阳风寒表虚证，因原文有营弱卫强，也可谓营卫不和的中风证。

（1）桂枝汤乃群方之首，协调六合之阴阳、营卫。外感、内伤均有其适宜病证。非简单只具发汗解表之效。因天地大宇宙与人身小宇宙遵循着同一个规律，在《道德经》名“道”。

中医学的整体观包括天人一体、天人相通、天人相应，即人法地、地法天、天法道、道法自然。“法于阴阳，和于术数”皆以人身坎卦元气升浮降沉、双螺旋气旋运行方式的圆运动显象而体现，既可大而无外，又可小而无内。每一点皆如此。

而这一规律的失常首先体现在人之生机的起步，这个起步名初之气厥阴风木之气，即对应东方甲乙木和合一气的失常。依据人患病由外入内，由浅入深的普遍规律，桂枝汤调和的营卫阴阳正是初之气东方甲乙木一气的失常。

第16条有“桂枝本为解肌”，而人身脾胃同主肌肉，故桂枝汤是对治一身“厥阴中气营卫血脉”病机线路的一个常用方。立足本气自病及“四季五方一元气圆运动”的失常，众多疑难杂病均涉及这一病机线路。

（2）立足凡病皆为本气自病，凡土虚土不载木，人之生机初之气厥阴风木之气下陷，东方甲乙木和合一气失常最常见于太阳风寒表虚证。如表病发展为疑难杂症，无论寒热，如果其源头之一为桂枝汤证，有典型的汗出恶风，欲救邪风者，此方也。如第95条：“太阳病，发热汗出者，此为荣弱卫强，故使汗出，欲救邪风者，宜桂枝汤。”

第234条：“阳明病，脉迟，汗出多，微恶寒者，表未解也，可发汗，宜桂枝汤。”第25条：“服桂枝汤，大汗出，脉洪大者，与桂枝汤，如前法。”两条脉相反，病机均为太阳表虚证，故用桂枝汤。

（3）部分高热无汗患者经服退热药汗出热降，但药效过后发热反复，第13条桂枝汤证已深陷体内形成伏邪，依据“邪之入路即邪之出路”，此种情况在增强正气的前提下亦须用桂枝汤。如第163条痞证外证未解、协热而利、表里不解者的桂枝人参汤。第56条：“伤寒不大便六七日，头痛有热者，与承气汤。其小便清者，知不在里，仍在表也，当须发汗。若头痛者，必衄。宜桂枝汤。”

（4）另一规律为身痛反映表未解时，普遍规律为桂枝汤。如第387条：“吐利止，而身痛不休者，当消息和解其外，宜桂枝汤小和之。”第276条：“太阴病，脉浮者，可发汗，宜桂枝汤。”而第62条之“发汗后，身疼痛，脉沉迟者”则是桂枝加芍药生姜各一两人参三两新加汤主之。

（5）卫强导致营弱的第53、54两条用桂枝汤分析：重点、难点在东方甲乙木失常，这是许多病证的一个源头。依据天地日与年的规律“一年之计在于春、一日之计在于晨”，及“腠者是三焦通会元真之处，为血气之所注，理者，是皮肤脏腑之文理也”，说明人身无处不腠理。

卫气具有“温分肉，充皮肤，肥腠理，司开阖”的功能，卫受邪风，不能卫外，营阴失守，营卫失去了内外相贯、阴阳相随之和合之态，故常自汗出，如此为营气和而卫不和也。如第53条：“病常自汗出者，此为荣气和，荣气和者，外不谐，以卫气不共荣气谐和故尔。以荣行脉中，卫行脉外。复发其汗，荣卫和则愈。宜桂枝汤。”而第 54 条反映的是里气和、营无病，卫气不和。原文：“病人脏无他病，时发热，自汗出，而不愈者，此卫气不和也。先其时发汗则愈，宜桂枝汤。”自汗乃病态，对治方法为和营卫的汗法。

（6）有上冲感用桂枝汤：如第 15 条：“太阳病，下之后，其气上冲者，可与桂枝汤。方用前法。若不上冲者，不得与之。”太阳病应从发汗而解，若误用下法，最易发生变证。但本条虽然误下，而正气未衰，表邪未内陷，且正气能与邪争，仍属太阳风寒表虚证，故可与桂枝汤以解外。

（7）脉浮解外用桂枝汤：第 45 条：“太阳病，先发汗不解，而复下之，脉浮者不愈。浮为在外，而反下之，故令不愈。今脉浮，故在外，当需解外则愈，宜桂枝汤。”

（8）外证未解用桂枝汤：第 42 条：“太阳病，外证未解，脉浮弱者，当以汗解，宜桂枝汤。”第 44 条：“太阳病，外证未解，不可下也，下之为逆，欲解外者，宜桂枝汤。”

（9）烦用桂枝汤：第 57 条：“伤寒发汗已解，半日许复烦，脉浮数者，可更发汗，宜桂枝汤。”

（10）刺法先疏通经络泄邪：第 24 条：“太阳病，初服桂枝汤，反烦不解者，先刺风池、风府，却与桂枝汤则愈。”

桂枝汤加味：

4. 太阳阳明界面：桂枝加厚朴杏子汤（第 18、43 条）。

桂枝三两（去皮），甘草二两（炙），生姜三两（切），芍药三两，大枣十二枚（擘），厚朴二两（炙，去皮），杏仁五十枚（去皮尖）。

桂枝汤证影响了主表肺的功能，肺不降，阳明戊土胃必不降，本证中的鼻鸣、干呕已提示有阳明郁热，故肺胃之气同时失降逆上，使气机处于满闷不舒的态势，加除满散滞之厚朴，及降肺并能伸血络中壅遏之气以达旁通之杏仁。此二药对喘家患太阳表虚的桂枝汤证尤宜。

5. 太阳或太阳厥阴界面：桂枝加桂汤（第 117 条）。

桂枝五两（去皮），芍药三两，生姜三两（切），甘草二两（炙），大枣十二枚（擘）。

桂枝汤证对治的厥阴风木之气失常病证进一步下陷后出现了直升，表现为气上冲心而发奔豚者。起陷是治气上冲的源头，故原方“更加桂二两”。

6. 太阳少阴界面：桂枝加附子汤（第20条）。

桂枝三两（去皮），芍药三两，甘草三两（炙），生姜三两（切），大枣十二枚（擘），附子一枚（炮，去皮，破八片）。

伤寒汗多亡阳，“其人恶风，小便难，四肢微急，难以屈伸”说明已因过汗伤及元阳，表里俱虚，故加附子直温少阴元阳。炙甘草、附子药量遵四逆汤法度。

7. 太阳阳明：桂枝加葛根汤（第14条）。

葛根四两，麻黄三两（去节），桂枝二两（去皮），生姜三两（切），甘草二两（炙），芍药二两，大枣十二枚（擘）。

桂枝证进一步向里发展，影响太阳经输不利而致项背强几几，葛根对治界面为太阳里阳明表之间，故此方已向阳明发展，但未至典型的白虎、承气证。笔者临床体会此方无麻黄，桂枝芍药用量与桂枝汤相同。

8. 太阳阳明（甲胆）：桂枝加芍药汤（第279条）。

桂枝三两（去皮），芍药六两，甘草二两（炙），生姜三两（切），大枣十二枚（擘）。

“本太阳病，医反下之”误治后，导致桂枝汤证下陷后向阳明里的方向内陷，甲木不降、横逆中土（涉及太阳、太阴、阳明三个界面），表现为腹满时痛者。

9. 太阳阳明（甲胆+腑实）：桂枝加大黄汤（第279条）。

在桂枝加芍药汤的基础上进一步向阳明方向内陷，发展为大实痛的里实热证，为桂枝加大黄汤。

桂枝三两（去皮），大黄二两，芍药六两，甘草二两（炙），生姜三两（切），大枣十二枚（擘）。

10. 太阳太阴阳明：桂枝加芍药生姜各一两人参三两新加汤（第 62 条）。

桂枝三两（去皮），芍药四两，甘草二两（炙），人参三两，大枣十二枚（擘），生姜四两。

桂枝汤证因患者禀赋之土虚而内陷，“汗后身痛脉沉迟”说明营卫不和已不是停留在肌的浅层，而是内陷于气阴不足的深层土中。营卫同时协调重在扶益中气，营热加芍药一两，有水寒之气加生姜一两，气阴不足加人参三两。

11. 太阳阳明太阴——虚人伤寒建其中——小建中汤（第 102 条）。

桂枝三两（去皮），甘草二两（炙），大枣十二枚（擘），芍药六两，生姜三两（切），胶饴一升。

在桂枝汤证内陷于较新加汤更加不足的土中，土失载木，出现心中悸而烦者。邪热之源为甲木逆上，中土气馁软塌，故倍白芍加饴糖柔润芳甘缓肝急，此乃土虚因木陷横逆而更加困乏无力，首重在中气的建立。因太阴已土之气虚寒不及大建中汤证，故名小建中汤。

桂枝汤去芍药：

12. 太阳（胸阳不足）：桂枝去芍药汤（第 21 条）。

桂枝三两（去皮），甘草二两（炙），生姜三两（切），大枣十二枚（擘）。

“太阳病，下之后，脉促胸满者”说明乙木失升的同时，胸中阳气已出现不足，故去对萌芽戕伐力最小的芍药。

13. 太阳少阴：桂枝去芍药加附子汤（第 22 条）。

桂枝三两（去皮），甘草二两（炙），生姜三两（切），大枣十二枚（擘），附子一枚（炮，去皮，破八片）。

在上 21 条基础上用“微恶寒”说明病势继续向阳虚方向发展，因太阳少阴相表里，此条之微恶寒反映的是少阴元阳的不足，故加附子。

14. 太阳厥阴萌芽元气：桂枝去芍药加蜀漆牡蛎龙骨救逆汤（第 112 条）。

桂枝三两（去皮），甘草二两（炙），生姜三两（切），大枣十二枚（擘），牡蛎五两（熬），蜀漆三两（洗去腥），龙骨四两。

“伤寒脉浮，医者以火迫劫之，亡阳，必惊狂，卧起不安者”说明误用“火”法伤及萌芽，风木下陷直升，风火相煽至心神被扰、元气难以镇守的程度。原文亡阳指火法伤损阳气严重，表现为厥阴的疏泄无度，不是阳虚生寒证。同一词在不同条文中内涵不同。

15. 太阳太阴：桂枝人参汤（第 163 条）。

桂枝四两（别切），甘草四两（炙），白术三两，人参三两，干姜三两。

对治太阳病误用下法多次，中土虚寒，表之桂枝证内陷此土中，形成太阳表未解、太阴里虚寒证，须表里同治。四两的桂枝配理中汤，煮法为先煮理中汤的四味，后纳桂枝。依河图运行以土为中心论及三阴统于太阴，此太阴属五个里之一。

附：其他四个“里”参悟。依河图及三阳统于阳明之理，阳明为里；依《伤寒论》排序之理，厥阴为里；依生命之本为坎卦元气，少阴为里；依《素问·六节脏象论》中一脏五腑属至阴之类通于土气，则至阴土为里。

16. 太阳少阴：桂枝附子汤（第 174 条）。

桂枝四两（去皮），附子三枚（炮，去皮，破），生姜三两（切），大枣十二枚（擘），甘草二两（炙）。

在上方基础上，由太阴损及少阴元阳，故桂枝汤去芍药，桂枝用至四两，加炮附子三枚。若直接内陷于太阴、少阴成为里虚寒证，则为去桂枝加白术，便是下论之白术附子汤。

17. 太阴少阴：桂枝附子去桂加白术汤（第 174 条）。

附子三枚（炮，去皮，破），白术四两，生姜三两（切），甘草二两（炙），大枣十二枚（擘）。

少阴元阳不足，太阴己土不升，湿寒内生，戊土不降，燥热伤津，附子三枚温阳散寒，白术四两健运太阴对治阳明。重剂白术滋液通便，亦脾主散精之意，根本原因是阳明之燥热永不敌太阴之寒湿。这一理论又源于河图运行以土为中心论及九九归一之理，内涵可见于燥从湿化的标本中理论及金生丽水的开阖枢理论（阳明阖坎水足的气化）。

桂枝汤去桂枝：

18. 甲胆太阴：桂枝去桂加茯苓白术汤（第28条）。

芍药三两，甘草二两（炙），生姜（切）、白术、茯苓各三两，大枣十二枚（擘）。

原文“服桂枝汤，或下之，仍头项强痛，翕翕发热，无汗，心下满微痛，小便不利者”。条文中“无汗，心下满微痛”说明中气不足，但邪已入里化热，故去桂枝。小便不利源于已土之气不足、湿邪偏盛，及太阳寒水之气中的水邪气化失常，因邪已热化，势必形成水热气结。此时主要矛盾转为“苓芍术”格局的水热气结。若此证由太阴损及少阴元阳，则为真武汤证，两方茯苓、芍药、白术三药相同，药量不同。真武汤寒水盛，配生姜、附子。另一方同样是茯苓、芍药、白术组药，须以阴配阳，去生姜加人参则为茯苓、芍药、白术、附子、人参的附子汤。可以如此以类方、界面参悟、学习中医学。

合方：邪气仍在太阳表之毛皮肤肌，用汗法取效。

19. 桂枝麻黄各半汤（第23条）。

桂枝一两十六铢（去皮），芍药、生姜（切）、甘草（炙）、麻黄（去节）各一两，大枣四枚（擘），杏仁二十四枚（汤浸，去皮尖及两仁者）。

本气与风寒之邪在麻黄汤与桂枝汤之间。

20. 桂枝二麻黄一汤（第25条）。

桂枝一两十七铢（去皮），芍药一两六铢，麻黄十六铢（去节），生姜一两六铢（切），杏仁十六个（去皮尖），甘草一两二铢（炙），大枣五枚（擘）。

此条因与上条界面相同，通过药量大小可以判断出第20条的本气较第19条偏弱。

21. 桂枝二越婢一汤（第27条）。

桂枝（去皮）、芍药、麻黄、甘草（炙）各十八铢，大枣四枚（擘），生姜一两二铢（切），石膏二十四铢（碎，绵裹）。

不足的本气在毛皮肤肌，但邪已不仅是风寒，部分发生了太阳从标的热化，或向阳明发展为经热证。故以桂枝汤解肌，麻黄开表宣通腠理，石膏清解邪热。

第二节　麻黄汤类方病机规律及用药

1. 麻黄汤类方参悟知识点（除桂麻各半汤、桂二麻一汤）。

（1）人身无处不腠理，腠理为元气运行的通道。开腠理实为拓宽元气流动的通道。

（2）麻黄:《神农本草经》谓其味苦，温，主治中风伤寒头痛，温疟，发表出汗，去邪热气，止咳逆上气，除寒热，破癥坚积聚。《本经疏证》曰：麻黄气味轻清，能彻上彻下，彻内彻外，故在里则使精血津液流通，在表则使骨节、肌肉、毛窍不闭，在上则咳逆、头痛皆除，在下则癥坚积聚悉破也。

（3）通腠理是麻黄最根本的功效，有汗无汗均可配用，即后世的阳和汤中配用麻黄之理。除了太阳表可见的毛孔是腠理，依据《金匮要略》“腠者，三焦通会元真之处，为血气所注。理者，皮肤脏腑之文理也”及唐·王冰曰“腠，为津液渗泄之所；理，谓文理逢会之中……腠理，皆谓皮空及纹理也”之论，可明白人身无处不腠理。《气一元论与中医临床》总结为：“腠理为人体与外界及人体自身内部气流通交换的极微细通道，犹如紫砂壶通气不漏水的原理。外连皮毛，内通脏腑，无处不在。”

2. 麻黄类方病机规律

（1）麻黄汤直接作用于太阳表毛皮腠理，可打开阳郁之气结。

（2）麻黄连翘赤小豆汤作用于阳明、太阴、太阳三个界面，对治在里之瘀热，借助的是疏通肌肉到毛皮之间的腠理。

（3）麻黄附子细辛汤与麻黄附子甘草汤两方，打开的是至里少阴到至表太阳之间的腠理，温益元阳、托透伏邪、开门逐盗。详解第 301、302 条参悟。

（4）麻杏甘石汤治疗的是与麻黄汤证无汗相反的汗出而喘之症，说明了麻黄开腠理的功效，既可治表闭实证的无汗，也可治邪热盛逼津外泄的汗出，此种汗出也可以理解为腠理的不畅通。临床常见此种腠理太过疏松的汗证。麻杏甘石汤可概括为腠理不通，表现为肺热逼津外泄、肺气壅滞之汗出而喘、无大热者。其服法为温服一升，明示在临床用此法必须遵循中病即止、勿伤正气的原则。

（5）麻黄升麻汤：麻黄证直接内陷《伤寒论》排序之至里厥阴界面，出现了气郁化火之上热中寒下竭之证。详解第 357 条参悟。

第三节　柴胡汤类方病机规律及用药

1. 柴胡类方参悟知识点

少阳主枢，既主三阳之枢，也主三阴之枢，为阴阳二气共同的枢机。道理何在？如何理解？用“日”说明：①中国文化中之少阳代表生机的蓬勃之势，生命活力的体现首用少阳，故元气从生生之原处生（升）发过程中的这种力就是少阳的少火生气之力。立足三阴三阳体系认识，由少阴作为圆运动周流的始点开始运行，经太阴阳明土到厥阴、太阳，此气之流行的状态名少阳，这一过程对应人眼看不见的地下元气有序和合的运行规律，故少阳为阴阳之枢。此少阳在《灵枢·本输第二》曰：“少阳属肾，肾上连肺，故将两脏。”其实是坎卦一元气的阳升阴长过程，是阴阳和合一气共同的作用体现，因生机活力用阳表达，故曰少火生气。②三阳变化排序的两种认识：日出后由夜转日，天亮了为最大的阳，名太阳，日中即阳隆，名阳明，日西阳虚名少阳，此为看到和感知到的阳气变化；另一认识立足白天阳气升浮降沉规律，东方初升的阳名少阳，南方正午最大的阳名太阳，西方敛降的阳名阳明；上述三阳现象变化之根依然是元气，位于地下水阴中，又名阳根之所，生生之原。③依六气为一气的变现及天地、生命、疾病的规律，患病后对治的根本靶位有两个，一为在活力根本处的少阴坎卦元气，一为活力起步点的厥阴萌芽，此亦是临证对治疑难杂病的捷径。《黄帝内经》云“上工救其萌芽”，故立足初之气治病是捷径之一。

因厥阴发生中化太过即为火，第 379 条“呕而发热者，小柴胡汤主之”正是厥阴这一微阳发生了中化太过至少阳界面的方，故仲景在太阳病篇有第 37、96、97、99、100、101、103、104、144 共 9 条原文，阳明篇有第 229、230、231 三条原文以及少阳篇第 266 条，均用小柴胡汤。第 96～100 条用“主之”，第 37、101、103、229～231 条用“与”。

东方甲乙木对应厥阴肝、少阳胆，对应河图“天三生木，地八成之”的初之气的流行，这是一日规律的起步点，上述条文体现的是通过恢复“少阳主枢”的功能来对治太阳表证、阳明里证。第147条之柴胡桂枝干姜汤的界面为太阳、少阳、阳明、太阴四个，重用柴胡八两，且柴胡、黄芩格局未变，说明此方重在恢复少阳枢机，太阳、太阴主开和阳明主阖功能的恢复次之。

立足上述四个界面，第147条说明了少阳为太阳、阳明之枢，同时也是阳明与太阴、太阳与太阴之枢。一个界面实包涵六个界面，因为人活一口气，六气为一气的变现而已。详解见第147条参悟。

2. 柴胡类方病机规律变化

（1）小柴胡汤

小柴胡汤首见于第37条：“太阳病，十日已去，脉浮细而嗜卧者，外已解也。设胸满胁痛者，与小柴胡汤。脉但浮者，与麻黄汤。”原文中“十日已去”理解为7日已转完一圈，十日后太阳表之外邪已解，但脉与症（脉浮细而嗜卧者）说明里气已虚。

假设临床出现了胸满胁痛，因胸胁乃少阳经气与肝之募穴范围共同所在之处，故用恢复少阳的主枢功能即可疏通肝胆郁阻之气结。第37条说明太阳界面之表证可影响到胸胁处，为何？用一日中太阳日出规律阐释。日出一刹那的天亮对应太阳，天亮之前阖的是两阴交尽之厥阴，偏偏日出一刹那人之生机、活力、初之气的表达方式也是用厥阴，名厥阴风木之气和缓有序的升发，此升发之力体现的是源于厥阴正常中化为少阳的少火生气之力。

由博返约，一日、一年的地球自转和公转形成的双螺旋气机运行是同时进行的，人乃小宇宙，故人身之气遵循的亦是这一规律。一日之晨、一年之春均对应东方甲乙木，即河图之天三生木、地八成之的和合一气的升发。因此太阳病表证除了典型的麻桂剂外，一旦影响到少阳经气，并壅堵于胸胁部，便为小柴胡汤证，厥阴篇第379条、劳复篇第394条即此理。

（2）大柴胡汤、小柴胡加芒硝汤、柴胡加龙骨牡蛎汤

三方均是小柴胡汤证继续往土中内陷，发生了阳明热化，易理解的是大柴胡汤证、小柴胡加芒硝汤证。柴胡加龙骨牡蛎汤发生的阳明腑实热证出现了邪热上扰神志的谵语，此时的阳明阳土已不可能发生中化之虚寒证，故小柴胡汤中扶益本气的人参、炙甘草、生姜、大枣四药中去掉了炙甘草。

（3）柴胡桂枝干姜汤

此方源头为太阴虚寒、厥阴下陷，在形成少阳枢机不利寒热气结的同时发生了津液受损的阳明燥化，对治阳明邪热的药为栝楼根。另一病机线路为厥阴中化太过之火与风木之气出现了风火相煽，导致阳气浮越于上，对治的药为牡蛎。此条与小柴胡汤或然证中“胁下痞鞕者去大枣加牡蛎”同理，均存在浮阳与胸胁之气机郁结的实证。因为胸胁部位与肝胆经气运行密切相关，且为人一身之枢机，从人之外观看到的是三阳之枢的少阳，其实经气运行为多网络，少阳为三阳之枢是最直观、最容易理解的，但需明白其深度并非点状、面状，乃六合之内的双螺旋运行。第 147 条微结与小柴胡汤去大枣加牡蛎之胸胁痞鞕均不用大枣是共性，说明牡蛎对治的胸胁气结属火邪凝滞气血津液。此时大枣之膏汁补中，妨碍牡蛎坠火行水、固肾摄精、补益元气功效的发挥，故去之。而参姜草之益土安中不妨碍牡蛎镇潜浮阳入土并回归地下水阴中。

（4）柴胡桂枝汤

此条表未解对应解肌表之桂枝汤。心下支结说明虽已入里，但只是痞满之始。故太阳少阳两解之，柴胡桂枝各取一半，生姜、大枣、炙甘草随桂枝汤量减半。

第四节　栀子汤类方病机规律及用药

1. 栀子汤类方参悟知识点

参悟栀子类方重在理解以膈为中线分上下的六合圆运动。临床体会：膈气虚对应土气虚，膈上为热证，膈下可虚寒、可实热，但膈上阳明失降成为了主要矛盾。源于三个方面，一为膈上邪热之形成源于胃气不降，二为膈上邪热壅滞势必影响肺气之降，三为膈上之手少阳三焦经和手厥阴心包经均为相火之气，最易同气相求。

栀子对治的火重在阳明阳土之气虚、阳明失降。按《伤寒论》排序，阳明为人身第二道防线，故针对栀子豉汤之邪热，虚人（少气者）加强此阳明土本气不足用的是炙甘草，而非人参。体现的是土伏火大法。详见第一章第一节概论中炙甘草的参悟。

2. 栀子类方病机规律

（1）栀子豉汤：栀子为苦寒之药，禀清肃之气，又有畅发之功，所除之烦乃因火气郁结、按之濡的非实证，其降土中逆上之火需配淡豆豉之散发之力。栀子豉汤治无形之邪热，栀子降中有散，豆豉宣中有降。

（2）栀子生姜豉汤、栀子干姜汤、栀子厚朴汤、枳实栀子豉汤：在栀子豉汤病机基础上，围绕膈下太阴阳明的变化规律便是其类方。若出现膈下寒水之气盛、胃气不降导致呕的病证，乃栀子生姜豉汤对治。若为膈下太阴虚寒，则为栀子干姜汤。若为腹部（太阴阳明）气滞气满之证，则为栀子厚朴汤。若为大病初愈因过劳出现的滞气，则为枳实栀子豉汤。

（3）栀子柏皮汤、茵陈蒿汤：土虚土中内蕴湿热火邪并且深入血分，熏蒸于身出现黄疸则为栀子柏皮汤。邪热进一步内陷入里阳明，上迫下逼形成瘀热在里之身黄、头汗、小便不利，则为茵陈蒿汤。

（4）栀子甘草豉汤：因栀子豉汤对治的是因虚而致的实火，故在这个以火为病机的基础上，若出现少气，也不能用人参等补气，而是回归此条形成火邪的根源，为土气不足，既益土又防火邪入里，故加用炙甘草。

第五节　白虎汤类方病机规律及用药

1. 白虎汤类方参悟知识点

中国文化对天地四方的认识为左青龙、右白虎，云从龙，风从虎。中医学立足五脏为核心的一气周流圆运动则为肝左升、肺右降，故白虎汤对治西方燥金之气逆上的阳明经热证，相对承气汤证而言属表。由于正午既对应太阳，又对应阳明，加之肺对应太阳、阳明，故此方首见于太阳病篇，可对治太阳病篇中发生太阳从标的热化证。脏腑涉及肺、胃，五体对应肉。

2. 白虎汤类方病机规律变化

白虎汤对治阳明经热证。一旦此邪热伤及气津而出现渴，加人参，则为白虎加人参汤。而竹叶石膏汤属劳复瘥后之热证，热之源在中土阳明气虚、液少、津亏，除了重剂石膏佐炙甘草、人参外，因液津不足，肺胃阳明失降，配麦冬、半夏对药，并配伍了利小便以通阳的竹叶。全方清热、润燥、益气、生津，既增强肺之化源，又达“阖阳明，坎水足”之功。原文此方对治病解后虚人发生的阳明经热证，临床更多用于三阴证发生热化至阳明界面的经热证。

第六节　承气汤类方病机规律及用药

1. 承气汤类方参悟知识点

依据一气周流圆运动左升右降的运行规律，承气汤指承降逆上的秋阳明燥金之气。但此阳明对应第 184 条“居中主土，万物所归，无所复传”的阳明及主气规律中五之气阳明，对治属里的阳明腑实热证。依主气规律“阳明阖坎水足”，即使承气汤苦寒泄下，也是恢复坎中一点真阳的方，这也是师父李可老中医提出的“八法不可废，扶阳是真理”及“阳明之降乃人身最大降机”之理。

2. 承气汤类方病机规律变化

调胃承气汤证是邪热在阳明胃，热已入腑，由胃将要下传大肠而尚未传变的关口，处于欲形成燥屎而尚未形成之际。此时胃阳明邪热甚，既恐大肠不能承顺胃气而通降，又须清除胃热以防邪热下传，所以方名叫“调胃承气汤”。“调胃”二字明示病在阳明胃，而非在阳明大肠。大承气汤对治的“屎定鞭”为典型症状，反映阳明腑痞满燥坚的大实热证。而小承气汤原文用“和之愈”及方药不用芒硝，与大承气汤相比，说明阳明腑实未至燥坚大实热的程度，故名小。详解见条文参悟。

第七节 泻心汤类方病机规律及用药

1. 泻心汤类方参悟知识点

五个泻心汤与栀子类方相同点是均对治以膈为中线分上下的六合圆运动的失常，均属寒热错杂痞。膈气虚、胃阳明失降、邪热逆上胸膈，又因胸肺阳明失降以及手少阳三焦经、手厥阴心包经均为相火主之，致膈上邪热化火成毒，此乃黄芩使用之理。因黄连通彻三焦、清热泻火，故五个泻心汤均用之。争议在大黄黄连泻心汤是否有黄芩，临床判断的关键在于是否存在上述使用黄芩之病机。

依原文，半夏泻心汤病机是由小柴胡汤转变而来，小柴胡汤证为从至阴土由下至上纵向枢转的寒热气结，而半夏泻心汤则是以膈为中线上下横向辛开苦降、和中泄热以消此寒热痞。

2. 泻心汤类方病机规律变化

五个泻心汤对治痞证的病机详解见原文参悟。痞涉及上中下三焦，有伤及下焦元阳生寒用附子；有利在下焦用赤石脂禹余粮汤；有元气之别使三焦水气不化名水痞，用五苓散；有太阳表证未解内陷太阴里、阳明里，名表里痞，有桂枝人参汤，及解表用桂枝汤，清里用大黄黄连泻心汤；有气逆之旋覆代赭石汤。

临床体会：大柴胡汤、黄芩汤、黄连汤也属痞证大病机变化的范畴。立足气一元论，病机在一气周流的六合圆运动中变化，痞证之邪热可出现麻杏甘石汤证、白虎汤证、白虎加人参汤证，甚则痿证、炙甘草汤证、脏结。

第八节　治水类方病机规律及用药

1. 治水类方参悟知识点

（1）坎为水，故水之根在少阴，肾主水，坎卦元气不足，不论阳虚还是阴虚都会出现水邪，依师父李可老中医提出的水寒龙火飞与水浅不养龙两种病机均会出现夹水气上逆，典型的代表方为茯苓四逆汤与引火汤。

（2）脾主运化，太阴之上，湿气治之，太阴阳虚常出现寒水、水湿为患。

（3）肺主通调水道，外合皮毛而主表，三焦膀胱者，腠理毫毛其应，常用提壶揭盖法治疗水饮内停。

2. 苓桂剂类方病机规律

凡苓桂剂，茯苓对治的水邪均源于少阴肾水，共性病机为此水随着先下陷后直升的厥阴风木升发，壅阻于人身局部南方。苓桂枣甘汤、苓桂术甘汤、苓桂姜甘汤（茯苓甘草汤）三方中，阳明第二道防线防御功能下降，并发生从中虚化、寒化，故均用炙甘草。茯苓、桂枝、甘草的使用遵循的是益土载木法。大的区别点如下，关于药量详见条文参悟。

（1）苓桂姜甘汤重在用生姜对治土中寒水之气。

（2）苓桂枣甘汤重在用大枣，说明土中水邪盛的同时，土中的津液也不足，寒水夹风从下焦逆上，欲作奔豚。

（3）苓桂术甘汤重在白术，对治太阴己土之气虚而湿邪盛，土不镇水、土失载木，水湿二邪随风木上冲。

3. 茯苓四逆汤、真武汤、附子汤

水邪之源乃原动力元阳无法振奋，患者又属虚人，乃用茯苓四逆汤（人参、茯苓、附子、炙甘草、干姜）。若为元阳虚、水热气结，涉及太阴土湿及土中寒水之气，则为真武汤（茯苓、芍药、附子、白术、生姜）。若为虚人，又因元阳虚、形成水热气结，则为附子汤（茯苓、芍药、附子、白术、人参）。

4. 五苓散、猪苓汤

（1）二方所治之水邪均来自终之气太阳寒水之气，既然有水停，说明水之气化道路必不通，尽管水为阴邪，但此时因气郁而化热，形成一共同的病机，为水热气结。

（2）水邪影响最大的必是主管水道的三焦，而人身三焦恰好是元气之别使，是通行水火的道路，故应既治水邪又治火邪，而且腠理毫毛乃与其应，故治疗的关键在于对治这一水热气结的药物。“猪苓、茯苓、泽泻”组药可对治阴阳两虚之水道不利。能贯通上下、伐肾浊、清降相火非泽泻莫属。能利水下行、安虚阳内扰之烦、理先天元气非茯苓莫属。能通彻上下、由里出表而开腠理、利水通阳，非色黑之猪苓莫属。三药对治水热气结，正合三焦之功。故此三药配温阳或益阴之药均可增强三焦元气之别使、拓宽水火道路的功效，可同时对治水火两邪。

（3）五苓散、猪苓汤二方，利水虽同，寒温迥别，但病机均为水热气结。五苓散证水邪大于热邪，猪苓汤证则热邪大于水邪。五苓散用桂枝、白术重在阳虚，猪苓汤用阿胶、滑石重在阴虚。详见条文参悟。

第九节　寒化类方病机规律及用药

1. 甘草干姜汤到理中汤，对治土气虚寒之方。

2. 甘草附子汤乃对治三阴风寒湿之邪，遵规律土载木、土伏火，此乃桂枝、白术、附子、炙甘草四药配伍之理。

3. 附子汤（茯苓、芍药、白术、附子、人参）与真武汤不同在于用人参易生姜，依阳主阴从之理，出现了气津不足，说明元阳更加亏虚。附子用量真武汤为一枚，附子汤为二枚。

4. 干姜附子汤证反映阳气不能随一日天地规律显现生机，故直温之。同时说明此条不足的本气——元阳中阳较四逆汤证为轻。第 61 条尤其突出的是寒证之轻重，不仅是用热药的多少来衡量，药、方、法、理遵循的是天地与生命规律。与干姜附子汤相比，四逆汤多了炙甘草二两、干姜用一两、附子同量，但对治之证更重。

5. 茯苓四逆汤（第 69 条）反映的是阳虚水停、气津不足、阳不守位，故用茯苓、人参配四逆汤。

6. 四逆加人参汤见于霍乱篇，气津不足用人参，旨在助已亡之血。详解见第 385 条参悟。

7. 四逆汤证进一步发展为通脉四逆汤证，土中寒冰更甚，故加重干姜附子用量而炙甘草守二两不变，此乃脉以胃气为本及河图运行以土为中心论之理。同时寒邪越重越易逼阳浮越，一旦发展为第 390 条格阳于外的危重程度，加猪胆汁为反佐法，遵循的是天地规律“亢害承制”法则。消长盛衰阴阳变化之道在于一元气的整体观。至道无形而有形，有形而实无形。无形藏于有形之中，有形化于无形之内，始能形与神全，精与神合乎。

8. 四逆散对治阳郁而厥。依据另一人身规律即《灵枢・本输第二》曰“少阳属肾，肾上连肺，故将两脏”，说明元气的少火生气之力无法正常运行而郁滞于局部，形成阴阳气不相顺接的阳郁之厥。因肺肾均可体现这一少阳，而且肺还有如下特性：一是外合皮毛，属太阳，主表；二是位西方，属辛金，属阳明而主降；三是属手太阴经，位于上焦，主一身之气，通调水道，故此阳郁之方临床尤多用于治疗胸中阳气郁滞、肺失宣降之咳。

9. 另一格阳于上（戴阳）的寒化证方为白通汤、白通加猪胆汁汤。除了干姜、附子，配葱白四茎旨在破阴回阳、宣通上下；用人尿、猪胆汁乃滋阴和阳法。

第十节　热化类方病机规律及用药

1. 肝胆为发温之源，依人身圆运动十二经气运行规律，肺、胆、胃三者同主降。立足春生、夏长、秋收、冬藏四季一气运行规律，东方乃人之生机起步之位，甲胆失降逆上必是热证。《伤寒论》115方中，对治甲胆失降逆上之热证的方药为芍药甘草汤。

2. 依《黄帝内经》“凡十一脏取决于胆”之理，甲胆体现的是人身少火生气之力，一旦甲胆失降逆上，人身阳根之所、生生之原处正常的阳气必不足，故第68条有芍药甘草附子汤。

3. 顺着甲胆逆上之热，继续发展则出现上焦火毒或土中湿火，故黄芩汤中有芍药、炙甘草各二两，且土虚、土中汁膏不足配伍大枣12枚。

4. 黄芩汤已涉及中土湿、火二邪，但以上焦少阳火毒为主。黄连乃通彻上中下三焦之药，清热解毒泻火之范围更广，故第173条原文有“伤寒，胸中有热，胃中有邪气，腹中痛，欲呕吐者，黄连汤主之”。此方源头为厥阴风木下陷，用桂枝三两。土虚以膈为中线分上下，寒热夹杂，膈上以热为主，膈下包括中焦、下焦均有寒热虚实之证，此乃干姜、黄连各三两配伍之理。降胃用半夏，益土用炙甘草、大枣、人参。由于邪热盛，人参由小柴胡汤三两转二两。黄连汤即小柴胡汤黄连易黄芩、桂枝易柴胡、干姜易生姜。

5. 另一含黄连的方为黄连阿胶汤，黄连重用至四两，对治少阴热化证，此方又名朱雀方。

第十一节　四逆汤类方病机规律及用药

1. 四逆汤类方参悟知识点

（1）四逆汤之四逆反映两个大的病机规律，立足四季五方一元气认识，一为违背一年四季春生、夏长、秋收、冬藏的天地规律，表达为一气升浮降沉运行的失常。二，依据四肢为诸阳之本，四逆反映阳气无法通达于四肢，形成阴阳气不相顺接的厥逆。临床包括阳虚寒凝型、阳郁不达型，均在少阴病篇。临床还有一种四肢厥逆，属热深厥深型，见于厥阴病篇。

（2）四逆汤反映的一是天地规律“火生土，土伏火”化合之力的不足，即先天乾坤两卦化合的后天坎卦元气的不足；二是人身生命规律之火、土反映为先后天两本，而四逆汤证反映先天之本元阳与后天之本脾胃中土二者“火生土，土伏火”化合之力的不足。

2. 四逆汤类方病机规律变化

通脉四逆汤证在四逆汤证的基础上，中阳及中阳之根元阳不足均较四逆汤为重，故干姜加量为三两（强人可四两），生附子用大者一枚。即干姜、附子均较四逆汤用量大，而炙甘草守二两不变，此乃河图之理。成为破阴回阳急救之方。

其他类方如四逆加人参汤、茯苓四逆汤、白通汤、白通加猪胆汁汤、通脉四逆加猪胆汁汤，详解见条文参悟。